AME 科研时间系列医学图书 1B024

胸部疾病肺段切除

名誉主编 [中]赫捷（Jie He）
[美]托马斯·丹密考（Thomas A. D'Amico）
[中]何建行 (Jianxing He)
[日]大泉弘幸（Hiroyuki Oizumi）
[中]方文涛（Wentao Fang）
[西]迭安戈·冈萨雷斯（Diego Gonzalez-Rivas）
[中]司徒达麟（Alan D. L. Sihoe）
主　　编 [中]王群（Qun Wang ）
[中]高树庚（Shugeng Gao）
[美]罗伯特·K.沈（K Robert Shen）

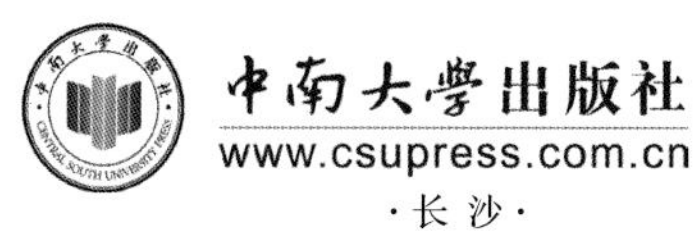

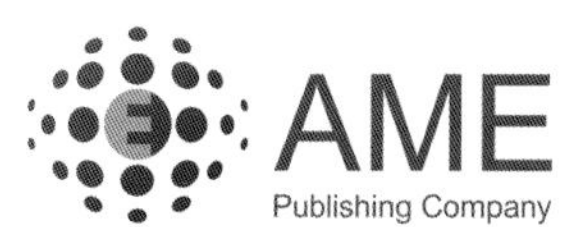

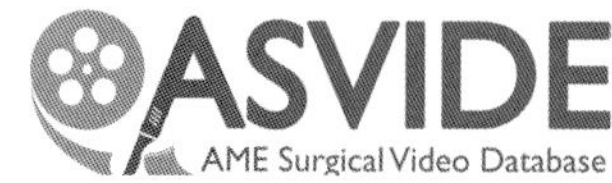

图书在版编目（CIP）数据

胸部疾病肺段切除/王群，高树庚，（美）罗伯特・K.沈（K Robert Shen）主编.
—长沙：中南大学出版社，2020.11

ISBN 978-7-5487-0147-7

Ⅰ.①胸…　Ⅱ.①王…　②高…　③罗…　Ⅲ.①肺疾病—胸腔外科手术-英
文　Ⅳ.①R655.3

中国版本图书馆CIP数据核字(2020)第085055号

AME 科研时间系列医学图书 1B024

胸部疾病肺段切除

XIONGBUJIBING FEIDUANQIECHU

[中]王群，[中]高树庚，[美]罗伯特・K.沈（K Robert Shen）　主编

□丛书策划　郑　杰　汪道远

□项目编辑　陈海波　廖莉莉

□责任编辑　陈丽文　江苇妍　董　杰

□责任校对　石曼婷

□责任印制　易红卫　潘飘飘

□版式设计　王　李　林子钰

□封面插画　徐志晶

□出版发行　中南大学出版社

社址：长沙市麓山南路　　邮编：410083

发行科电话：0731-88876770　　传真：0731-88710482

□策 划 方　AME Publishing Company

地址：香港沙田石门京瑞广场一期，16 楼 C

网址：www.amegroups.com

□印　　装　天意有福科技股份有限公司

□开　　本　889×1194　1/16　□印张 9.75　□字数 328 千字　□插页

□版　　次　2020 年 11 月第 1 版　□ 2020 年 11 月第 1 次印刷

□书　　号　ISBN 978-7-5487-0147-7

□定　　价　285.00 元

编者风采

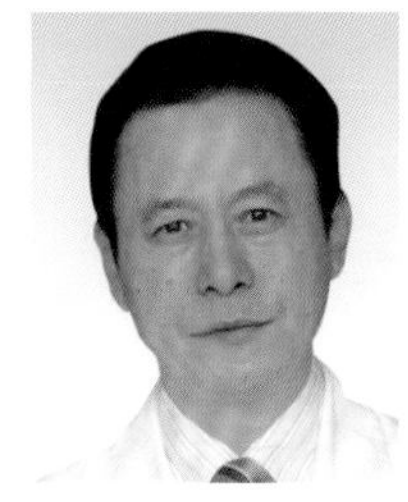

主编： **王群**　医学博士　教授　主任医师

复旦大学附属中山医院胸外科

现任中华医学会胸心血管外科分会胸腔镜学组副组长、中华医学会胸心血管外科学分会委员、上海市医学会胸外科专科分会副主任委员、中国医师协会胸外科分会常务委员（上海工作部副主任）、国家卫生健康委员会内镜专业技术考评委员会胸心外科分会常务委员、中国抗癌协会食管癌专业委员会委员、中国抗癌协会肺癌专业委员会委员。

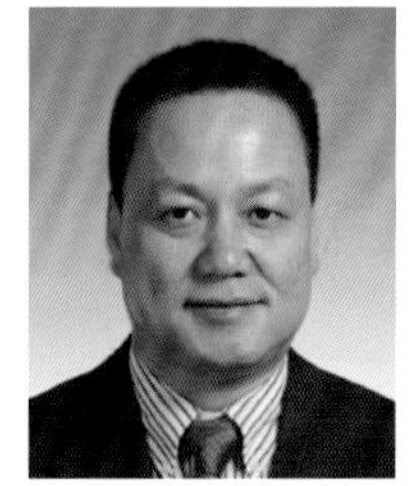

主编： **高树庚**　教授　主任医师　博士生导师

中国医学科学院肿瘤医院副院长、胸外科主任

现任中华医学会胸心血管外科学分会副主任委员兼秘书长、中国医师协会胸外科医师分会副会长兼总干事、北京医学会胸外科分会候任主任委员；《中国微创外科杂志》副主编；*The Annals of Thoracic Surgery*杂志中文版编委会秘书长。

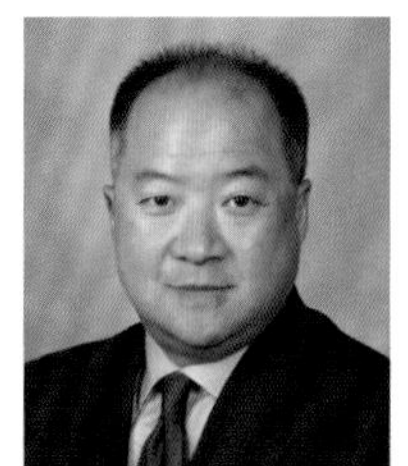

主编： **罗伯特·K.沈**（K Robert Shen）

现任梅奥医学中心胃肠道食管胃癌标准委员会执行委员、美国临床肿瘤学会胃肠肿瘤研讨会代表、美国临床肿瘤学会胃肠肿瘤研讨会项目委员会委员、美国胸外科委员会顾问、美国胸外科医师协会年度会议计划劳动力联合主席、梅奥医学中心研究生医学教育学院罗切斯特分校胸外科住院医师实习部主任、梅奥医学中心外科部普胸外科奖学金项目主任、梅奥医学中心普胸外科的教育部主任。

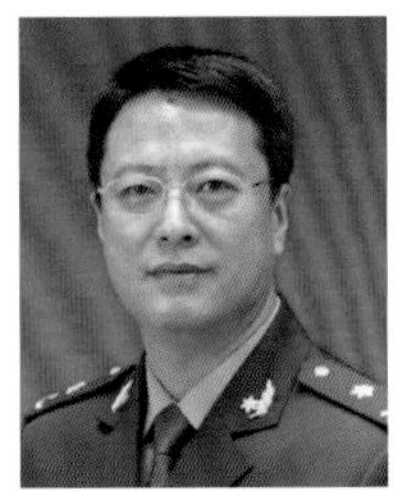

副主编：赵学维 教授 主任医师 博士生导师

上海长征医院胸外科

现任上海市医学会胸外科专业委员会副主任委员、全军胸心外科专业委员会委员兼普胸外科分会常务委员、上海市中西医结合学会胸外科分会委员、上海市抗癌协会胸部肿瘤专业委员会委员兼食管癌学组副组长、海军医学会胸外科专业委员会委员、上海市医学会医疗事故技术鉴定专家；《中华肺部疾病杂志（电子版）》编委、《中国现代手术学杂志》编委、《中华胸部外科杂志》编委。

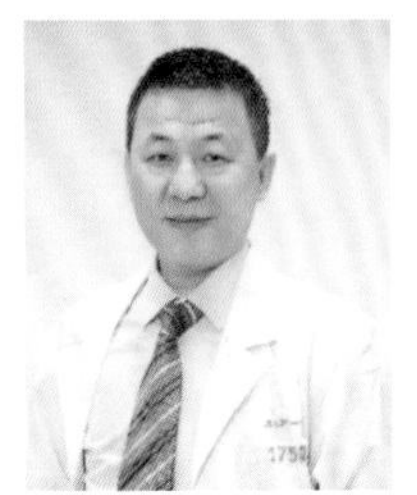

副主编：赵军 教授 主任医师 博士生导师

苏州大学附属第一医院胸外科

近5年中国细胞生物学学会医学生物细胞学分会副会长、江苏省研究型医院肺癌和肺结节MDT专业委员会副主任委员、苏州市医学会胸外科分会主任委员、苏州市医学会结核病学专业委员会副主任委员、中国转化医学联盟理事会理事、世界华人肿瘤医师学会委员、江苏省免疫学会肿瘤免疫专业委员会委员、江苏省医师协会胸外科医师分会第二届委员会委员、《中国肺癌杂志》编委。从事肺癌基础与临床研究二十余年，近5年以通讯作者和第一作者发表SCI论文20余篇；近5年主持国家自然科学基金、江苏省自然科学基金各一项，江苏省重点人才项目一项，苏州市重大财政支持项目一项；近5年获得江苏省科学技术奖、江苏省医学科技、江苏省医学新技术引进奖、苏州市科技进步奖各一项。

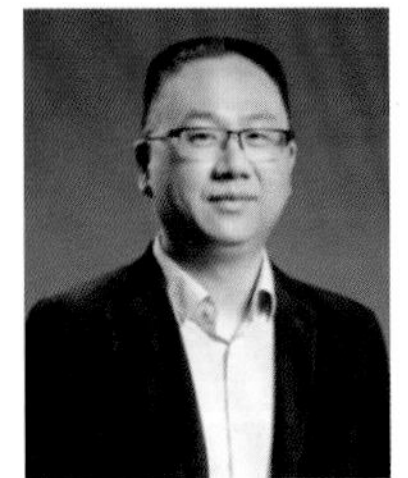

副主编：陈椿 医学博士 教授 二级主任医师 博士生导师

福建医科大学附属协和医院副院长、胸外科主任

享受国务院特殊津贴专家、国际肺癌研究学会会员、中华医学会胸心血管外科学分会委员、中国医师协会胸外科医师分会常务委员、中国医师协会胸外科微创专业委员会常务委员、中国抗癌协会纵隔肿瘤专业委员会副主任委员、中国抗癌协会肺癌专业委员会常务委员、中国抗癌协会食管癌专业委员会常务委员、中国医疗保健促进会胸外科分会食管微创与三野清扫学组组长、中国抗癌协会肺癌专业委员会福建省分会主任委员、福建省医师协会胸外科分会主任委员、福建省医学会胸外科分会首任主任委员、中国抗癌协会食管专业委员会、福建省分会副主任委员、福建省海峡肿瘤防治交流协会会长、海峡两岸医药交流协会胸外科分会副主任委员。

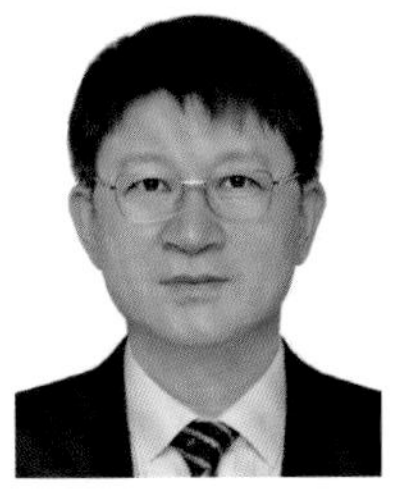

副主编：矫文捷 医学博士 主任医师 博士生导师

青岛大学附属医院胸外科

现任中国医师协会胸外科医师分会委员/微创外科学组副组长、中国医师协会医学机器人医师分会委员/胸外科学组副组长、中华医学会胸心血管外科学分会胸腔镜学组/肺癌学组委员、山东省疼痛医学会胸外科分会主任委员、山东省医学会胸外科分会副主任委员、青岛市医学会胸外科分会主任委员。

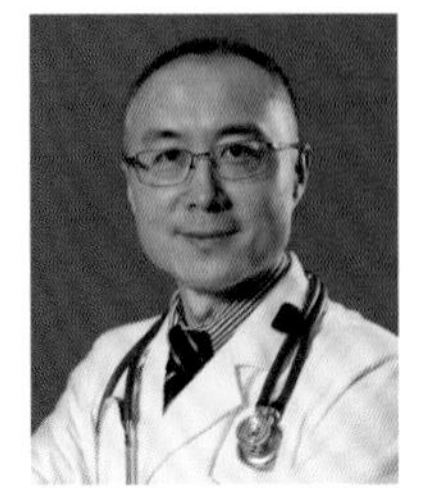

副主编：刘宏旭 医学博士 主任医师 教授

辽宁省肿瘤医院副院长、胸外科主任

辽宁省食管癌重点实验室主任、中国抗癌协会理事会理事、国际肺癌研究协会分期与预后委员会委员、辽宁省抗癌协会肺癌专业委员会主任委员、辽宁省医学会胸外科学分会候任主任委员、中国抗癌协会肺癌专业委员会委员、中国抗癌协会纵隔肿瘤专业委员会委员、中国医师协会胸外科医师分会委员、首届辽宁青年名医、辽宁省“兴辽英才计划”百千万工程领军人才、沈阳市高层次领军人才。

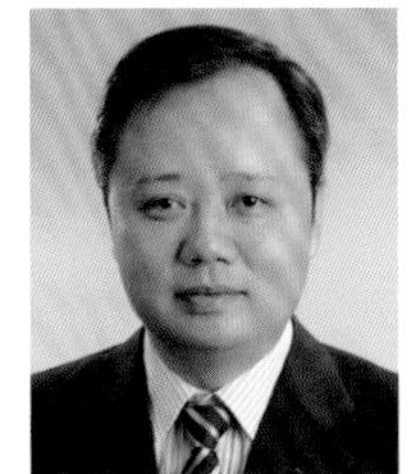

副主编：史加海 主任医师 教授 医学博士 博士生导师

南通大学附属医院副院长

南通大学附属医院心胸疾病研究所所长、江苏省有突出贡献中青年专家、国际血管联盟IUA中国分部委员、亚洲冷冻治疗学会委员、中国医师协会胸外科医师分会纵隔学组委员、中国抗癌协会肺癌微创分会委员、江苏省医院协会设备委员会副主任委员、江苏省医师协会胸外科分会副会长、江苏省医学会胸外科分会常务委员、江苏省医务社工分会副主任委员、南通市抗癌协会副理事长、医学工程学分会主任委员。首批“江苏省卫生拔尖人才”、江苏省第四期、第五期“333”人才、江苏省“六大人才高峰”人才等人才计划；同时作为副主编参编肿瘤学专业本科教材《外科学》一部。近5年来发表SCI论文20余篇，主持国家自然科学基金、中国博士后科学基金、江苏省博士后科研资助、江苏省“六大人才高峰”资助项目、市级胸心外科诊疗中心、重点实验室等。

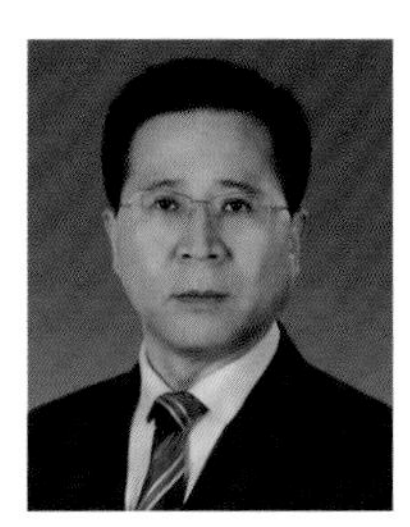

副主编： 田辉　主任医师　二级教授　博士生导师

山东大学齐鲁医院副院长

“国之名医·优秀风范”、山东省泰山学者特聘专家、享受国务院政府特殊津贴专家、山东省抗击新冠肺炎疫情先进个人、山东大学齐鲁医学院杰出医学专家、山东大学齐鲁医院杰出青年人才。山东省医师协会副会长、国际食管疾病学会中国分会理事、中国医师协会胸外科医师分会常务委员、中国研究型医院学会胸外科学专业委员会常务委员、中国医疗保健国际交流促进会胸外科分会常务委员、中国研究型医院学会微创外科学专业委员会常务委员、中华医学会胸心血管外科学分会肺癌学组副组长、中国医师协会内镜医师分会胸腔镜专业委员会常务委员、中国医师协会胸外科医师分会加速康复外科专业委员会副主任委员、山东省研究型医院协会胸外科学分会主任委员、山东省腔镜外科质量控制中心胸腔镜学组主任委员、山东省疼痛医学会加速康复外科专业委员会主任委员、山东省医师协会腔镜外科医师分会胸腔镜委员会主任委员等。

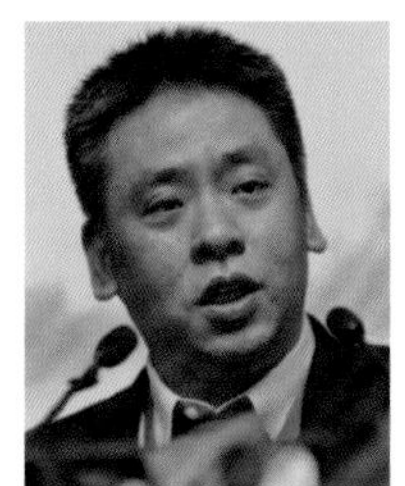

副主编： 刘君　医学博士　教授　主任医师　博士生导师

广州医科大学附属第一医院胸外科二区主任、肿瘤科行政副主任

中华医学会胸心血管外科分会青年委员、中国抗癌协会腔镜与机器人分会常务委员、中国医疗保健国际交流促进会常务委员暨青年委员会副主任委员、广东省医学会胸外科学分会委员和秘书、广东胸部疾病学会肺癌多学科治疗分会主任委员、广东省微创外科学会胸外科学组副组长。被评为广东省杰出青年医学人才、“岭南英杰工程”后备人才、广州市高层次卫生人才医学重点人才、广州市高层次人才之优秀专家。至今以第一/通讯作者发表SCI论文共30篇，累计影响因子102.855分。参与编辑撰写专著共7部，获授权实用新型专利6项、外观专利1项。荣获国家科技进步二等奖1项及省部级奖一等奖3项。

编委（按姓氏首字母排序）：

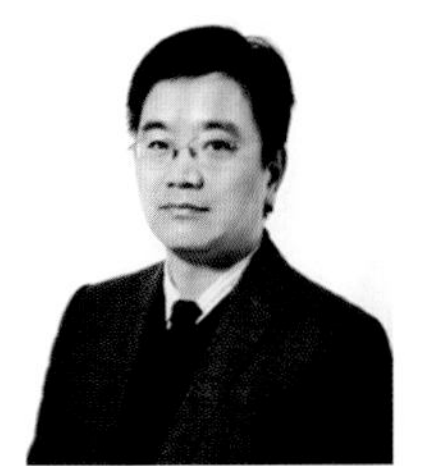

车国卫　教授　主任医师　博士生导师

四川大学华西医院胸外科

现任中华医学会胸心血管外科分会肺癌学组委员、中国康复医学会呼吸专业委员会常务委员、中国医师协会康复专业委员会呼吸专业委员会副主任委员、中国研究型医院协会及医促会胸外科专业委员会委员、中国医师协会胸外科医师分会微创专家委员会常务委员、四川省医学会胸心外科分会常务委员、成都康复医学会肺康复专业委员会主任委员、中国医疗保健国际交流促进会加速康复外科专业委员会委员及医促会和研究型医院学会加速康复外科专业委员会胸外科学组长、《中国肺癌杂志》和《中国胸心血管外科临床杂志》常务编委。研究方向为肺癌与其肿瘤微环境共演进和分子机制、快速康复流程优化研究。作为项目负责人共获得基金10项，省部级奖4项，出版专著9部，其中作为主编、副主编3部。以第一作者和通信作者发表文章160篇，其中SCI来源期刊83篇，MEDLINE收录期刊26篇，中文核心期刊51篇。

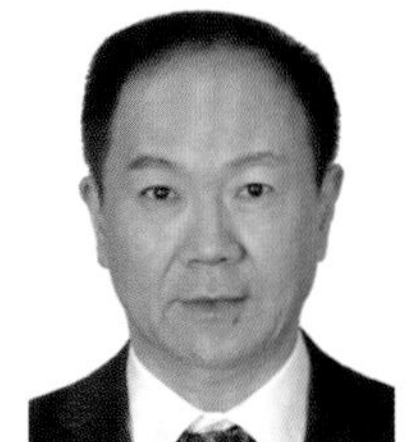

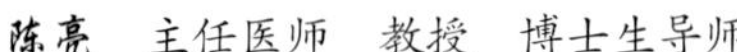

陈亮　主任医师　教授　博士生导师

江苏省人民医院胸外科

现任江苏省医学会胸外科分会主任委员、江苏省医师协会胸外科分会候任主任委员、第四届中华医学会胸心血管外科学会胸腔镜学组委员、江苏省医学会肿瘤学分会委员、江苏省医学会胸外科分会微创学组组长、江苏省医学会肿瘤学分会肺肿瘤学组副组长、南京市医学会胸心外科专科分会副主任委员、江苏省抗癌协会第二届肺癌专业委员会副主任委员、首届中国研究型医院学会胸外科学专业委员会常务委员、海峡两岸医药卫生交流协会胸外科专业委员会常务委员、世界华人肿瘤医师协会胸部肿瘤专业委员会常务委员、《中国肺癌杂志》第五届编辑委员会编委、《中华胸心血管外科杂志》通讯编委。

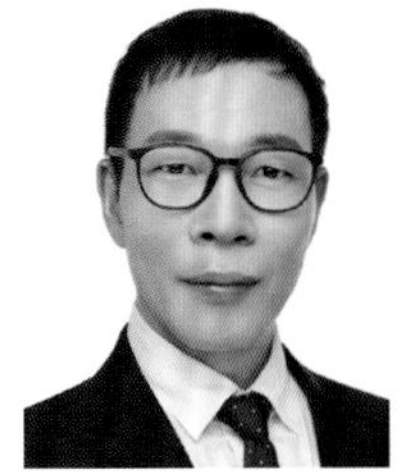

陈周苗　副主任医师

浙江大学医学院附属邵逸夫医院胸外科

现任中国研究型医院学会胸外科学专业委员会常务委员、中华医学会胸心血管外科分会胸腔镜学组委员、中国医师协会内镜分会胸腔镜专业委员会委员、浙江省医学会微创外科分会委员、浙江省医学会胸心血管外科分会胸腔镜学组委员、中国肿瘤防治联盟浙江省肺癌专业委员会副主任委员、浙江省医师协会胸心血管外科分会委员。研究方向为胸腔镜手术的精细化操作技术和早期肺癌的微创外科治疗。专业特长为胸腔镜手术治疗肺癌、纵隔肿瘤、重症肌无力、手汗症、漏斗胸等胸部疾病。

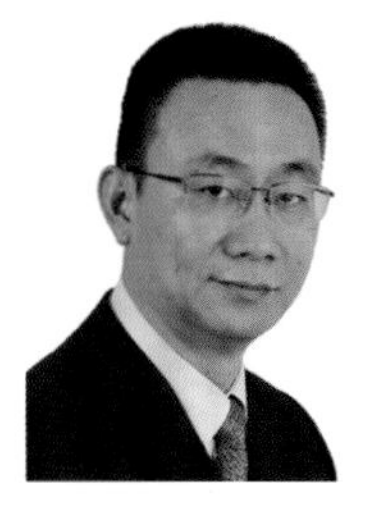

范军强　博士　主任医师

浙江大学医学院附属第二医院胸外科

现任国际肺癌研究协会会员，中国医师协会胸外科分会会员，浙江省医学会胸心外科学分会胸腔镜学组委员，中国肿瘤防治联盟浙江省联盟食管癌专业委员会副主任委员、肺癌专业委员会委员。2013年底开始开展单孔胸腔镜手术，行单孔胸腔镜手术2 000例以上。

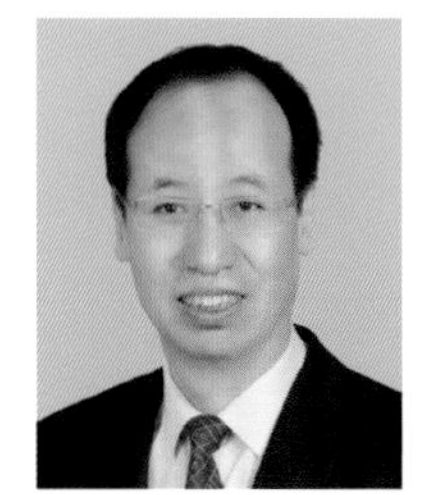

付军科　教授　主任医师

西安交通大学第一附属医院胸外科

现任中华医学会器官移植学分会心肺移植学组委员、中国研究型医院协会胸外科专业委员会常务委员、海峡两岸医药卫生交流协会胸外科专业委员会常务委员、中国医师协会胸外科分会委员、中国胸外科肺癌协作组委员、大中华胸腔镜发展及推动委员会青年委员、中国医师协会胸外科分会微创专业委员会常务委员、中国医师协会胸外科分会食管专业委员会委员、陕西省医学会胸外科分会副主任委员、陕西省抗癌协会食管癌专业委员会候任主任委员、陕西省肺癌专委会常务委员、西部肺癌研究协作中心常务委员、《中国肺癌杂志》常务编委。

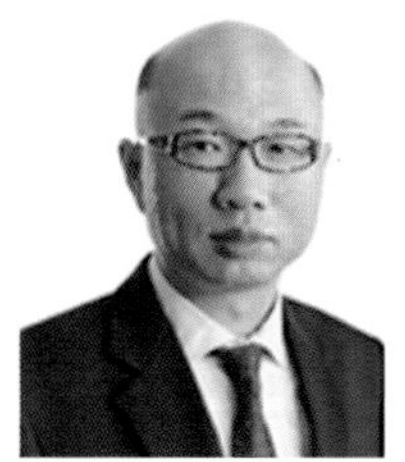

蒋雷　医学博士　副教授

同济大学附属上海市肺科医院胸外科

中国普胸外科可视化手术网（www.cgtvs.com）创始人，*European Journal of Cardio-Thoracic Surgery*审稿人；从事胸外科工作十多年，积累了坚实的心胸外科临床经验，掌握了精湛的胸腔镜手术技艺。致力于单孔尤其是剑突下单孔胸腔镜手术的临床研究，开展了多项世界首例的手术，包括剑突下单孔胸腺扩大切除、单孔袖式肺段切除、单孔双隆突重建和剑突下左、右全肺切除术等，并设计了世界首套剑突下单孔胸腔镜专利手术器械包。在国际上首创“止血带肺动脉阻断法”和“开放吹气法判断肺段间平面”。近年来在*Ann Thorac Surg*、*Eur J Cardiothorac Surg*和其他国内核心刊物发表论文50余篇。主编著作*Subxiphoid Video-Assisted Thoracic Surgery*，参编著作有《肺外科学》《胸部微创手术并发症的防治》《微创胸外科手术与图谱》《肺移植》。2018年荣获中华医学科技奖二等奖。

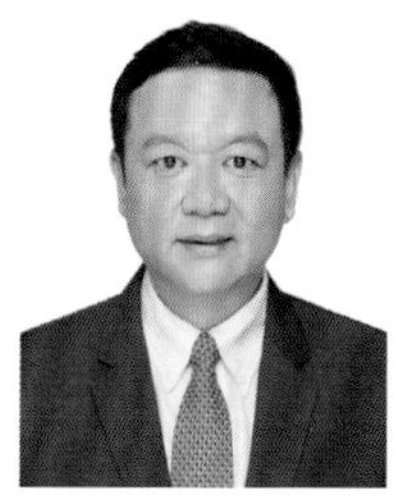

李高峰 二级教授 主任医师 博士研究生导师 博士后合作导师

云南省肿瘤医院（昆明医科大学第三附属医院）副院长

全国优秀科技工作者、享受云南省政府特殊津贴专家；云南省有突出贡献优秀专业技术人才；云南省委联系专家、云岭名医、教学名师。学术任职：国际肺癌研究协会会员、全国肺癌MDT专家委员会成员、云南省转化医学学会会长、云南省抗癌协会副理事长兼胸部肿瘤微创治疗专委会主任委员、云南省预防医学会常务理事兼肺癌专委会主任委员、人民卫生出版社"NCCN肿瘤学临床实践指南"系列翻译书之《非小细胞肺癌》顾问专家、云南省医学会胸心血管外科学分会副主任委员、世界华人肿瘤医师协会胸部肿瘤专委会常务委员、中国抗癌协会纵隔肿瘤专委会常务委员、中华医学会胸腔镜外科学组委员等职务。研究方向：胸部肿瘤基础研究及以微创外科治疗为主的个体化治疗。主持国家自然科学基金及科技部国家重点研发项目4项、国际合作研究项目3项、云南省应用基础及重点项目4项，在国内、外学术期刊发表论文100余篇，主编出版教材及专著9部，研究成果获科技奖励10项。

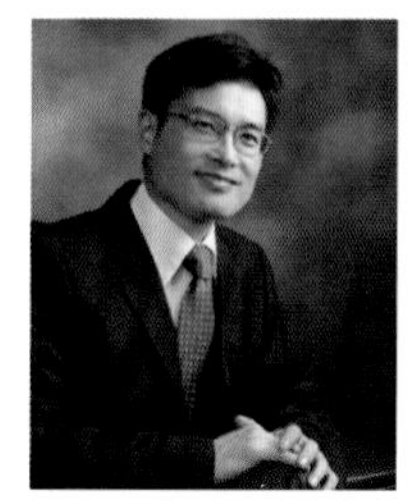

李鹤成 医学博士 主任医师

上海交通大学医学院附属瑞金医院胸外科

现任上海市医师协会胸外科分会副会长、中国医师协会机器人外科医师分会常务委员、上海医学会胸外科专业委员会委员、上海医学会肿瘤学专业委员会委员、上海市抗癌协会胸部肿瘤专业委员会青年学组主任委员、中国医疗保健国际交流促进会胸外科分会常务委员、青年委员会副主任委员、中国医疗保健国际交流促进会胸外科分会机器人学组副组长、中国医疗保健国际交流促进会胸外科分会食管癌微创与三野淋巴结清扫研究学组副组长、中国医疗保健国际交流促进会胸外科分会微创学组副组长、国家自然科学基金评审专家（2010年至今）。

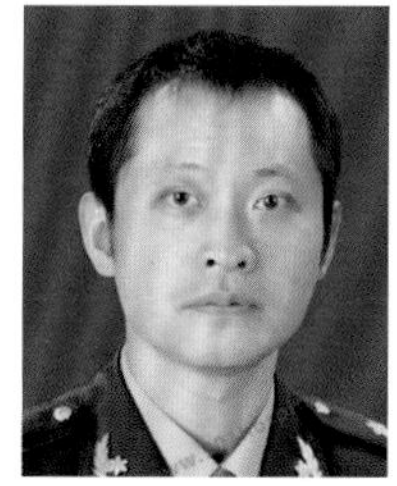

李捷 医学博士 主任医师

中国人民解放军总医院胸外科

现任北京医学会胸外科学分会青年工作委员会副主任委员；优秀中青年胸部肿瘤外科专家，对于肺癌、食管癌、贲门癌、纵隔肿瘤的诊治均有丰富的临床经验，尤其是在疑难肺癌及食管癌的微创手术和综合治疗方面有十分深入的研究；参与或承担多项军内外课题研究，发表论文30余篇。

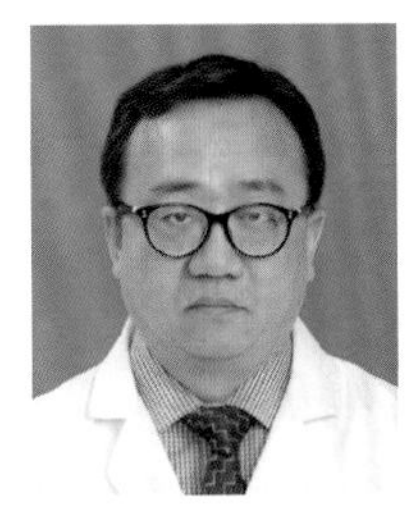

李文涛 主任医师

上海交通大学附属胸科医院胸外科

现任中国医师协会胸外科医师分会微创外科专家委员会委员、上海市抗癌协会胸部肿瘤专业委员会微创学组组长。在国内外核心期刊发表论文20余篇，参编专著3本；承担上海市局级课题2项，参与上海市局级、市级科研课题4项，国家863课题1项。因在胸腔镜微创方面的突出成绩，获得内镜医师协会颁发的“2011年心胸血管外科专业杰出青年医师奖”，2012年上海医学科技奖二等奖。2015年受邀前往哥斯达黎加国立医院讲学并演示胸腔镜手术，是国内最早以受邀专家身份前往国外实施胸腔镜手术的专家之一。

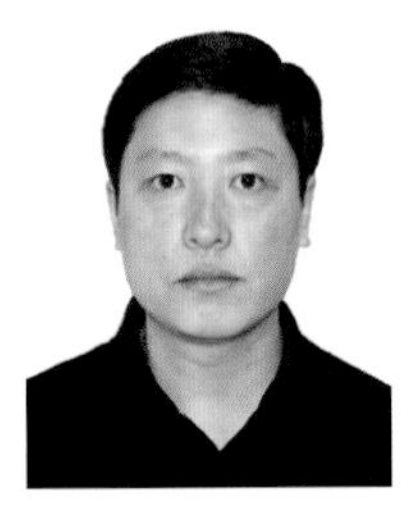

廉建红 主任医师

山西省肿瘤医院胸外科

现任中国抗癌协会肺癌专业委员会青年委员、山西抗癌协会食管癌专业委员会副主任委员、山西抗癌协会食管癌专业青年委员会主任委员、山西省老年医学学会胸部肿瘤分会副会长、山西省抗癌协会肺癌专业委员会委员。

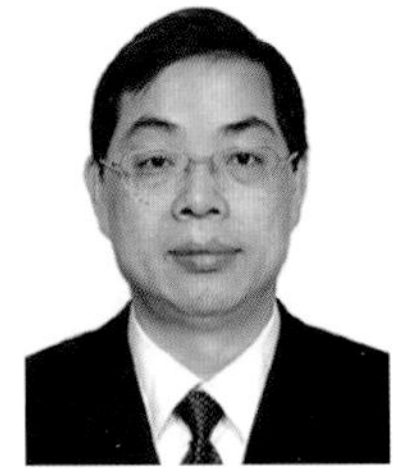

廖永德 医学博士 主任医师 博士生导师

武汉协和医院胸外科（国家级重点专科）

现任国家自然科学基金获得者；海峡两岸医药卫生交流协会胸外科常务委员、国际食管疾病学会专家、中国食管疾病协会常务委员、中国西部肿瘤研究协会中心微创外科学组副组长、教育部学位和研究生教育发展中心专家、湖北省海外留学人员联谊会常务理事、湖北省肺癌专业委员会常务委员、湖北省食管癌专业委员会常务委员、湖北省免疫学会肿瘤生物治疗委员会常务委员、武汉市胸心血管外科学会常务委员、湖北省医疗鉴定专家。《中国微创外科杂志》编委、《肿瘤防治研究》编委、*BMC Pulmonary Medicine*审稿专家。

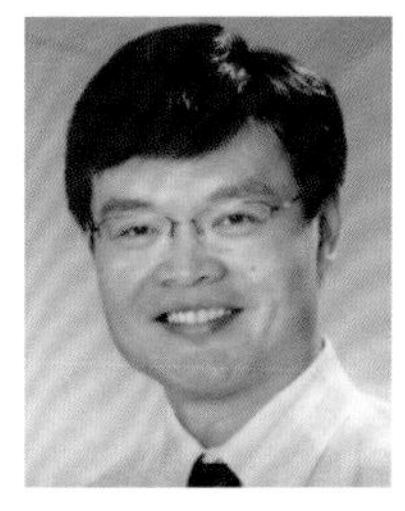

彭忠民　教授　主任医师　外科学博士　肿瘤学博士后　博士生导师

山东省立医院东院区胸外科

山东省有突出贡献专家；现任中国抗癌协会肺癌专业委员会委员、中国抗癌协会肺癌分会微创综合治疗委员会常务委员、中国胸外科肺癌联盟成员、山东组副组长、山东中青年分盟主任委员、中国胸外科肺癌联盟肺部结节诊治中心主任、山东抗癌协会肺癌专业委员会副主任委员、《中国肺癌杂志》编委。主编《胸部微创外科学》《实用胸部肿瘤外科学》《胸外科并发症学》及《外科原则》，参编著作10余部。临床方面侧重于一大一小：大手术以肺癌扩大切除术、巨大纵隔胸腔肿瘤切除术为佳，且处于同行业一流水平；近几年侧重肺部小结节的诊治，熟练开展胸腔镜下各种肺段切除术，精益求精。

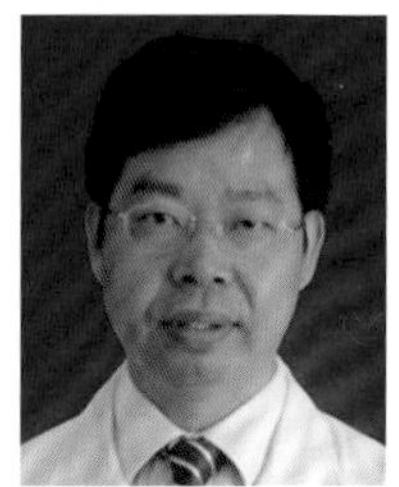

张春芳　主任医师　教授　研究员　博士生导师　博士后导师

中南大学湘雅医院胸外科

外科学博士，肿瘤学博士后。湖南省“225人才工程”学科带头人。现任国家卫生健康委员会蛋白质组学国家重点实验室肺癌研究中心主任、湖南省胸外科学专业委员会主任委员、湖南省肿瘤学专业委员会候任主任委员、中华医学会肿瘤学专业委员会委员、中国医师协会胸外科分会常务委员。

AUTHORS

Kemal Ayalp
Department of Thoracic Surgery, Istanbul Bilim University and Group Florence Nightingale, Istanbul, Turkey

Yi Bao
Department of Thoracic Surgery, Shanghai Pulmonary Hospital, Tongji University of Medicine, Shanghai 200433, China

Serkan Bayram
Department of Thoracic Surgery, Sureyyapasa Chest Disease and Thoracic Surgery Training and Research Hospital, Istanbul, Turkey

Mark F. Berry
Department of Surgery, Division of Thoracic Surgery, Duke University Medical Center, Durham, North Carolina, USA

DuyKhanh P. Ceppa
Division of Cardiothoracic Surgery, Indiana University School of Medicine, Indianapolis, Indiana, USA

Ying Chai
Department of Thoracic Surgery, The Second Affiliated Hospital Zhejiang University School of Medicine, Hangzhou 310009, China

Zhibo Chang
Department of Thoracic Surgery, The Second Affiliated Hospital Zhejiang University School of Medicine, Hangzhou 310009, China

Jin-Shing Chen
Division of Thoracic Surgery, Division of Experimental Surgery, Department of Surgery, Taiwan University Hospital and Taiwan University College of Medicine, Taipei, Taiwan, China

Chih-Tao Cheng
Department of Medical Research, Koo Foundation Sun Yat-Sen Cancer Center, Taipei, Taiwan, China; Defense University, Taipei, Taiwan, China

Ya-Jung Cheng
Department of Anesthesiology, Taiwan University Hospital and Taiwan University College of Medicine, Taipei, Taiwan, China

Young Ho Choi
Department of Thoracic and Cardiovascular Surgery, Korea University Guro Hospital, Korea University College of Medicine, Seoul, Republic of Korea

Thomas A. D'Amico
Department of Surgery, Duke University Medical Center, Durham, North Carolina, USA

Mercedes de la Torre
Department of Thoracic Surgery, Coruña University Hospital, Coruña, Spain; Minimally Invasive Thoracic Surgery Unit (UCTMI), Coruña, Spain

Maria Delgado
Department of Thoracic Surgery, Coruña University Hospital, Coruña, Spain

Özkan Demirhan
Department of Thoracic Surgery, Istanbul Bilim University and Group Florence Nightingale, Istanbul, Turkey

Tetsuya Endo
Department of General Thoracic Surgery, Jichi Medical University, Shimotsuke, Tochigi 329-0498, Japan

Shunsuke Endo
Department of General Thoracic Surgery, Jichi Medical University, Shimotsuke, Tochigi 329-0498, Japan

Makoto Endoh
Second Department of Surgery, Yamagata University, Yamagata, Japan

Suat Erus
Department of Thoracic Surgery, Istanbul Bilim University and Group Florence Nightingale, Istanbul, Turkey

Junqiang Fan
Department of Thoracic Surgery, The Second Affiliated Hospital Zhejiang University School of Medicine, Hangzhou 310009, China

Ricardo Fernandez
Department of Thoracic Surgery, Coruña University Hospital, Coruña, Spain; Minimally Invasive Thoracic Surgery Unit (UCTMI), Coruña, Spain

Eva Fieira
Department of Thoracic Surgery, Coruña University Hospital, Coruña, Spain

Diego Gonzalez-Rivas
Department of Thoracic Surgery, Shanghai Pulmonary Hospital, Tongji University School of Medicine, Shanghai 200433, China; Department of Thoracic Surgery and Minimally Invasive Thoracic Surgery Unit (UCTMI), Coruña University Hospital, Coruña, Spain

Dominique Gossot
Thoracic Department, Institut Mutualiste Montsouris, Paris, France

Mingfa Guo
Department of Thoracic Surgery, the Affiliated Provincial Hospital of Anhui Medical University, Hefei 230001, China

Kook Nam Han
Departments of Thoracic and Cardiovascular Surgery, Korea University Guro Hospital, Korea University College of Medicine, Seoul, Republic of Korea

Henrik Jessen Hansen
Department of Cardiothoracic Surgery, Copenhagen University Hospital, Rigshospitalet, Denmark

Luis Hernandez
Department of Thoracic Surgery, Shanghai Pulmonary Hospital, Tongji University School of Medicine, Shanghai 200433, China

Hsao-Hsun Hsu
Division of Thoracic Surgery, Department of Surgery, Taiwan University Hospital and Taiwan University College of Medicine, Taipei, Taiwan, China

Ming-Hui Hung
Department of Anesthesiology, Taiwan University Hospital and Taiwan University College of Medicine, Taipei, Taiwan, China; Graduate Institute of Clinical Medicine, Taiwan University College of Medicine, Taipei, Taiwan, China

Takashi Inoue
Second Department of Surgery, Yamagata University Faculty of Medicine, Yamagata, Japan

Gening Jiang
Department of Thoracic Surgery, Shanghai Pulmonary Hospital, Tongji University School of Medicine, Shanghai 200433, China

Lei Jiang
Department of Thoracic Surgery, Shanghai Pulmonary Hospital, Tongji University of Medicine, Shanghai 200433, China

Erkan Kaba
Department of Thoracic Surgery, Istanbul Bilim University and Group Florence Nightingale, Istanbul, Turkey

Hirohisa Kato
Second Department of Surgery, Yamagata University, Yamagata, Japan

Hyun Koo Kim
Departments of Thoracic and Cardiovascular Surgery, Korea University Guro Hospital, Korea University College of Medicine, Seoul, Korea

Hyun Joo Lee
Departments of Thoracic and Cardiovascular Surgery, Korea University Guro Hospital, Korea University College of Medicine, Seoul, Korea

Jiang Lei
Department of Thoracic Surgery, Shanghai Pulmonary Hospital, Tongji University School of Medicine, Shanghai 200433, China

Lei Lin
Department of Thoracic Surgery, Shanghai Pulmonary Hospital, Tongji University of Medicine, Shanghai 200433, China

Chia-Chuan Liu
Division of Thoracic Surgery, Department of Surgery, Taipei, Taiwan, China

Zhen-Ying Liu
Department of Medical Research, Koo Foundation Sun Yat-Sen Cancer Center, Taipei, Taiwan, China

Jinshi Liu
Department of Thoracic Surgery, Zhejiang Cancer Hospital, Hangzhou 310022, China

Changqing Liu
Department of Thoracic Surgery, the Affiliated Provincial Hospital of Anhui Medical University, Hefei 230001, China

Ming Liu
Department of Thoracic Surgery, Shanghai Pulmonary Hospital, Tongji University of Medicine, Shanghai 200433, China

Weishan Lu
Department of Thoracic Surgery, Zhejiang Cancer Hospital, Hangzhou 310022, China

Jing Luo
Department of Thoracic Surgery, the Affiliated Provincial Hospital of Anhui Medical University, Hefei 230001, China

Robert J. McKenna Jr
Division of Thoracic Surgery, Department of Surgery, Cedars-Sinai Medical Center, Los Angeles, California, USA

Lucia Mendez
Department of Thoracic Surgery, Coruña University Hospital, Coruña, Spain

Takahiro Mimae
Department of Surgical Oncology, Hiroshima University, Hiroshima, Japan

Yoshihiro Miyata
Department of Surgical Oncology, Hiroshima University, Hiroshima, Japan

Jacob R. Moremen
Division of Cardiothoracic Surgery, Indiana University School of Medicine, Indianapolis, Indiana, USA

Haruhiko Nakayama
Department of Thoracic Surgery, Kanagawa Cancer Center, Yokohama, Japan

Hiroyuki Oizumi
Second Department of Surgery, Yamagata University, Yamagata, Japan

Morihito Okada
Department of Surgical Oncology, Hiroshima University, Hiroshima, Japan

Sakae Okumura
Department of Thoracic Surgery, Cancer Institute Hospital, Tokyo, Japan

Nicolas Pennarun
Department of Medical Research, Koo Foundation Sun Yat-Sen Cancer Center, Taipei, Taiwan, China

René Horsleben Petersen
Department of Cardiothoracic Surgery, Copenhagen University Hospital, Rigshospitalet, Denmark

Kevin Phan
The Collaborative Research (CORE) Group, Macquarie University, Sydney, Australia

Mitsuaki Sadahiro
Second Department of Surgery, Yamagata University, Yamagata, Japan

Gang Shen
Department of Thoracic Surgery, The Second Affiliated Hospital Zhejiang University School of Medicine, Hangzhou 310009, China

Chih-Shiun Shih
Division of Thoracic Surgery, Department of Surgery, Taipei, Taiwan, China

Harmik J. Soukiasian
Division of Thoracic Surgery, Department of Surgery, Cedars-Sinai Medical Center, Los Angeles, California, USA

Jun Suzuki
Second Department of Surgery, Yamagata University, Yamagata, Japan

Katsuyuki Suzuki
Second Department of Surgery, Yamagata University, Yamagata, Japan

Scott J. Swanson
Department of Thoracic Surgery, Brigham and Women's Hospital, Boston, Massachusetts, USA

Kenji Tetsuka
Department of General Thoracic Surgery, Jichi Medical University, Shimotsuke, Tochigi 329-0498, Japan

Cagatay Tezel
Department of Thoracic Surgery, Sureyyapasa Chest Disease and Thoracic Surgery Training and Research Hospital, Istanbul, Turkey

Yelda Tezel
Department of Chest Diseases, Sureyyapasa Chest Disease and Thoracic Surgery Training and Research Hospital, Istanbul, Turkey

Alper Toker
Department of Thoracic Surgery, Istanbul Bilim University and Group Florence Nightingale, Istanbul, Turkey

Betty C. Tong
Division of Cardiothoracic Surgery, Duke University, Durham, North Carolina, USA

Yasuhiro Tsutani
Department of Surgical Oncology, Hiroshima University, Hiroshima, Japan

Elena Uyumaz
Department of Thoracic Surgery, Istanbul Bilim University and Group Florence Nightingale, Istanbul, Turkey

Mustafa Vayvada
Department of Thoracic Surgery, Sureyyapasa Chest Disease and Thoracic Surgery Training and Research Hospital, Istanbul, Turkey

Giulia Veronesi
Head of the Unit of Robotic Surgery, Division of Thoracic Surgery, Humanitas Research Hospital, Milan, Italy

Nestor Villamizar
Department of Thoracic Surgery, Brigham and Women's Hospital, Boston, Massachusetts, USA

Bing-Yen Wang
Division of Thoracic Surgery, Department of Surgery, Koo Foundation Sun Yat-Sen Cancer Center; Division of Thoracic Surgery, Department of Surgery, Taipei Veterans General Hospital; Yang-Ming University, School of Medicine, Taipei, Taiwan, China

Hikaru Watarai
Second Department of Surgery, Yamagata University, Yamagata, Japan

Meiqing Xu
Department of Thoracic Surgery, the Affiliated Provincial Hospital of Anhui Medical University, Hefei 230001, China

Irfan Yalçınkaya
Department of Thoracic Surgery, Sureyyapasa Chest Disease and Thoracic Surgery Training and Research Hospital, Istanbul, Turkey

Shinichi Yamamoto
Department of General Thoracic Surgery, Jichi Medical University, Shimotsuke, Tochigi 329-0498, Japan

Tristan D. Yan
The Collaborative Research (CORE) Group, Macquarie University, Sydney, Australia; Department of Cardiothoracic Surgery, Royal Prince Alfred Hospital, University of Sydney, Sydney, Australia

Chi-Fu Jeffrey Yang
Department of Surgery, Duke University Medical Center, Durham, North Carolina, USA

Yang Yang
Department of Thoracic Surgery, Shanghai Pulmonary Hospital, Tongji University School of Medicine, Shanghai 200433, China

Chenyang Ye
Department of Thoracic Surgery, The Second Affiliated Hospital Zhejiang University School of Medicine, Hangzhou 310009, China

Masahiro Yoshimura
Department of Thoracic Surgery, Hyogo Cancer Center, Akashi, Japan

Lei Zhang
Department of Thoracic Surgery, Shanghai Pulmonary Hospital, Tongji University of Medicine, Shanghai 200433, China

Baiqin Zhao
Department of Thoracic Surgery, The Second Affiliated Hospital Zhejiang University School of Medicine, Hangzhou 310009, China

Xinming Zhou
Department of Thoracic Surgery, Zhejiang Cancer Hospital, Hangzhou 310022, China

译者（按姓氏首字母排序）：

常志博
浙江大学医学院附属第二医院胸外科

陈晓桑
复旦大学附属中山医院胸外科

范博
大连医科大学附属第二医院泌尿外科

郭家龙
十堰市太和医院心大血管外科

黄清源
上海复旦大学附属肿瘤医院胸外科

矫文捷
青岛大学附属医院胸外科

柯宏刚
南通大学附属医院胸外科

冷雪峰
四川省肿瘤医院胸外科

李文雅
中国医科大学附属第一医院胸外科

李运
北京大学人民医院胸外科

刘鼎乾
复旦大学附属中山医院心外科

刘华
十堰市太和医院心大血管外科

刘昱圻
中国人民解放军总医院心内科

娄景冰
北京大学医学部

莫靓
南华大学附属第一医院胸外科

欧阳振波
广东省第二人民医院妇产科

强光亮
中日友好医院胸外科

邱桐
青岛大学附属医院胸外科

沙纪名
安徽医科大学附属第二医院胸外科

史晓舜
南方医科大学南方医院胸外科

帖红涛
重庆医科大学附属第一医院胸外科

冼磊
广西医科大学第二附属医院胸心外科

张敏
重庆医科大学附属第一医院胸外科

赵艳东
青岛大学附属医院胸外科

周翔
上海交通大学医学院附属瑞金医院胸外科

审校者（按姓氏首字母排序）：

车国卫
四川大学华西医院胸外科

陈椿
福建医科大学附属协和医院胸外科

陈亮
江苏省人民医院胸外科

陈周苗
浙江大学医学院附属邵逸夫医院胸外科

范军强
浙江大学医学院附属第二医院胸外科

付军科
西安交通大学第一附属医院胸外科

蒋雷
同济大学附属上海市肺科医院胸外科

冷雪峰
四川省肿瘤医院胸外科

李高峰
云南省肿瘤医院胸外科

李鹤成
上海交通大学医学院附属瑞金医院胸外科

李捷
中国人民解放军总医院胸外科

李文涛
上海交通大学附属胸科医院胸外科

廉建红
山西省肿瘤医院胸外科

廖永德
武汉协和医院胸外科

彭忠民
山东省立医院东院区胸外科

沈亚星
复旦大学附属中山医院胸外科

谭黎杰
复旦大学附属中山医院胸外科

田辉
山东大学齐鲁医院胸外科

王连
浙江大学附属第二医院胸外科

张春芳
中南大学湘雅医院胸外科

赵学维
上海长征医院胸外科

丛书介绍

很高兴，由AME出版社、中南大学出版社联合出品的“AME科研时间系列医学图书”，如期与大家见面！

虽然学了4年零3个月医科，但是，仅仅做了3个月实习医生，就选择弃医了，不务正业，直到现在在做医学学术出版和传播这份工作。2015年，毕业10周年。想当医生的那份情结依旧有那么一点，有时候不经意间会触动到心底深处……

2011年4月，我和丁香园的创始人李天天一起去美国费城出差，参观了一家医学博物馆——马特博物馆（The Mütter Museum）。该博物馆隶属于费城医学院，创建于1858年，如今这里已经成为一个展出各种疾病、伤势、畸形案例，以及古代医疗器械和生物学发展的大展厅，展品逾20 000件，其中包括战争中伤者的照片、连体人的遗体、侏儒的骸骨以及人体病变结肠等。此外还有世界上独一无二的收藏，比如一个酷似肥皂的女性尸体、一个长有两个脑袋的儿童的颅骨等。该博物馆号称“Birthplace of American Medicine”。走进一个礼堂，博物馆的解说员介绍宾夕法尼亚大学医学院开学典礼都会在这个礼堂举行。当时，我忍不住问了李天天一个问题：如果当初你学医的时候，开学典礼在这样的礼堂召开的话，你会放弃做医生吗？他的回答是：不会。

2013年5月，参加英国医学杂志（BMJ）的一个会议，会议之后，有一个晚宴，BMJ为英国一些优秀的医疗团队颁奖，BMJ的主编和BBC电台的著名节目主持人共同主持这个年度颁奖晚宴。令我惊讶的是，BMJ给每个获奖团队的颁奖词，从未提及该团队过去几年在什么大牛杂志上发表过什么大牛论文，而是关注这些团队在某个领域提高医疗服务质量，减轻病患痛苦，降低医疗费用等方面所作出的贡献。

很多朋友好奇地问我，AME是什么意思？

AME的意思就是，Academic Made Easy, Excellent and Enthusiastic。2014年9月3日，我在朋友圈贴出3张图片，请大家帮忙一起从3个版本的AME宣传彩页中选出一个喜欢的。最后，上海中山医院胸外科的沈亚星医生竟然给出一个AME的“神翻译”：欲穷千里目，快乐搞学术。

AME是一个年轻的公司，拥有自己的梦想。我们的核心价值观第一条是：Patients Come First！以“科研（Research）”为主线。于是，2014年4月24日，我们的微信公众号上线，取名为“科研时间”。“爱临床，爱科研，也爱听故事。我是科研时间，这里提供最新科研资讯，一线报道学术活动，分享科研背后的故事。用国际化视野，共同关注临床科研，相约科研时间。”希望我们的AME平台，能够推动医学学术向前进步，哪怕是一小步！

如果说酒品如人品，那么，书品更似人品。希望我们“AME科研时间系列医学图书”丛书能将临床、科研、人文三者有机结合到一起，像西餐一样，烹调出丰富的味道，搭配出一道精美的佳肴，一一呈现给各位。

汪道远

AME出版社社长

序（一）

“大夫，您在干什么？”10年前的一个夜晚，当我正在使用计算机体层摄影（computed tomography，CT）工作站时一位放射线技师问我。“我正在看明天手术患者的影像数据。”我回应道。当时，我们医院仅有两台CT机/工作站，也仅有寥寥几名技师能够运用计算机体层容积数据进行三维重建。进行重建需要两个多小时，所以通常情况下我们都不愿意因为重建而麻烦放射线技师。在那段日子里，我经常在我的个人电脑上导入收集到的患者数据，利用免费软件进行三维重建。但是重建工作太复杂，有时我就等影像技师们结束白班工作后利用工作站来完成。渐渐地，我与该技师成了密友。对于一些比较棘手的肺段切除术，我们会在手术室放一只无菌小鼠，利用电脑进行实时成像，并不断旋转、调整三维图像大小，直至图像与我们的手术视野所见相近。该技师后来成了技师长，并帮我在我们医院手术室安装了重建系统客户端。从此，包括影像技术在内的很多技术和方法发生了改变，而这些改变又反过来促进了外科手术的进展。

尽管肺癌的标准术式是肺叶切除术，但由于CT分辨率的不断提高，可疑恶性肺内小结节检出率也不断增加，导致亚肺叶切除术的实际需求日益凸显。楔形切除操作简单，却暴露了很多问题，例如手术切缘、无法触及的深部结节等解剖结构。我认为，解剖性肺段切除术的不断发展，尤其是胸腔镜下的肺段切除术，是解决上述“顽疾”的“良方”。基底段、背段、舌段、左上支肺段切除术在段间平面易于操作。然而，两肺共分18个段，每个肺段又有2~3个亚段，故肺段切除术式样繁多，这些切除术均能保证足够的切缘而又不过多切除肺组织。肺段解剖因人而异，为此，我开始应用多源CT采集数据进行三维重建，并针对不同个体的解剖结构设计手术切除方案。

如果当初我们医院有足够的放射线技师或医生，能够轻松处理完患者三维影像的话，我们恐怕很难如此详尽地去探究肺的解剖，也就无法进行那么多种精细的解剖性肺段切除术了。我必须感谢那个时代背景下所经历的种种，正是在解决困难的同时，我们在解剖和手术流程等方面收获良多。在某些方面，人们可能会认为肺段切除术复杂、困难，但我并不这么认为。随着影像技术的发展，肺段切除术变得更加简单。我相信，在不远的将来，肺段切除术有望成为肺癌个体化治疗的标准术式。因此，每一名肺外科医生都应该毫不犹豫地应用。

本书内容涵盖背景知识、逻辑、肿瘤学和手术技巧等许多方面。来自全世界杰出学者们的很多重要议题、数据均收之于内。非常感谢各位同道为本书及时面世所作出的卓越贡献。希望读者能够喜欢本书，愿其在肺段切除术之路上祝您一臂之力！

Hiroyuki Oizumi, MD, PhD

Second Department of Surgery, Yamagata University, 2-2-2 Iida-Nishi, Yamagata 990-9585, Japan

（译者：李文雅，中国医科大学附属第一医院胸外科一病区）

序（二）

时代造就手术

近些年在创新性微创手术的驱动下，胸外科手术有了长足的进步[1-2]。在未来我们这个领域将会有许多令人兴奋的进展，这些进展也是复杂多样的。

对患者肺部肿瘤必要的切除范围进行再评估是最有意义的进步之一。

在过去的几十年，肺叶切除术被认为是原发性非小细胞肺癌（non-small cell lung cancer，NSCLC）手术切除治疗的金标准。虽然1939年由Churchill和Belsey[3]描述的首例肺段切除术是为了治疗肺良性疾病，但对于肺部肿瘤采用肺段切除术一直受到限制。Ginsberg等[4]在1995年完成的随机对照试验给亚肺叶切除打下了"不充分"治疗方式的烙印。因此肺段切除术在心肺功能不好或有明显合并症无法耐受肺叶切除的患者身上做了很大程度的保留。然而，随着近些年临床经验的不断积累，已经证实解剖性肺段切除术可对小的肺原发病灶进行完整切除[5]。"意向性"肺段切除术，甚至是楔形切除，在特定病灶[即肺部磨玻璃影（ground glass opacity，GGO）为主的小病灶]中已达到肺叶切除术的治疗效果。保留更多具有肺功能的肺实质可使患者术后拥有更好的肺功能和生活质量。

随着肺癌领域中两个互补方向的发展，学者们对这种意向性亚肺叶切除术的兴趣越来越大。首先，现代影像学技术的发展作为早期肺癌有效的筛查工具逐渐被认可，原因是其能直接影响患者的生存期长度[6]。未来，随着CT筛查的增加，无症状的、小的、GGO病变的检出率也会随之增多——准确地说这些病变通过亚肺叶切除后大多数患者会获益。其次，在过去20年通过手术切除肺部肿瘤已经达到了惊人的发展速度。对于早期肺癌，传统的开胸手术已经被电视胸腔镜手术（video-assisted thoracoscopic surgery，VATS）所替代，而传统的VATS又进化为"下一代"技术如机器 人辅助手术、单孔VATS、剑突下VATS，以及不插管胸科手术[1-2]。这种手术切口的最小化与亚肺叶切除手术范围的最小化形成了协同作用。尽管存在解剖方面的挑战，肺段切除术已被充分证明完全适合"下一代"的手术技术，并且会为患者提供一个比其他方法联合运用更好的治疗方案。

即便如此，仍有许多关于亚肺叶切除技术层面的问题，如理想的手术策略、病变定位等。未来的前瞻性研究仍然需要对比亚肺叶切除和肺叶切除之间的治疗效果。更重要的是，我们相信亚肺叶切除并不会替代肺叶切除作为金标准，而是成为外科医生在肺叶切除术中的补充。今后的研究需要详细定义采用亚肺叶切除时肿瘤的适应证和患者的入选标准。

这本书为我们汇编了一系列杰出文章，展示了亚肺叶切除的技术及其效果，其中一些作者是在这个领域内非常有经验的专家。希望这些文章不仅可以诠释如何进行亚肺叶切除和为什么要选择亚肺叶切除，而且能让我们了解仍需完成哪些工作以明确这项技术在肺部肿瘤患者管理中的最终地位。

参考文献

[1] Gonzalez-Rivas D. Uniportal thoracoscopic surgery: from medical thoracoscopy to non-intubated uniportal videoassisted major pulmonary resections. Annals of Cardiothoracic Surgery, 2016, 5(2): 85-91. doi: 10.21037/acs.2016.03.07.

[2] Sihoe ADL. The evolution of minimally invasive thoracic surgery: implications for the practice of uniportal thoracoscopic surgery. Journal of Thoracic Disease, 2014, 6(Suppl 6): S604-S617. doi: 10.3978/j.issn.2072-1439.2014.08.52.

[3] Churchill ED, Belsey R. Segmental pneumonectomy in bronchiectasis: the lingula segment of the left upper lobe. Ann Surg, 1939, 109:

481-499.
[4] Ginsberg RJ，Rubinstein LV. Randomized trial of lobectomy versus limited resection for T1 N0 non-small cell lung cancer. Lung Cancer Study Group. Ann Thorac Surg, 1995, 60: 615-622.
[5] Sihoe AD，Van Schil P. Non-small cell lung cancer: when to offer sublobar resection. Lung Cancer, 2014, 86: 115-120.
[6] The National Lung Screening Trial Research Team. Reduced lung-cancer mortality with low-dose computed tomographic screening. N Engl J Med, 2011, 365: 395–409.

Diego Gonzalez-Rivas, MD, FECTS
Department of Thoracic Surgery, Coruña University Hospita, Xubias, Coruña, Spain

Alan D. L. Sihoe,
MBBChir, MA (Cantab), FRCSEd (CTh), FCSHK, FHKAM (Surgery), FCCP
Division of Cardiothoracic Surgery, Department of Surgery, The Li Ka Shing Faculty of Medicine, The University of Hong Kong, Queen Mary Hospital, Hong Kong, China

（译者：冷雪峰，四川省肿瘤医院胸外科）
（审校：范军强，浙江大学医学院附属第二医院胸外科）

序（三）

1939年，Churchill和Belsey成功实施了第一例肺段切除术（舌段切除），自此，关于肺段切除治疗胸部恶性肿瘤的适应证以及应用策略争论不断。支持者们强调肺段切除术能够更多地保留肺实质，对心肺储备功能影响小，与标准肺叶切除术具有相同的肿瘤学安全性，可作为器官功能障碍患者的手术选择之一。反对者们认为肺段切除的有限性会引起安全切缘不足的潜在问题。1995年，由肺癌研究小组（Lung Cancer Study Group，LCSG）进行的一项随机对照研究发现肺段切除术患者局部复发率增加，由此，强烈推荐肺段切除术应用仅限于心肺功能处于边缘状态的NSCLC患者。

然而，胸部恶性肿瘤疾病谱发生了变化，外科手术技术也不断发展。如今，利用低剂量高分辨率CT扫描，越来越多的GGO肺病灶被检出，周围型非侵袭性小腺癌病例激增。此外，诸如三维CT配置、术前定位、微小影像学异常病变和肺段性结构的术中鉴别等各项创新技术及外科应用得到了长足发展，这些与VATS、单操作口或单切口VATS及机器人辅助胸外科手术（robotic-assisted thoracoscopic surgery，RATS）等微创外科技术彼此协同，共同引领肺段切除术的应用跨入了一个新的时代。

由于常常遇见解剖变异，且肺段分支深藏于肺实质内，故从技术层面来讲，解剖性肺段切除术比肺叶切除术更加复杂。尽管如此，越来越多的证据表明，对于肺段切缘有保证的NSCLC患者（≤2 cm），尤其是状态不佳、心肺储备功能差的老年患者，肺段切除术是比较合理的治疗选择。

还有，借助于微创手术——无论是经典VATS，单孔VATS还是RATS，完全解剖性肺段切除术切除的肺组织更小，更微创，但治疗效果相当，术后患者疼痛轻、住院时间短、花费更少。

因此，我们建议读者保持兴趣，继续关注当前肺段切除术，全面了解日新月异的胸部恶性肿瘤疾病谱变化和外科创新技术。

最后，正在进行的CALGB140503，JCOG0802/WJOG4607L等前瞻性临床随机对照试验（randomized controlled clinical trial，RCT）研究，设计精妙，旨在对比观察开放性、胸腔镜下以及机器人辅助肺段切除术之间的疗效差异，有望进一步阐明肺段切除术在NSCLC治疗中的作用，我们应当给予持续关注。

Chia-chuan Liu, Chih-Shun Shih

Division of Thoracic Surgery, Department of Surgery

Koo-Foundation Sun Yat-Sen Cancer Center, 125 Lih-Der Road, Pei-Tou District, Taipei 112, Taiwan, China

（译者：李文雅，中国医科大学附属第一医院胸外科一病区）

目 录

第一部分 概述

第一章 胸腔镜肺叶切除及肺段切除手术图谱
Tristan D. Yan……2

第二章 肺段切除术和肺叶切除术在ⅠA期肺腺癌治疗中的选择
Morihito Okada, Takahiro Mimae, Yasuhiro Tsutani, Haruhiko Nakayama, Sakae Okumura, Masahiro Yoshimura, Yoshihiro Miyata……10

第三章 肺段切除术在肺转移癌中的地位
Mark F. Berry……17

第四章 肺段切除术中确定肺段解剖的技术
Hiroyuki Oizumi, Hirohisa Kato, Makoto Endoh, Takashi Inoue, Hikaru Watarai, Mitsuaki Sadahiro……23

第五章 胸腔镜肺段切除术治疗肺部转移性肿瘤
Kevin Phan, Tristan D. Yan……29

第六章 胸腔镜下解剖性右上肺前段切除术
Hiroyuki Oizumi, Hirohisa Kato, Makoto Endoh, Jun Suzuki, Hikaru Watarai, Katsuyuki Suzuki, Mitsuaki Sadahiro……31

第二部分 进一步研究：单孔、机器人、剑突下

第七章 单孔胸腔镜解剖性肺段切除术
Diego Gonzalez-Rivas, Lucia Mendez, Maria Delgado, Eva Fieira, Ricardo Fernandez, Mercedes de la Torre……36

第八章 单孔全胸腔镜解剖性肺段切除
Diego Gonzalez-Rivas……44

第九章 胸腔镜下肺段切除术治疗早期肺癌多孔法与单孔法术后疗效的对比
Chih-Shiun Shih, Chia-Chuan Liu, Zhen-Ying Liu, Nicolas Pennarun, Chih-Tao Cheng……47

第十章 单孔与多孔胸腔镜肺段切除术的比较
Kook Nam Han, Hyun Koo Kim, Young Ho Choi……55

第十一章 肺癌的机器人肺叶切除和肺段切除术：结果及手术方法
Giulia Veronesi……62

第十二章　机器人肺段切除术治疗良恶性病变
Alper Toker, Kemal Ayalp, Elena Uyumaz, Erkan Kaba, Özkan Demirhan, Suat Erus……70

第十三章　剑突下单孔胸腔镜肺中叶切除术合并前段解剖性肺段切除术（S3）
Diego Gonzalez-Rivas, Yang Yang, Jiang Lei, Luis Hernandez, Gening Jiang……77

第三部分　案例展示

第十四章　完全胸腔镜下左肺上叶固有段切除术
Dominique Gossot……84

第十五章　胸腔镜下肺背段切除术
Jacob R. Moremen, Betty C. Tong, DuyKhanh P. Ceppa……89

第十六章　胸腔镜下行左肺上叶尖段切除术
Harmik J. Soukiasian, Robert J. McKenna Jr……91

第十七章　长2 cm单切口胸腔镜下左肺上叶固有段切除术1例
Kook Nam Han, Hyun Koo Kim, Hyun Joo Lee, Young Ho Choi……93

第十八章　胸腔镜下左肺癌S1、S2和S3肺段切除术
Jinshi Liu, Weishan Lu, Xinming Zhou……97

第十九章　非插管胸腔镜肺段切除术——左肺上叶固有段切除术
Ming-Hui Hung, Hsao-Hsun Hsu, Ya-Jung Cheng, Jin-Shing Chen……99

第二十章　经哥本哈根路径行电视胸腔镜肺段切除术
René Horsleben Petersen, Henrik Jessen Hansen……101

第二十一章　胸腔镜下左肺上叶后段切除术
Meiqing Xu, Changqing Liu, Jing Luo, Mingfa Guo……103

第二十二章　双肺段切除在肺功能不全的T4肺癌患者中的应用
Cagatay Tezel, Mustafa Vayvada, Serkan Bayram, Irfan Yalçınkaya, Yelda Tezel……105

第二十三章　单孔胸腔镜下左肺基底段肺段切除术
Lei Jiang, Yi Bao, Ming Liu, Lei Lin, Lei Zhang, Gening Jiang……109

第二十四章　胸腔镜下右肺下叶背段切除术
Junqiang Fan, Zhibo Chang, Chenyang Ye, Baiqin Zhao, Gang Shen, Ying Chai……113

第二十五章　胸腔镜下肺段切除术后胸壁切口远处的胸内纤维瘤1例
Tetsuya Endo, Shunsuke Endo, Shinichi Yamamoto, Kenji Tetsuka……115

第二十六章　单孔胸腔镜手术术前双重定位下肺段切除术：右上肺叶楔形切除及左肺上叶固有段切除
Kook Nam Han, Hyun Koo Kim, Young Ho Choi……119

Acknowledgments

We wish to acknowledge the extensive support from the

Guangdong Association of Thoracic Diseases

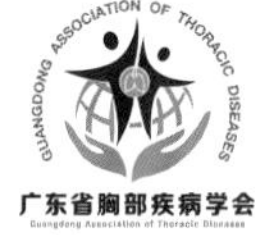

Guangdong Association of Thoracic Diseases

第一部分

概述

第一章　胸腔镜肺叶切除及肺段切除手术图谱

Tristan D. Yan[1,2]

[1]The Collaborative Research (CORE) Group, Macquarie University, Sydney, Australia; [2]Department of Cardiothoracic Surgery, Royal Prince Alfred Hospital, University of Sydney, Sydney, Australia

Correspondence to: Tristan D. Yan, MBBS, MS, MD, PhD, FRACS, Professor of Cardiovascular and Thoracic Surgery. Macquarie University Hospital, 2 Technology Place, Sydney, Australia. Email: tristanyan@annalscts.com.

摘要：通过后方切口入路进行胸腔镜肺叶及肺段切除术是一项安全、可行、可重复的技术。该技术由爱丁堡的威廉·沃克于1992年首先实施。后方切口入路的主要优点包括：容易暴露后肺门及段支气管；因为手术器械的尖头正对胸腔镜镜头，使解剖操作更安全；完整的同侧淋巴结清扫。

关键词：电视辅助胸腔镜手术（VATS）；微创手术；肺叶切除术；肺段切除术

View this article at: http://www.annalscts.com/article/view/3586/4457

电视辅助胸腔镜手术（video-assisted thoracoscopic surgery，VATS）应用于肺切除术是行之有效的辅助技术[1]。自从1994年第1例胸腔镜肺叶切除手术实施以来，手术路径及器械已经成熟。2007年，癌症和白血病B组（The Cancer and Leukemia Group B，CALGB）39802试验对胸腔镜肺叶切除术作出了权威的和可接受的定义，即4~8 cm的手术切口，全内镜的方法，不做肋骨撑开，肺动脉、静脉、支气管分别游离等解剖处理[2]。相比于开胸手术，微创技术具有一系列优势，在术后早期优势尤其显著[3]。最近的一项Meta分析显示：相比于开胸手术，VATS可以显著降低术后总并发症的发生率，包括持续性肺漏气、肺炎、心房颤动、肾衰竭，同时缩短住院时间[4]。本研究进一步证实了VATS的这些优点，并将提供最高级别的临床证据。

后方切口入路最早由爱丁堡的威廉·沃克于1992年提出。相比于前方切口，后方切口的不同之处在于：①术者站在患者背侧；②通用切口位于背阔肌前方第6或第7肋间，而非前方切口入路的第4肋间处；③腔镜观察孔位于听诊三角处，而非前下方处；④术中解剖游离的顺序为先打开肺裂处组织，显露肺动脉分支，再由后向前逐次操作。后方入路主要优点包括：①处理后肺门处组织简单；②很容易看到淋巴结；③手术器械的头端正对胸腔镜镜头，使操作更加安全。在此入路下，后肺门可以充分暴露，这极大地方便了肺段支气管和肺动脉的解剖。因此，后方入路在胸腔镜肺段切除术中具有很大的优势。

1　术前评估

对于所有<7 cm的周围型肺癌和合适的良性疾病病例，采用VATS作为首选的手术方式。肺叶切除和解剖性肺段切除术是标准的手术操作。同时，胸腔镜技术还可能应用于一些更晚期的病例，如胸壁、心包受累患者，甚至少数因肺门侵犯需行全肺切除的患者。出于尽量保护肺组织的目的，现在我们仅对那些无法行支气

管、血管重建的患者行全肺切除。

使用肺通气功能及CO弥散量两个指标共同评价患者的基础肺功能水平，特殊患者需进行运动试验评估，对个别相关的患者，还需进行心脏病学的评估。肺动脉高压的高危患者[肺动脉压力>45 mmHg（1 mmHg=0.133 kPa）]行超声心动图检查。很少有患者因基础肺功能较差（一秒用力呼气容积及用力呼气量均<35%）而无法耐受手术[1]。对于拟行手术治疗的所有支气管肺癌患者，除了头部、胸部、腹部、骨盆CT增强检查，还要行全身正电子发射计算机体层扫描术—计算机断层成像检查[PET-CT（^{18}F-FDG）]。如患者拟行肺叶切除或肺段切除术，VATS入路采取个体化方案，取决于患者肿瘤的大小和分期。唯一的绝对禁忌证为通过影像学检查已知患者胸膜腔闭锁或术前非常明确的近端的病变需要行全肺切除术者。袖状肺叶切除术为相对禁忌证，非绝对禁忌证。

2　手术技术

2.1　麻醉和体位

麻醉诱导后，将患者置于侧卧位。使患者双臂无支撑地在面前呈“祈祷”的姿势，调整手术台，使患者胸部抬高，以扩张术侧肋间隙。确认双腔气管插管正确位置后，在麻醉室即对患者进行对侧单肺通气，使术侧肺充分塌陷。如术侧肺未能较好地塌陷，可经双腔管进行吸引。为便于手术操作，可加大呼吸频率至20次/min或更高，以此降低潮气量，减轻因通气而导致的纵隔摆动，使术野稳定。很少采用中心静脉置管及导尿术，但需要使用动脉管路和大孔径的静脉管路。

进胸后即可在胸腔镜引导下行椎旁置管，椎旁置管较硬膜外镇痛优先应用于围术期镇痛，使用时间达48 h。可以配合使用患者自控型镇痛泵用于术后止痛。外科医生、麻醉医生、护理团队及胸腔镜设备的位置有要求，术者及助手位于患者背侧，屏幕位于患者腹侧，与术者相对，洗手护士站在医生对侧，斜对屏幕（图1）。

2.2　手术器械

5 mm 0°高清STORZ胸腔镜镜头，此为单轴视野，易于调整方向。腔镜器械和剖胸器械联合使用。使用卵圆持棉钳对肺组织进行牵拉和操作。使用带或不带棉球

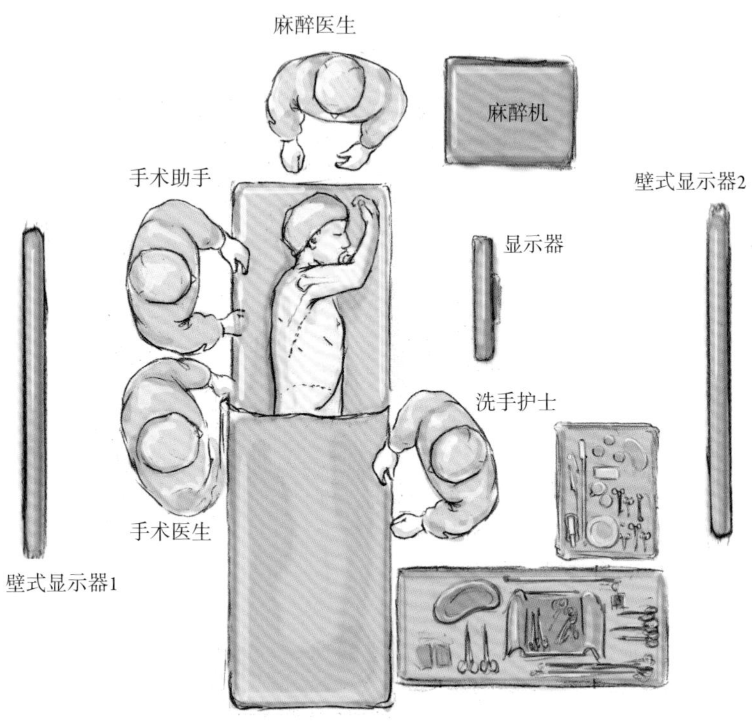

图1　胸腔镜手术中外科医生、麻醉医生、护理团队及仪器设备的位置

的长动脉解剖钳（30 cm）进行钝性分离，此操作在分离斜裂组织暴露肺动脉、清扫淋巴结等过程中尤其有效。在解剖肺门处结构时，可以使用带有不同弯曲度的血管钳及内镜分离钳。游离、悬吊、牵引肺动脉、肺静脉时使用直角钳和长弯动脉钳。内镜夹可用来结扎小血管，内镜切割闭合器处理大血管及肺组织。还需要使用腔镜剪刀和胸腔镜Metzenbaum剪，Metzenbaum剪为弧形剪，可避免误伤血管。

2.3 手术切口

手术切口有3个，无论是肺叶切除术还是肺段切除术，均按标准位置做切口（图2）。在第6~7肋间（此处肋间隙较宽）做1个3~4 cm的通用切口，可用作通过镜头进行临时观察；在听诊三角附近做1个0.5 cm切口更加安全，听诊三角切口在胸腔内对应于斜裂最高点。在后方入路手术中，解剖前肺门非必须步骤。但为了保持本文的完整性，了解前肺门处肺静脉的肺段解剖形态十分必要。肺静脉是前肺门中最靠近前方的结构（图3），肺静脉的分支也位于肺动脉分支和支气管前方。叶间静脉通常走行于斜裂处，上、下叶之间，然后在上、中叶间走行于水平裂内，最后在肺门处汇入上肺静脉。对于大部分病例而言，中叶静脉汇入右上肺静脉。

将胸腔镜镜头置于听诊三角处的套管中，继续余下的操作。在腋中线水平通用切口以上第3肋间处做一个1~2 cm切口。前后方的切口分别对应于斜裂的两端。探查胸腔，包括病变的位置和可切除性，可能发现导致无法切除的意外病变。如病变较小或无法

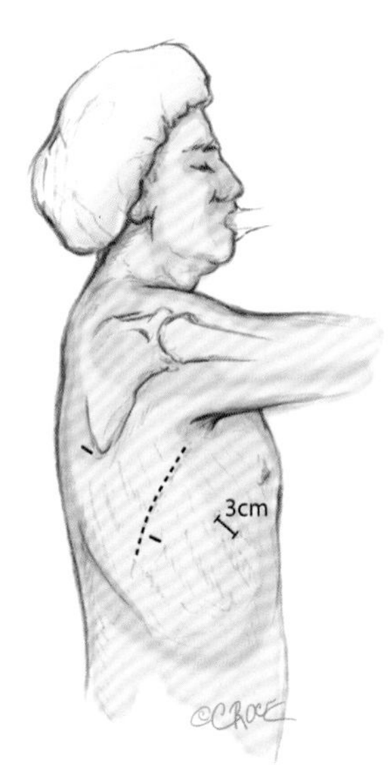

图2 标准的后路切口

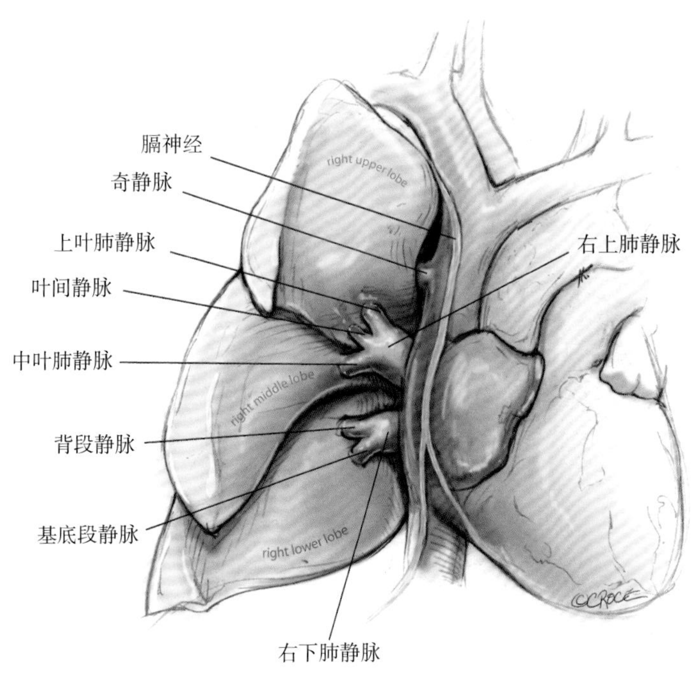

图3 从前肺门看肺静脉的肺段解剖

在腔镜下定位，则需要通过良好的肺段解剖知识将病变定位到不同肺叶的肺段。

2.4 “界标”淋巴结

首先，在斜裂中段辨认肺动脉。在一些病例中，肺动脉非常明显，但是在大多数病例中，需将肺动脉表面的胸膜钝性分离开后，才能显露肺动脉。如果肺裂不易打开或融合，需考虑使用最后解剖肺裂的方法。一旦显露出肺动脉，可以使用血管钳或长动脉镊牵拉动脉鞘，使用内镜分离钳探入动脉鞘，游离动脉的前后方边缘。在这个过程中，经常可以显露出动脉的下叶背段分支（图4）。

除了中叶切除，在其他所有肺叶和肺段切除术中，需要向前牵拉肺组织，显露后肺门处的胸膜反折，钝、锐性分离。在右侧，需要从上叶支气管与中间支气管之间的夹角处游离肺组织，显露后肺门淋巴结（图5）。此处为第11组淋巴结，位于上叶支气管和中间支气管分叉处，这是一组“界标”淋巴结。这组淋巴结的上方有一个安全的通道，可以经由肺动脉上方从叶间裂到达后肺门。从前部的切口，沿斜裂处辨认出的第11组“界标”淋巴结的上方向后轻轻伸入解剖钳（图6）。然后向前方牵拉肺组织，血管钳的尖端会出现在后肺门胸膜反折处，“界标”淋巴结的上方。这个操作是经后部入路胸腔镜右侧肺叶切除、肺段切除术的关键步骤。此步骤中需要注意不要破坏这组淋巴结。然后用索带悬吊后肺裂，并用内镜切割闭合器断开斜裂。此时肺动脉被充分显露，并且上、下叶肺组织可清晰地区分开，下一步可进行肺叶或肺段切除操作。

2.5 右肺上叶切除术

处理好斜裂后部后，通常可显露后升支动脉，继续游离此动脉。此支动脉较小，可以使用钳夹方式处理。

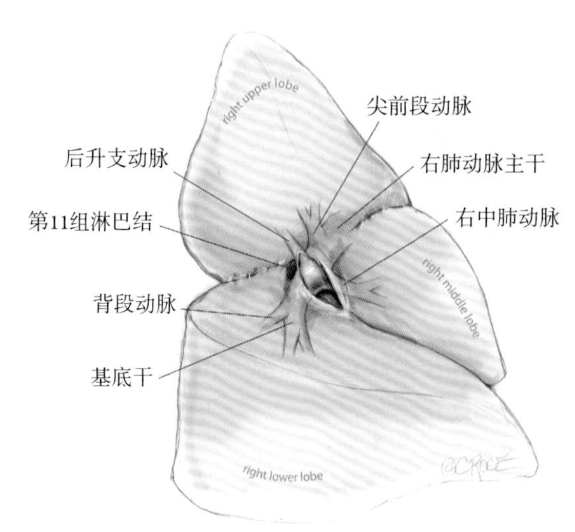

图4 钝性分离肺动脉表面的胸膜，显露肺动脉

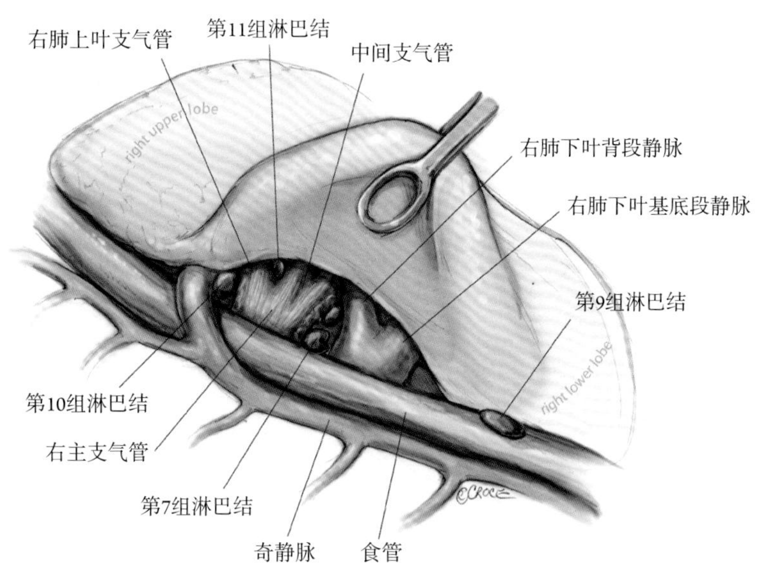

图5 游离中间支气管、上叶支气管处的肺组织，从后肺门处观察第11组淋巴结、“界标”淋巴结

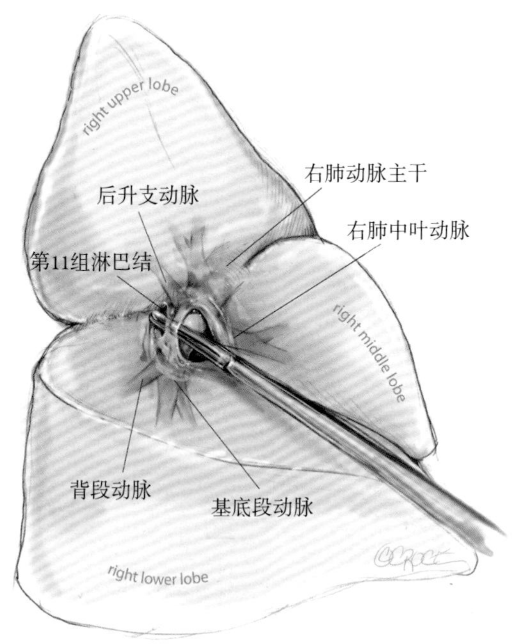

图6 从前部的切口，沿斜裂处辨认出的第11组“界标”淋巴结的上方向后轻轻伸入解剖钳，然后向前方牵拉肺组织，血管钳的尖端会出现在后肺门胸膜反折处，“界标”淋巴结的上方，在上叶支气管和中间支气管之间，见前图

其后能辨认和游离出上叶支气管，支气管动脉往往伴行于支气管，可钳夹后切断。须注意支气管动脉的近端可使用钳夹处理，远端不建议使用，以免影响后续钉合支气管。然后将上叶向下牵拉，用长血管钳钳夹棉球以钝性分离上叶支气管前缘，显露肺动脉尖前支。奇静脉与支气管紧密相邻，可以轻柔地将二者分开。将长血管钳从上叶支气管起始部通过支气管和淋巴结之间的平面，并绕过上叶支气管（图7）。此步骤得益于肺动脉尖前支恰好走行于支气管的前方，但有时被上叶第11组淋巴结分开。在这个水平，使用内镜切割闭合器切断上叶支气管。切断前无须鼓肺验证，因为从后方入路方式视野极好；而鼓肺可能会影响余下的手术操作。

将上叶支气管离断后，用游离、钳夹的方式处理上叶支气管周围淋巴结的滋养血管，便于将淋巴结清扫入标本。使用腔镜有齿钳钳夹离断的上叶支气管，并向上牵拉。如后升支动脉未处理，可行处理。游离出尖段、前段或共干的尖前段动脉（图8），使用内镜切割闭合器离断。最后向后牵拉肺组织，以游离上肺静脉。可视具体情况选择从前或后方操作，注意不要损伤中叶分支。随后切断水平裂。使用切割闭合器处理水平裂时，从下方切口进入，从后向前夹闭、切割。再从前方切口进入闭合器，从前向后完成切割，这样不易损伤中叶动脉。切断下肺韧带，以促进余下肺组织复张。

2.6 右肺下叶切除术

同上叶切除方法，在斜裂处辨认出肺动脉，切断斜裂后半部分。下叶动脉可一并切断或分别切断基底段、背段动脉。游离上肺静脉和下肺静脉间的间隙，长钳通过此间隙到达斜裂处的肺动脉前方，用吊索通过此平面切断斜裂前半部分。切断下肺韧带，游离下叶肺。游离下肺静脉周围组织，用内镜切割闭合器离断。辨认出下叶支气管，近端的支气管动脉用钳夹处理。清扫支气管内侧和外侧缘的淋巴结。游离下叶支气管至背段、基底段分支，切断下叶支气管，保护中叶支气管的气流。在钉合下叶支气管前，必须清楚中叶支气管的位置，切勿损伤中叶支气管。

2.7 右肺中叶切除术

辨认肺动脉、切断斜裂前部分方法同右肺下叶切

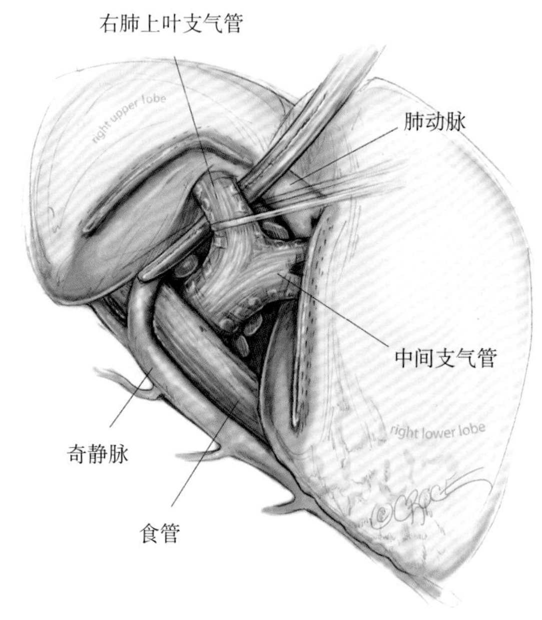

图7 长血管钳从上叶支气管起始部通过支气管和淋巴结之间的平面，并绕过上叶支气管

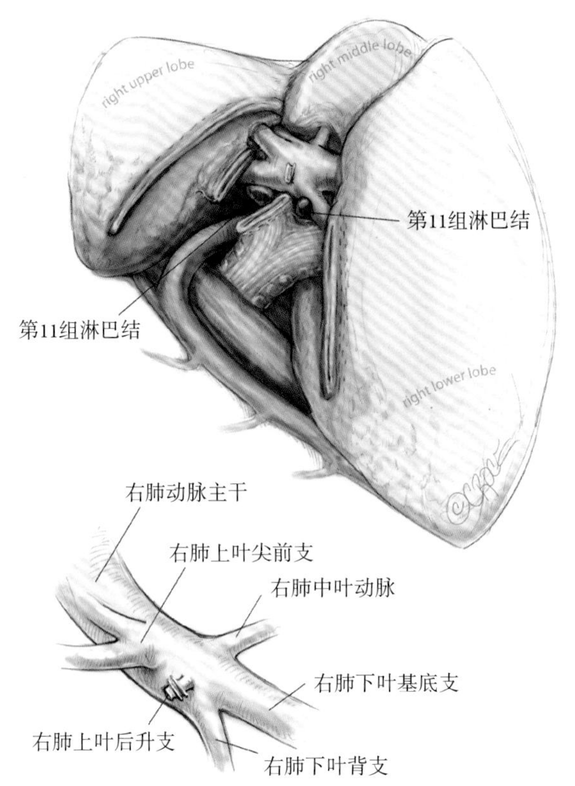

图8　如后升支动脉未处理，可行处理，游离出尖段、前段或共干的尖前段动脉

除术。将上叶肺上方牵拉后，像3个“士兵”一样，静脉、支气管、动脉能清晰地显露，依次离断。水平裂的处理方法与右肺上叶切除术相同。

2.8　左肺上叶切除术

同右肺上叶切除方法，在叶间裂处辨认出肺动脉，切断斜裂后部。依次切断左上叶的肺动脉分支。处理斜裂前部的方法与右肺手术时相似。在融合的斜裂前部中央与肺静脉间的平面游离非常重要。然后从通用切口伸入一把血管钳，进入融合的斜裂下方，此时术者可以触到下叶支气管，使血管钳在其表面通过，保护下叶支气管。轻柔地钝性游离上叶静脉和支气管前方的组织。使用长血管钳通过支气管根部，特别注意勿损伤肺动脉。可以使用棉球牵开肺动脉。吊索绕过上叶支气管，并提起上叶支气管（起重机方式），使之与肺动脉分开，在两者的间隙插入切割闭合器，离断上叶支气管。游离上肺静脉并离断。切断下肺韧带至下肺静脉水平，以促进下肺复张。

2.9　左肺下叶切除术

采用右侧同样方法辨认出肺动脉，切断斜裂后部即可显露下叶动脉的各分支。采用左肺上叶切除术同样方法处理斜裂前部，动脉以切割闭合器切断。切断下肺韧带至下肺静脉水平，充分游离下肺静脉并切断。在近端以钳夹处理支气管动脉，清扫支气管内、外侧的淋巴结，在基底部切断支气管。

2.10　肺段切除术——“三向”钉合技术

下叶背段切除是一项常规手术。在下文中，将描述使用“三向”技术行下叶背段切除术的方法。辨认出肺动脉，切断斜裂后半部分。钝性分离肺动脉，分段将肺组织沿肺动脉向远端拖曳，直至显露背段动脉与基底段动脉分叉处。用切割闭合器离断背段动脉（图9）。向前牵拉肺动脉，显露出其后方的中间支气管及其下叶的分支，即背段支气管和基底支气管（图10）。从前方切口伸入切割闭合器，切断闭合背段支气管。清扫支气管内、外侧缘的淋巴结。向前牵拉下叶肺显露后肺门。

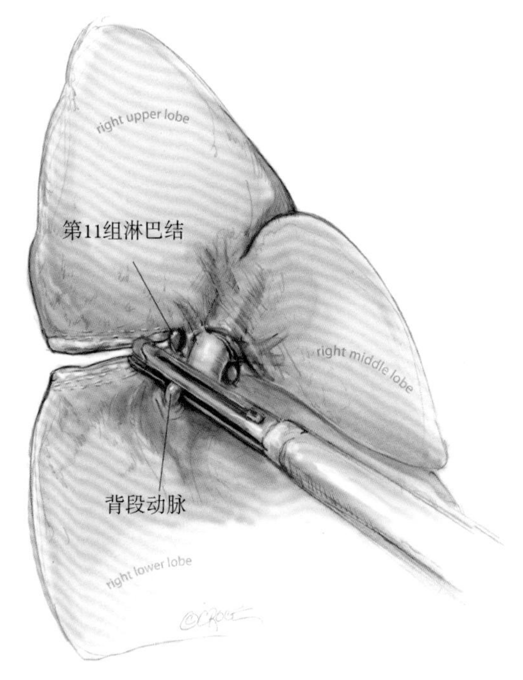

图9　使用切割闭合器切断背段动脉

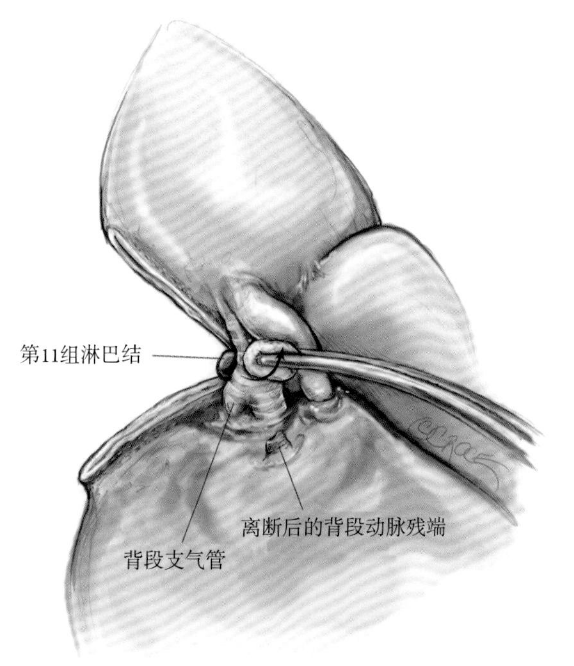

图10　背段动脉离断后，向前牵拉肺动脉，显露出其后方的中间支气管及其下叶的分支，即背段支气管及基底支气管

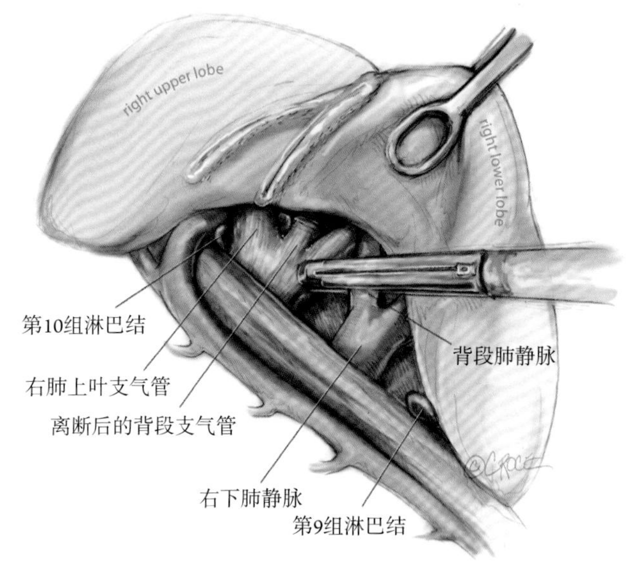

图11　内镜直线切割闭合器离断背段静脉

切断下肺韧带以增加下肺的活动度。从周围组织中游离下肺静脉，用长血管钳钳夹小棉球钝性向远端分离肺组织，分离肺静脉至背段及基底段分叉处，用内镜直线切割闭合器离断背段静脉（图11）。

最后，使用“三向”钉合技术将背段从基底段的三段中分开。每个肺叶都是三维结构或锥体状。如果只是简单地使用长钉切割闭合器在一个平面挤压和切除肺组织，不仅达不到解剖性肺段切除的目的，而且钉子不能使过厚的肺组织紧密闭合，导致持续肺漏气。所以先定位肺段的解剖位置很重要。“三向”钉合技术需要第1个闭合器从前部切口进入，朝向背段支气管的远端方向，沿肺叶前面压榨叶间的肺组织，完成切割；第2个闭合器从后部切口进入，朝向背段支气管的远端，压榨肺叶的侧面和后面的肺组织，完成切割。第3个闭合器用于切断内侧和平行于背段支气管的肺组织，然后完成三向切割（图12A）。最后的肺段标本呈锥形，分别切断背段支气管、肺动脉、肺静脉（图12B）。切除所有的肺门和肺段水平的淋巴结，纵

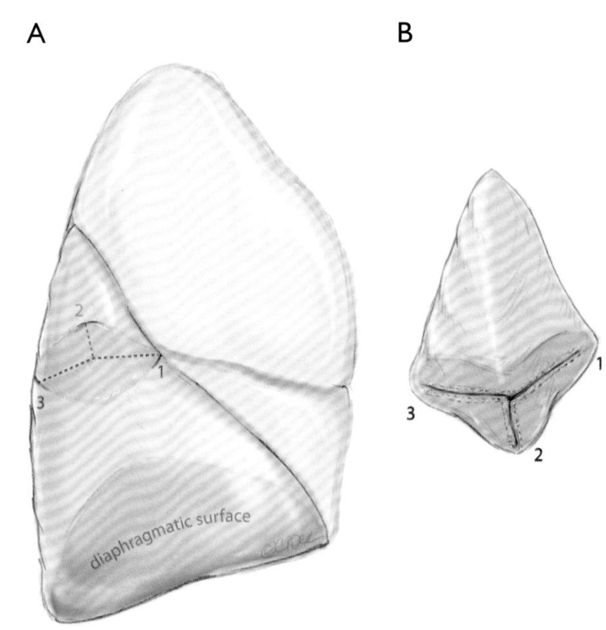

图12　（A）“三向”钉合技术需要第1个闭合器从前部切口进入，朝向背段支气管的远端方向，沿肺叶前面压榨叶间的肺组织，完成切割；第2个闭合器从后部切口进入，朝向背段支气管的远端，压榨肺叶的侧面和后面的肺组织，完成切割；第3闭合器是切断内侧和平行于背段支气管的肺组织，然后完成三向切割。（B）最后的肺段标本呈锥形

隔行淋巴结采样或切除术。

2.11 术后监护

在腋中线切口处放置32号胸管至胸膜顶，如术后第1天复查胸X线片显示情况满意，无漏气，即可拔除胸管。患者在术后拔除气管插管后即送至胸外科病房，接受专科护理。采用椎旁置管配合患者自控镇痛泵。鼓励患者术后早期活动、每周7 d的物理治疗。通常术后2~3 d患者即可出院。

3 讨论

对于胸腔镜肺叶、肺段切除术而言，后路法是一项安全、可行、可复制的技术。相比于开胸手术，VATS对肿瘤的切除效果相当，而在术后早期康复方面具有优势。我们在世界范围选择了838位胸外科医生，其中做胸腔镜的外科医生中95%同意GALGB关于"真正的"胸腔镜肺叶切除的定义；在未开展VATS的医生中，92%的医生准备学习这项技术，但是受限于手术设备、培训师资等条件[5]。大多数胸外科医生认为：高级胸腔镜技术应该纳入胸外科的培训，并且需要建立更多的标准培训工作室，可以使外科医生的胸腔镜技术达到一个较好的水平。最近一项来自50位主要从事微创技术的胸外科医生的共识显示：VATS更值得应用于肺叶及肺段切除术中[1]。

Cite this article as: Yan TD. Surgical atlas of thoracoscopic lobectomy and segmentectomy. Ann Cardiothorac Surg, 2014, 3(2):183-191. doi: 10.3978/j.issn.2225-319X.2014.03.11

声明

本文作者宣称无任何利益冲突。

参考文献

[1] Yan TD, Cao C, D'Amico TA, et al. Video-assisted thoracoscopic surgery lobectomy at 20 years: a consensus statement. Eur J Cardiothorac Surg, 2014, 45: 633-639.

[2] Swanson SJ, Herndon JE 2nd, D'Amico TA, et al. Video-assisted thoracic surgery lobectomy: report of CALGB 39802--a prospective, multi-institution feasibility study. J Clin Oncol, 2007, 25: 4993-4997.

[3] Yan TD, Black D, Bannon PG, et al. Systematic review and meta-analysis of randomized and nonrandomized trials on safety and efficacy of video-assisted thoracic surgery lobectomy for early-stage non-small-cell lung cancer. J Clin Oncol, 2009, 27: 2553-2562.

[4] Cao C, Manganas C, Ang SC, et al. Video-assisted thoracic surgery versus open thoracotomy for non-small cell lung cancer: a meta-analysis of propensity score-matched patients. Interact Cardiovasc Thorac Surg, 2013, 16: 244-249.

[5] Cao C, Tian DH, Wolak K, et al. Cross-sectional survey on lobectomy approach (X-SOLA). Chest, 2014, 146: 292-298.

译者：常志博，浙江大学医学院附属第二医院胸外科
审校：范军强，浙江大学医学院附属第二医院胸外科

第二章　肺段切除术和肺叶切除术在ⅠA期肺腺癌治疗中的选择

Morihito Okada[1], Takahiro Mimae[1], Yasuhiro Tsutani[1], Haruhiko Nakayama[2], Sakae Okumura[3], Masahiro Yoshimura[4], Yoshihiro Miyata[1]

[1]Department of Surgical Oncology, Hiroshima University, Hiroshima, Japan; [2]Department of Thoracic Surgery, Kanagawa Cancer Center, Yokohama, Japan; [3]Department of Thoracic Surgery, Cancer Institute Hospital, Tokyo, Japan; [4]Department of Thoracic Surgery, Hyogo Cancer Center, Akashi, Japan

Correspondence to: Morihito Okada, MD, PhD. Department of Surgical Oncology, Research Institute for Radiation Biology and Medicine, Hiroshima University, 1-2-3-Kasumi, Minami-ku, Hiroshima City, Hiroshima 734-0037, Japan.

Email: morihito@hiroshima-u.ac.jp.

背景： 尽管小病灶非小细胞肺癌（NSCLC）特别是腺癌的早期发现呈不断上升趋势，但对于能够承受肺叶切除术的患者采取亚肺叶切除术并未得到认可。

方法： 我们对连续纳入的634例临床ⅠA期肺腺癌患者进行倾向得分匹配，并比较肺段切除术（*n*=155）和肺叶切除术（*n*=479）的治疗效果。排除接受肺楔形切除术患者。

结果： 该研究人群中30 d内术后死亡率为0。大体积肿瘤或位于右侧的肿瘤患者、最大标准摄取值（SUVmax）较高患者、病理浸润性肿瘤（淋巴、血管或胸膜浸润）患者以及淋巴结转移患者常采取肺叶切除术治疗。肺段切除术较肺叶切除术患者具有更长的3年无复发生存期（RFS）（92.7% *vs.* 86.9%，*P*=0.0394），但3年总生存期（OS）二者间差异无统计学意义（95.7% *vs.* 94.1%，*P*=0.162）。对3年RFS和3年OS进行多因素分析，发现年龄和SUVmax值是主要独立预后因素，而与性别、肿瘤大小和术式（肺段切除术 *vs.* 肺叶切除术）无关。对100对倾向得分匹配患者的年龄、性别、肿瘤大小，SUVmax值、肿瘤位置进行校正，发现肺段切除术和肺叶切除术、3年RFS（90.2% *vs.* 91.5%）和3年OS（94.8% *vs.* 93.3%）具有可比性。

结论： 参考SUVmax值，肺段切除术可作为临床ⅠA期腺癌患者，甚至是低风险患者的一种替代术式。

关键词： 腺癌；肺段切除术；亚肺叶切除术；肺癌；肺叶切除术

View this article at: http://www.annalscts.com/article/view/3509/4452

1　引言

尽管肺叶切除术是毫米级肺癌的标准治疗方法，但是否建议可承受肺叶切除术的非小细胞肺癌（(non-small-cell lung cancer，NSCLC）患者进行亚肺叶切除术则备受争议。肺癌研究组（LCSG）于1995年发表的一项随机对照Ⅲ期研究中指出亚肺叶切除术患者较肺叶切除术患者局部复发率增加3倍，存活率较差[1]。迄今，一直奉行肺叶切除术是Ⅰ期NSCLC患者的标准治疗方法。然而，一些研究[2-7]发现，当NSCLC体积≤2 cm时亚肺叶切除术和肺叶切除术的治疗效果相似。

亚肺叶切除术包括肺段切除术和楔形切除术，两者皆用于肺癌的外科治疗，但方法各异，因为肺段切除术更能够提供足够的切缘，为进一步处理亚段和肺门淋巴结提供径路。本研究回顾性比较了临床ⅠA期肺腺癌患者肺段切除术（而非楔形切除术）与肺叶切除术的治疗效果，通过校正临床因素减少患者的选择性偏倚。本次分析是对我们之前的研究做进一步的拓展和更新[8]。

2　对象与方法

自2005年10月，我们对634例临床分期为T1N0M0ⅠA期进行肺叶或肺段切除术的肺腺癌患者的临床资料进行分析。采用高分辨率计算机断层扫描和^{18}F-氟代脱氧葡萄糖正电子发射计算机体层/计算机断层扫描（FDG-PET/CT）对所有患者进行评估。不完全切除患者（R1或R2）或多个肿瘤患者从此处数据库中排除。根据TNM恶性肿瘤分类（第7版）对所有患者进行分期[9]。术后，给予病理性淋巴结转移患者含铂类药物方案化疗。本研究得到参与机构的审查委员会批准，因为本研究是对数据库进行的回顾性评估，故可豁免个体患者的知情同意书。在FDG-PET/CT检查后，采用多探头HRCT进行胸部成像。由研究各参与机构的放射科医生分别测量肿瘤大小和最大标准摄取值（maximal standard uptake value，SUVmax）。由于PET/CT技术和性能的异质性，我们采用仿真人体模型（美国，北卡罗来纳州，希尔斯伯勒，数据频谱公司，NEMA NU2-2001）基于研究结果对不同质量的PET/CT扫描仪产生的SUVmax的机构间差异进行校正，该仿真人体模型符合美国电气制造商协会标准[10]。实际SUV可通过校准的平均SUV进行区分，然后在模型背景下用于对校准因子进行分析，可减少机构间SUV的异质性。术后当天开始对所有患者进行术后随访，包括前两年内每3个月进行1次体格检查和胸部X线检查，每6个月进行胸部和腹部CT检查和脑MRI评估。之后，每6个月对患者进行体格检查和胸部X线检查，每年进行1次CT和MRI检查。

3　统计学分析

采用SPSS 10.5（美国伊利诺伊州，芝加哥SPSS公司）对数据进行分析。对各组的连续变量进行t检验和Mann-Whitney U检验，倾向配对数据进行Wilcoxon检验。分类变量率的比较采用χ^2检验，倾向配对数据的频次进行McNemar检验。将采用倾向得分匹配对纳入的患者进行分组，并对可能混淆生存时间计算的手术方法进行校正（肺叶切除术或肺段切除术）。年龄、性别、肿瘤大小、SUVmax、患侧和肺叶等变量分别乘以logistic回归分析计算得出的一个系数，所得值的和可作为每例患者的倾向得分。通过1比1配对，选择具有相同倾向分值的肺叶切除术和肺段切除术患者。

无复发生存期定义为手术当天至首次发病（复发或任何原因导致的死亡）或末次随访的时间间隔，总生存期是指手术当天至任何原因导致的死亡或末次随访的时间间隔。采用Kaplan-Meier法对无复发生存期（recurrence-free survival，RFS）和总生存期（overall survival，OS）的持续时间进行分析，并采用对数秩检验对RFS和OS的差异进行分析。采用Cox比例风险模型对RFS和OS进行多因素分析。

4　结果

本研究共纳入634例患者，其中479例行肺叶切除术，155例行肺段切除术（表1~表2）。大体积肿瘤或右侧肿瘤、病理浸润性肿瘤（淋巴、血管或胸膜浸润）、高SUVmax值以及淋巴结转移患者常采取肺叶切除术治疗。然而，年龄和性别在两种手术之间并无明显差异。

手术30 d内无患者死亡，平均术后随访34.2个月中共有54例患者肿瘤复发。20例仅为局部复发，34例为远处转移（有或无局部复发）。其中，17例局部复发为肺叶切除术后患者（肺门淋巴结，n=1；纵隔淋巴结，n=11；胸膜，n=2；肺门和纵隔淋巴结，n=1；支气管残端和纵隔淋巴结，n=1），3例局部复发为肺段切除术后患者（支气管残端，n=1；胸膜，n=1；肺残端和纵隔淋巴结，n=1）。

肺叶切除术和肺段切除术患者3年OS相似（94.1% *vs.* 95.7%，P=0.162），但3年RFS差异有统计学意义（86.9% *vs.* 92.7%，P=0.0394）（图1）。RFS和OS的多因素分析，其中年龄和SUVmax为显著的独立预后因素，而性别、肿瘤大小或手术操作方式（肺叶切除术 *vs.* 肺段切除术）无影响（表3）。

除肺段切除术组高龄患者和高SUVmax值患者外，基于年龄、性别、肿瘤大小、SUVmax、患侧和肺叶等

表1　患者信息

变量	肺叶切除术（n=479）	肺段切除术（n=155）	P值
年龄/岁	66（30~89）	66（31~89）	0.37
性别/[例/（%）]			
男性	223（46.6）	74（48.1）	0.78
肿瘤大小/cm	2.2（0.7~3.0）	1.5（0.6~3.0）	<0.001
SUVmax*	2.1（0~16.9）	1.1（0~9.8）	<0.001
患侧位/[例/（%）]	325（67.8）	81（52.3）	
右侧			<0.001
肺叶/[例/（%）]			<0.001
上叶	254（53.0）	82（52.9）	
中叶	48（10.0）	0（0）	
下叶	177（37.0）	73（47.1）	
淋巴浸润/[例/（%）]	97（20.3）	10（6.5）	<0.001
血管浸润/[例/（%）]	111（23.3）	10（6.5）	<0.001
胸膜浸润/[例/（%）]	66（13.9）	8（5.2）	0.0024
淋巴结转移/[例/（%）]	50（10.6）	3（1.9）	<0.001

*，最大标准摄取值。

变量进行倾向得分匹配得到临床和后续病理学因素匹配结果较好的100对肺叶切除术和肺段切除术的患者（表4）。为了更合理地进行比较，将接受中叶切除术的患者排除配对，因为肿瘤位于中叶时不可能进行肺段切除术。肺叶切除术和肺段切除术后倾向得分匹配患者之间3年RFS和OS差异无统计学意义（分别为91.5% *vs.* 90.2%和93.3% *vs.* 94.8%）（图1）。

5　讨论

尽管患者之间的临床特征和病理特征存在明显差异，且显著影响他们的生存期，但肺叶切除术和肺段切除术后临床ⅠA期肺腺癌患者的RFS和OS较佳[11-16]。对RFS和OS的临床背景进行多因素分析，发现手术术式（肺叶切除术 *vs.* 肺段切除术）并不是一个显著的预后因素。

倾向得分匹配分析发现：淋巴浸润、血管浸润或胸膜浸润或淋巴结转移的临床特点和病理因素相似，与年龄、性别、肿瘤大小、SUVmax值及肿瘤位置等潜在的混杂变量相匹配，可降低选择性偏倚。仅年龄和SUVmax存在显著差异。在配对模型中，肺段切除术和肺叶切除术后3年RFS和OS相似，但前者患者年龄较大，且SUVmax值较高。这些数据表明：当结合HRCT和FDG-PET/CT影像学表现时，肺段切除术可作为临床ⅠA期肺腺癌患者的一种替代术式。

表2　肺段切除术的详细信息（n=155）

部位	患者数
右侧（n=81）	
S1	11
S1+2	1
S2	13
S3	7
S6	31
S7	3
S8	8
S9	1
S10	1
S7+8	1
S8+9	2
S9+10	1
S7+8+9+10	1
左侧（n=74）	
S1+2	17
S3	9
S1+2+3	10
S1+2+3c	1
S4	5
S5	1
S4+5	7
S6	15
S8	2
S9	5
S10	1
S8+9+10	1

本研究具有一定的局限性，应谨慎对待研究结果。

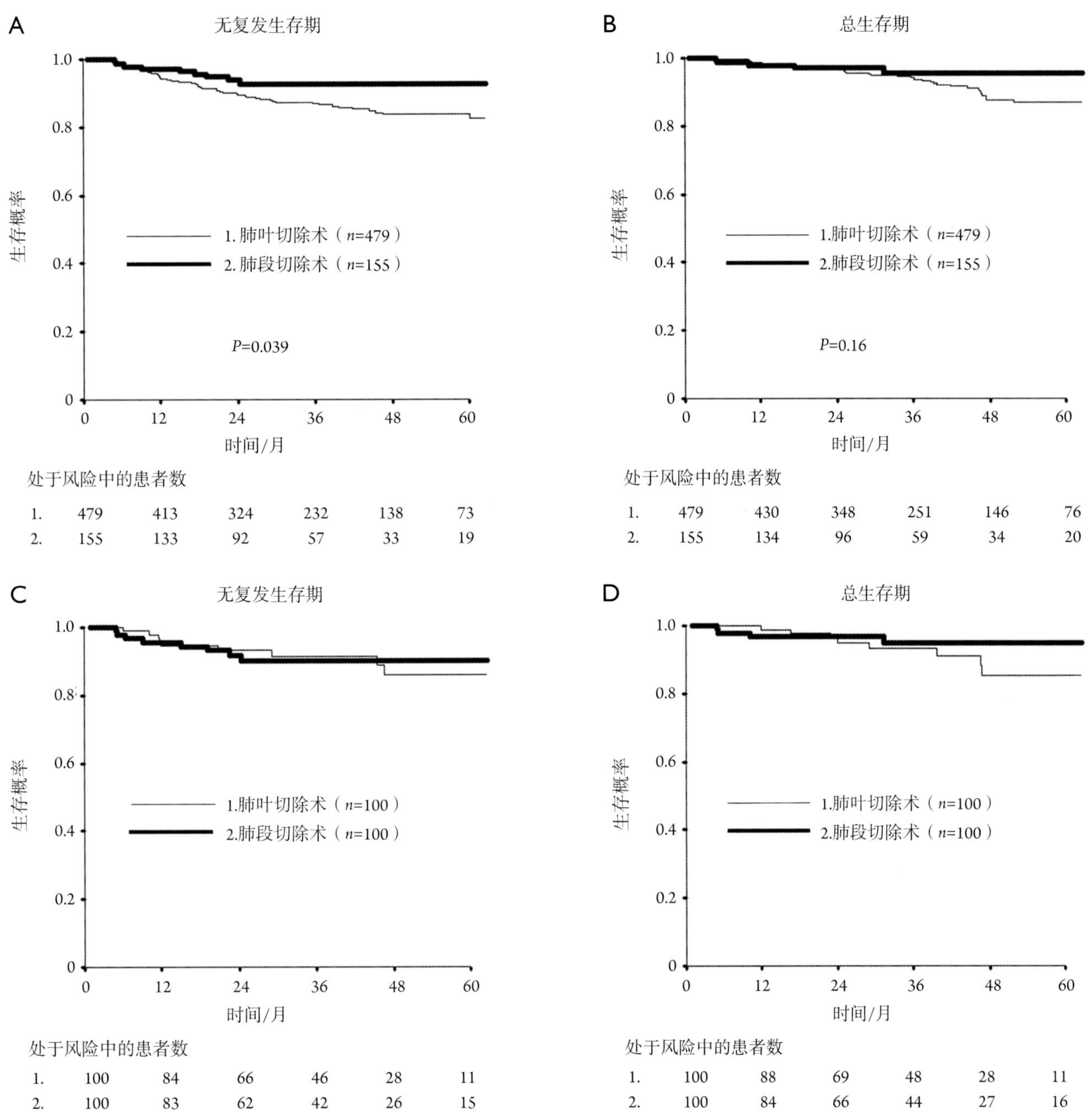

图1　肺叶切除术和肺段切除术后患者的无复发生存期和总生存期

肺叶切除术和肺段切除术后3年无复发生存期（A）和总生存期（B）分别为86.9% *vs.* 92.7%（*P*=0.0394）和94.1% *vs.* 95.7%（*P*=0.162）。肺叶切除术和肺段切除术后倾向得分匹配患者的3年无复发生存期（C）和总生存期（D）分别为91.5% *vs.* 90.2%和93.3% *vs.* 94.8%。

用于分析的数据库中的信息包括手术操作；然而，更多的信息难以获得，如肺段切除术的适应证，肺段切除术治疗患者是否可进行肺叶切除术。此外，接受肺段切除术的患者往往肿瘤浸润面积少、肿瘤体积小或SUVmax值低，故病理性浸润因素，如淋巴浸润、血管浸润、胸膜浸润或结节转移的发生率较低。因此，我们采用倾向得分匹配分析尽可能地对患者背景进行调整。然而，我们无法比较SUVmax值较低患者的手术结果，这意味着我们需密切关注SUVmax值较高的患者。

数据库还不包括肺功能相关的信息。肺段切除术的

表3 无复发生存期和总生存期的多因素分析

变量	HR（95% CI）	P值
无复发生存期的多因素分析		
年龄	1.04（1.01~1.07）	0.011
性别		
男性 *vs.* 女性	1.20（0.74~1.93）	0.46
肿瘤大小（cm）	1.36（0.86~2.14）	0.19
SUVmax	1.17（1.09~1.25）	<0.001
术式		
肺叶切除术 *vs.* 肺段切除术	0.72（0.34~1.52）	0.39
总生存期的多因素分析		
年龄	1.05（1.01~1.09）	0.0082
性别		
男性 *vs.* 女性	1.10（0.49~1.70）	0.78
肿瘤大小（cm）	1.23（0.67~2.26）	0.50
SUVmax	1.13（1.04~1.24）	0.0068
术式		
肺叶切除术 *vs.* 肺段切除术	0.68（0.25~1.82）	0.44

HR，风险比；CI，置信区间。

表4 肺叶切除术和肺段切除术患者临床因素和病理因素的倾向得分匹配

变量	肺叶切除术（*n*=100）	肺段切除术（*n*=100）	P值
临床因素			
年龄/岁	63（33-82）	66（32-89）	0.030
性别/[例（%）]			
男性	46（46）	50（50）	0.67
肿瘤大小/cm	1.6（0.7-3.0）	1.6（0.6-3.0）	0.28
SUVmax	1.2（0-8.7）	1.2（0-9.8）	0.047
患侧位/[例（%）]			0.27
右侧	62（62）	53（53）	0.27
肺叶/[例（%）]			0.10
上	62（62）	50（50）	
下	38（38）	50（50）	
病理因素/[例（%）]			
淋巴浸润	11（11）	7（7）	0.445
血管浸润	9（9）	9（9）	1.0
胸膜浸润	10（10）	7（7）	0.61
淋巴结转移	7（7）	3（3）	0.34

主要优点是保护肺功能，多项研究[5,17-18]表明肺段切除术比肺叶切除术具有更佳的肺功能保护优势。

之前进行的大多数研究[4-6]关于比较肺段切除术和肺叶切除术是针对肿瘤≤2 cm的T1N0M0期NSCLC患者。然而，本研究纳入的肿瘤大小为2~3 cm的T1b期患者。如果根据HRCT和FDG-PET/CT检查进行选择，T1b期肺腺癌患者具有足够的手术切缘，可进行亚肺叶切除术[12]。

应密切关注正在美国（CALGB-140503）和日本（JCOG0802/WJOG4607L）进行的根治性肺段切除术的多中心Ⅲ期临床试验。在日本进行的研究其主要终点是OS（美国为无疾病生存期），不允许将楔形切除术归类为亚肺叶切除术，因为其与根治性肺段切除术不同。该研究[19]旨在对比T1N0M0期NSCLC（≤2 cm）患者进行肺叶切除术和肺段切除术的疗效，不包括影像学表现的微浸润肿瘤，如HRCT检查发现的肺部磨玻璃影（ground glass opacity，GGO）占主要成分的肿瘤[20]，因此相比肺叶切除术，肺段切除术可显示真正的治疗效果。相比肺叶切除术或楔形切除术，肺段切除术的临床要求更高，如果出现技术性失误，会导致临床试验结果不准确，例如手术切缘部位肿瘤复发或肺功能过度丧失，这也是值得关注的问题。外科医生必须避免边缘部位的切除失误，并尽可能留有足够的邻近肺段，以最大限度地提高术后肺功能。

当前，对根治性肺段切除术的理解可概括如下。首先，肺段切除术的适应证仅限于直径≤3 cm的T1肿瘤，特别是T1b肿瘤[21-23]，需要考虑HRCT和PET-CT检查结果。如果术中确认淋巴结受累或无法留有足够的切缘时，须将肺段切除术变更为肺叶切除术联合系统性淋巴结清扫术。其次，应分别讨论采用根治（意向性）或姑息性肺段切除术治疗的适应证。前者适用于可耐受肺叶切除术的低风险患者。再次，由于肺段切除术可以在肺门处行淋巴结切除，所以在肿瘤学方面相比楔形切除术更有价值。因此，在选择术中是否变更为肺叶切除术时，应考虑精确的肿瘤分期及足够的手术切缘所带来的较低的局部复发率。因此，治疗肺癌时，肺段切除术应区别于亚肺叶切除术类别中的楔形切除术。随着影像学的发展，越来越多的小病灶NSCLC被发现，肺段切除术作为一种主要的手术方法，外科医生必须熟练掌握。

声明

本文作者宣称无任何利益冲突。

参考文献

[1] Ginsberg RJ, Rubinstein LV. Randomized trial of lobectomy versus limited resection for T1 N0 non-small cell lung cancer. Lung Cancer Study Group. Ann Thorac Surg, 1995, 60: 615-622.

[2] Whitson BA, Groth SS, Andrade RS, et al. Survival after lobectomy versus segmentectomy for stage I non-small cell lung cancer: a population-based analysis. Ann Thorac Surg, 2011, 92: 1943-1950.

[3] Jensik RJ, Faber LP, Milloy FJ, et al. Segmental resection for lung cancer. A fifteen-year experience. J Thorac Cardiovasc Surg, 1973, 66: 563-572.

[4] Okada M, Yoshikawa K, Hatta T, et al. Is segmentectomy with lymph node assessment an alternative to lobectomy for non-small cell lung cancer of 2 cm or smaller? Ann Thorac Surg, 2001, 71: 956-960.

[5] Yoshikawa K, Tsubota N, Kodama K, et al. Prospective study of extended segmentectomy for small lung tumors: the final report. Ann Thorac Surg, 2002, 73: 1055-1058.

[6] Okada M, Koike T, Higashiyama M, et al. Radical sublobar resection for small-sized non-small cell lung cancer: a multicenter study. J Thorac Cardiovasc Surg, 2006, 132: 769-775.

[7] Okada M, Tsutani Y, Ikeda T, et al. Radical hybrid video-assisted thoracic segmentectomy: long-term results of minimally invasive anatomical sublobar resection for treating lung cancer. Interact Cardiovasc Thorac Surg, 2012, 14: 5-11.

[8] Tsutani Y, Miyata Y, Nakayama H, et al. Oncologic outcomes of segmentectomy compared with lobectomy for clinical stage IA lung adenocarcinoma: propensity score-matched analysis in a multicenter study. J Thorac Cardiovasc Surg, 2013, 146: 358-364.

[9] Goldstraw P, Crowley J, Chansky K, et al. The IASLC Lung Cancer Staging Project: proposals for the revision of the TNM stage groupings in the forthcoming (seventh) edition of the TNM Classification of malignant tumours. J Thorac Oncol, 2007, 2: 706-714.

[10] Mawlawi O, Podoloff DA, Kohlmyer S, et al. Performance characteristics of a newly developed PET/CT scanner using NEMA standards in 2D and 3D modes. J Nucl Med, 2004, 45: 1734-1742.

[11] Tsutani Y, Miyata Y, Nakayama H, et al. Prognostic significance of using solid versus whole tumor size on high-resolution computed tomography for predicting pathologic malignant grade of tumors in clinical stage IA lung adenocarcinoma: a multicenter study. J Thorac Cardiovasc Surg, 2012, 143: 607-612.

[12] Tsutani Y, Miyata Y, Nakayama H, et al. Prediction of pathologic node-negative clinical stage IA lung adenocarcinoma for optimal candidates undergoing sublobar resection. J Thorac Cardiovasc Surg, 2012, 144: 1365-1371.

[13] Nakayama H, Okumura S, Daisaki H, et al. Value of integrated positron emission tomography revised using a phantom study to evaluate malignancy grade of lung adenocarcinoma: a multicenter study. Cancer, 2010, 116: 3170-3177.

[14] Okada M, Nakayama H, Okumura S, et al. Multicenter analysis of high-resolution computed tomography and positron emission tomography/computed tomography findings to choose therapeutic strategies for clinical stage IA lung adenocarcinoma. J Thorac Cardiovasc Surg, 2011, 141: 1384-1391.

[15] Okada M, Tauchi S, Iwanaga K, et al. Associations among bronchioloalveolar carcinoma components, positron emission tomographic and computed tomographic findings, and malignant behavior in small lung adenocarcinomas. J Thorac Cardiovasc Surg, 2007, 133: 1448-1454.

[16] Tsutani Y, Miyata Y, Misumi K, et al. Difference in prognostic significance of maximum standardized uptake value on [18F]-fluoro-2-deoxyglucose positron emission tomography between adenocarcinoma and squamous cell carcinoma of the lung. Jpn J Clin Oncol, 2011, 41: 890-896.

[17] Keenan RJ, Landreneau RJ, Maley RH Jr, et al. Segmental resection spares pulmonary function in patients with stage I lung cancer. Ann Thorac Surg, 2004, 78: 228-233.

[18] Harada H, Okada M, Sakamoto T, et al. Functional advantage after radical segmentectomy versus lobectomy for lung cancer. Ann Thorac Surg, 2005, 80: 2041-2045.

[19] Nakamura K, Saji H, Nakajima R, et al. A phase III randomized trial of lobectomy versus limited resection for small-sized peripheral non-small cell lung cancer (JCOG0802/WJOG4607L). Jpn J Clin Oncol, 2010, 40: 271-274.

[20] Tsutani Y, Miyata Y, Yamanaka T, et al. Solid tumors versus mixed tumors with a ground-glass opacity component in patients with clinical stage IA lung adenocarcinoma: prognostic comparison using high-resolution computed tomography findings. J Thorac Cardiovasc Surg, 2013, 146: 17-23.

[21] Tsutani Y, Miyata Y, Mimae T, et al. The prognostic role of pathologic invasive component size, excluding lepidic growth, in stage I lung adenocarcinoma. J Thorac Cardiovasc Surg, 2013, 146: 580-585.

[22] Tsutani Y, Miyata Y, Nakayama H, et al. Appropriate sublobar resection choice for ground glass opacity-dominant clinical stage IA lung adenocarcinoma: wedge resection or segmentectomy. Chest, 2014, 145: 66-71.

[23] Tsutani Y, Miyata Y, Nakayama H, et al. Solid tumor size on high-resolution computed tomography and maximum standardized uptake on positron emission tomography for new clinical T descriptors with T1 lung adenocarcinoma. Ann Oncol, 2013, 24: 2376-2381.

Cite this article as: Okada M, Mimae T, Tsutani Y, Nakayama H, Okumura S, Yoshimura M, Miyata Y. Segmentectomy versus lobectomy for clinical stage IA lung adenocarcinoma. Ann Cardiothorac Surg, 2014, 3(2):153-159. doi: 10.3978/j.issn.2225-319X.2014.02.10

译者：史晓舜，南方医科大学南方医院胸外科
审校：王连，浙江大学附属第二医院胸外科

第三章　肺段切除术在肺转移癌中的地位

Mark F. Berry

Department of Surgery, Division of Thoracic Surgery, Duke University Medical Center, Durham, North Carolina, USA
Correspondence to: Mark F. Berry, MD. DUMC Box 3652, Department of Surgery, Duke University Medical Center, Durham, North Carolina, USA. Email: mark.berry@duke.edu.

摘要：目前尚无随机试验证明肺转移灶切除术比非手术治疗更有效，但对于一些原发癌，特别是结直肠癌和肉瘤，肺转移灶切除术的作用被广泛接受。肺转移灶切除术的原则之一就是将所有病灶切除。与原发性肺癌手术治疗的主要技术区别在于转移性疾病的治疗经常需要切除多部位甚至双侧病变。另外，由于转移癌的性质，外科医生和患者必须考虑用再次手术来治疗术后重新发生的异时性病变。所以，外科医生必须确保完全切除病变组织且边缘无瘤，但也要有意识地尽可能减小功能性肺组织的切除，以保证目前和将来病变可被切除的同时给患者保留足够的肺功能。肺段切除不常用在肺转移灶切除术中，但其可在不适合楔形切除而又不需要做肺叶切除的病变中起到作用。肺段切除是可以在保证完整切除病变的同时又尽可能减少肺功能损伤的重要手段。和开胸手术方式相比，利用胸腔镜微创手术行肺段切除术有更低的短期并发症发生率。尽管微创手术限制了手工触诊从而使得小病变的潜在切除部位不能通过预切除成像确定，但目前的文献仍不推荐通过开胸手术实施此操作。

关键词：转移灶切除术；肿瘤转移；肺外科手术；胸腔镜；开胸手术

View this article at: http://www.annalscts.com/article/view/3585/4456

1　引言

肺脏是许多恶性肿瘤最常见的转移部位。一些病变因肺炎、咳嗽、咯血或疼痛等症状而被发现，但更多病变无症状而是通过常规分期或影像学随访而被发现[1]。肺转移灶是典型的圆形结节，有2/3的病例肺转移灶位于肺外周带[2]。和肺癌筛查相比，既往有癌症病史的患者行CT扫描检查不会出现高假阳性率[3]。大于1 cm的新病灶在排除感染后很可能提示是疾病的恶性进展。

尽管很多恶性肿瘤可以转移到肺，但最常见的需要考虑行肺切除术的转移瘤是上皮癌、肉瘤、黑色素瘤和生殖细胞肿瘤。有报道行肺转移切除术的上皮恶性肿瘤包括胃肠癌、乳腺癌、膀胱上皮癌、妇科癌症、头颈部癌和胸腺癌。在目前的实践中，肉瘤和结直肠癌肺转移的患者最常行转移病灶切除术[4]。

2　肺转移灶切除术的支持证据

目前还没有开展关于肺转移灶切除术对比非手术治疗在提高患者生存率方面的随机对照研究[4]。目前，给患者提供肺转移灶切除术是基于对术后可观察到的长期生存时间，而对肺转移患者仅实施系统治疗，其长期生存率不尽如人意[2]。支持肺转移切除术的资料包括已注册的数据和非对照的回顾性研究。这些研究显示肺转移切除术后患者有良好的生存率，但存在选择性偏倚这样的固有局限性，因为这些研究纳入的患者本就定义为可潜在切除的病灶，从而其转移灶数量可能有限。因此这些患者的预后很可能比有更广泛转移的Ⅳ期患者会更好，而且他们即使不行肺转移切除术也可能会有较长的生存期[5-6]。

尽管缺乏随机数据，许多研究仍记录了肺转移灶切除术后患者合理的生存期。肺转移国际注册协会做了一项研究，从北美和欧洲18个研究机构中选择5 206例在1991—1995年行肺转移灶切除术的患者，有4 572（88%）例病灶完全切除[7]。这个队列中行完全转移灶切除术患者的5年生存率是36%，10年生存率是26%，15年生存率是22%。意大利米兰欧洲肿瘤研究院做了一项单中心研究，该研究纳入1998—2008年期间490例广泛分布的原发癌行完全切除术患者，其5年生存率为46%[8]。另一个多中心的回顾性研究显示，在1998—2007年的378例行肺切除术结直肠癌转移患者，其3年总生存率为78%[9]。97例因转移性肉瘤行肺切除术的患者5年生存率为50%[10]。

与提高肺转移灶切除术后患者生存率相关的因素也有所报道。肺转移国际注册协会做的5 206例患者分析表明：那些仅有少量的肺转移灶且原发癌转移至肺的间隔时间越长，这类患者在肺转移灶切除术后生存率最好[7]。通过对意大利米兰欧洲肿瘤研究院的490例肺转移患者进行分析，发现手术切除的完整性、既往病史及无病区间>36个月都可使术后生存率提高[8]。在这个队列中，预后最好的是生殖细胞瘤患者，次者是上皮肿瘤患者，肉瘤和黑色素瘤患者预后最差。一项纳入378例大肠癌患者的研究[9]表明：<65岁、女性、原发癌从确诊到转移时间不到1年、有超过3个转移灶都预示着疾病的复发。

目前一项调查结直肠癌转移灶切除术的随机试验正在进行中[4]。在这个试验结果出来之前，所有的治疗手段都是基于回顾性研究得到的数据。进行手术切除肺转移灶涉及多个学科，应该由外科医生和肿瘤科专家共同完成[1]。防止预后不良患者的短期和长期并发症很关键，因为在这种情况下手术切除的益处并没有明确。

3 肺转移切除术的标准和目标

目前已有几个标准来确定肺转移灶切除术是否合理[1-2]：首先，原发癌必须得到控制或者看起来可控。其次，完全切除肺转移灶确实可行且预期患者能够耐受手术。最后，确实没有比切除更好的其他治疗手段[2]。

为了彻底切除肺转移灶，外科医生经常需要为多部位甚至是双侧病灶的切除制订计划。在一个有癌症病史的患者身上，如果CT扫描发现一新病变>1 cm，且临床症状不像感染，那么很可能说明这位患者疾病在恶化，外科医生须在转移灶切除术中找到并切除所有可疑病变[3]。他们在手术治疗转移性肺癌与原发性肺癌两者上是有所不同的，因为既要考虑到转移性肺癌中多病变部位的切除，也要考虑到患者将来或许需要再次手术切除其他异时性病变。另外，手术治疗原发性肺癌通常需要解剖性切除，一是为了分期，二是为了使局部复发的机会最小化。相比之下，转移灶的手术治疗只需要完整切除每个病变，边缘无瘤即可[11]。所以在进行肺转移灶切除术时，手术医生必须完整切除所有病变，边缘无瘤，但也要尽可能减小功能性肺组织的切除，以保证当前和将来的病变可被切除而患者还有足够的肺功能。最后，病灶的大小和部位、患者的身体状态决定着外科手术治疗方法的选择[2]。

4 肺转移灶段切除术

肺转移灶切除术需要切除所有手术前影像学上确定的和手术时发现的病变，同时要尽量保留足够多的正常肺组织[1]。相比楔形切除，转移性疾病的解剖性肺切除不改善存活率，这与上述的原发性肺癌相反[11]。因为大多数肺转移灶位于肺外周，故常常只需要行楔形肺切除即可。只有在楔形切除不能完全切除时，才有手术指征行解剖性肺叶切除术[2]。为使位于中央部位的转移灶完全切除，有时需要更广泛的外科手术，比如肺叶切除术和全肺切除术。这些更广泛的外科切除可能需要做特殊说明，并且让更多患者有最佳的长期生存机会。但是，选择前需要慎重考虑，因为癌细胞可能会转移至留下的肺组织，这些肺组织已不能被切除。

经仔细考虑后，那些无法通过楔形切除术移除的病灶首先应选择肺段切除术。正如上文讨论的，肺转移灶切除术必须达到既完全切除病灶又保留足够多功能性肺组织的双重目标。经历过完全切除转移病灶手术的患者的肺功能会明显下降。在117例行各种切除术的患者中，术后3个月FEV1占预测值的百分比比术前平均下降10.8%，CO弥散量占预测值的百分比则下降9.7%[12]。术后化疗和双侧手术是预测肺功能下降的因素。相比肺叶切除术，肺段切除术能更好地保留患者肺功能，那些因为位于中央部位而不需要行肺叶切除术的病灶可以考虑和探索用这种手术来切除[13-14]。

减少转移灶切除术中肺组织切除量对于保留足够的功能性肺组织也很重要，因为这能让患者在发生异时性病变（这是再行转移灶切除术的指征）时可以进行附加的切除术。肺转移国际注册协会的报告[7]指出，5 206例患者中有20%行2次切除术，有5%的患者经历过3次甚至更多。另外，减少切除范围也可能提高围手术期结果。该报告还指出亚肺叶切除术的死亡率为0.6%，肺叶及双肺叶切除术的死亡率为1.2%，全肺切除术的死亡率为3.6%[7]。缺乏明确的证据来证实手术切除能带来生存获益以及患者总体的不良预后，这使得减少手术死亡率及其对肺功能的后续影响更加关键。

总体来说，肺段切除术可以安全地进行，并发症发生率和死亡率都在可接受的范围内。在785例行解剖性肺段切除术的患者中，术后30 d的死亡率为1.1%，总体并发症发生率为34.9%。其中41例行转移病灶的切除。主要并发症发生率为9.3%。这41例行转移病灶肺段切除术的患者中有2例（4.9%）出现局部复发[15]。在另一项针对77例肺段切除术的患者的研究中，30例患者因转移性病灶而行手术切除。其中死亡率为2.6%（2例死亡），并发症发生率为32.5%[16]。最常见的并发症是房性心律失常（10例，13%）、肺部并发症（9例，12%）及长时间漏气（7例，9%）。这些病例所行的均是常见的肺段切除术，包括上段切除术、基底段切除术、舌段切除术和固有段切除术。另外，也有报道右上肺叶或右中肺叶单个肺段的切除术（图1）。

解剖性段切除术在肺转移癌中并不常用，在许多相对大型研究中占所有切除术的3%~23%[7-9,17-19]。表1总结了在这些研究中肺段切除术的应用情况，随着时间推移，肺段切除术的应用在增加，这反映了在这种疾病进程中对于保留肺组织重要性的认识在不断增加；对于不能行楔形肺切除术的患者，外科医生应考虑实施肺段切除术；如果医生或医院无法实施肺段切除术，那么应将患者转诊到能实施这项手术的医院，以保证患者在接受肺转移灶切除术时能得到最好的治疗。

5　微创方法的使用

电视辅助胸腔镜手术（video-assisted thoracic surgery，VATS）这一微创技术是否适用于肺转移病灶的切除目前还有争议。因为在VATS时下肺的触诊受到限制，VATS对肺结节的鉴定很大程度上依赖于术前CT扫描和肉眼可视肺周病变的能力。然而，术前CT扫描成像常常低估了肺结节存在的数量[1,20]。在16%~46%的患者身上会出现CT图像上未检测到但在术中肺探查时发现转移病灶的情况[3,21-24]。经胸腔镜切除所有CT所见的病灶，但随后的开胸探查仍能发现遗漏的转移病灶，这种情况发生在29%~56%的患者身上[25-26]。尽管CT扫描技术在不断进步，可以减少遗漏的转移病灶的数量，但是很多外科医生认为开胸手术时能够触诊到肺组织很重要，所以无法触诊的VATS方法不是理想选择[3]。事实上，欧洲胸外科医师学会（ESTS）实践模

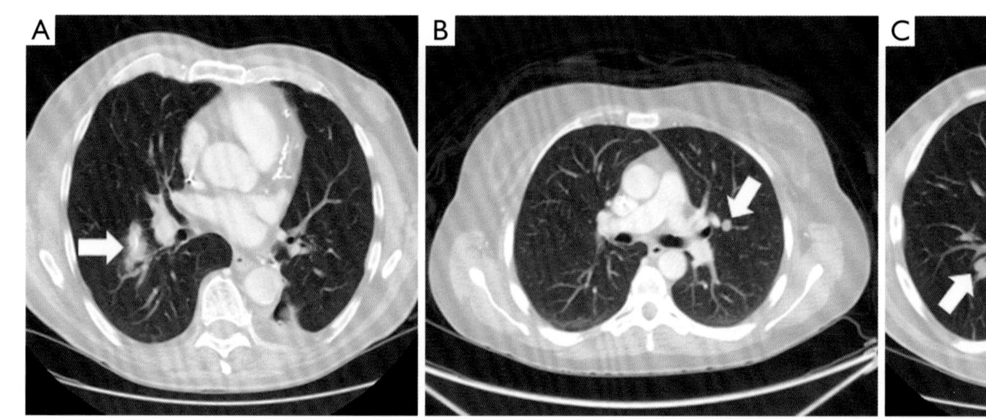

图1　进行段切除术切除肺转移癌患者的CT扫描图片

（A）右上肺段切除术切除结直肠转移癌（箭头所指处）；（B）舌保留左上肺叶切除术切除结直肠转移癌（箭头所指）；（C）右基底段切除术切除头颈鳞状细胞癌转移灶。

表1 肺段切除术应用于肺转移癌切除的大型系列研究

作者	研究年限	转移灶来源	手术数	肺段切除术/[例（%）]
Welter等[12]	2008—2010	多源	117	27（23）
Casiraghi等[8]	1998—2008	多源	708	58（12）
Onaitis等[9]	1998—2007	大肠癌	378	25（7）
Rena等[17]	1980—2000	大肠癌	98	9（9）
Pastorino等[7]	1991—1995	多源	5 206	449（9）
Stewart等[18]	1969—1989	多源	69	2（3）
Venn等[19]	1980—1987	多源	156	4（3）

式的肺转移灶方法学调查研究[27]表明，65%的外科医生认为在充分切除转移病灶切除术中触诊是必要的。

然而，通过开胸手术行肺触诊而不是依赖于影像学来指导切除的支撑数据级别较低[3]。虽然很多严格设计的非随机研究一致显示没有触诊就会遗漏结节，但这些研究并没有说明这些被遗漏的、没有切除掉的小结节会影响患者生存。许多研究[28-30]虽限于样本量偏小，但也没有显示肺转移灶开胸手术切除会比VATS有更好的生存率。就目前数据所作的1篇综述表明胸腔镜手术和开胸手术之间生存率没有区别。这篇综述被指出局限性在于纳入的非随机回顾性研究没有将其潜在的混杂因素做充分的校对[31]。两项研究[28-29]表明胸腔镜切除肺转移灶能提高短期结果，包括缩短住院时间、缩短肺引流时间和减少围手术期并发症。因此，虽然微创技术限制了触诊而且术前影像学检查也会漏掉潜在需要切除的病灶，但是只要有详尽的随诊计划以保证新发现的结节能够被再次切除，那么依靠影像通过VATS来切除病灶的方法就可认为是合理的[3]。

如果计划用肺段切除术切除转移病灶，那么应该考虑用VATS途径。比起开胸手术，利用胸腔镜行肺段切除术的微创手术其短期并发症发生率会更低[16,32]。VATS比开胸手术的并发症更少、住院时间更短，是一种安全的方法，且可用于所有的肺段切除术[15-16]。有报道[15-16]经VATS途径转为开胸段切除术比率为0%~6.4%，最常见原因是VATS暴露视野不足、肺门纤维化和出血。在一系列研究中，785例肺段切除术患者中有468例是用VATS途径，其30 d死亡率为1.1%[15]。在两个较小型的胸腔镜肺段切除术报道中没有围手术期死亡[16,32]。表2总结了应用VATS进行肺段切除术的一些研究。

6 总结

尽管还没有随机试验来证明肺转移灶切除术比非手术治疗更有效，但其在某些原发癌特别是结直肠癌和肉瘤的治疗中被广为接受。切除肺转移灶的患者有良好的长期生存率，而只接受系统治疗的肺转移癌患者的长期生存率则并不理想。由于证实了转移病灶的切除有很好的预后意义，故外科医生必须在完全切除病灶的同时尽量减少正常肺组织的切除。这样，患者不仅可以耐受所有同时病灶的切除手术，还可以耐受异时病灶的再切除手术。肺段切除在肺转移灶的切除中并不常用，但在因病灶的大小或者位置原因而无法

表2 包括VATS 在内的肺段切除术结果

作者	研究年限	病例数	VATS术式	死亡率	并发症发生率
Atkins等[16]	2000—2006	77	48	总体，2.6%；经VATS，0%	经VATS途径并发症发生率：房性心律失常为15%，肺病为10%，漏气为10%
Leshnower等[32]	2002—2009	41	15	总体，4.8%；经VATS，0%	经VATS途径没有发病
Schuchert等[15]	2002—2010	785	468	总体1.1%	总体并发症发生率：房性心律失常为6.5%，呼吸衰竭为5.5%，肺炎为4.5%，漏气为3.8%

行楔形切除时，应首先考虑肺段切除。避免肺叶甚至更多部位的切除有利于更好地保留患者的肺功能，且可能让患者在必要时能耐受更多病灶的切除。虽然微创技术因不能触诊而限制了对术前影像学中没有识别出的微小病灶的切除，目前文献仍不建议必须通过开胸进行这些手术。利用VATS行肺段切除会降低围手术期并发症发生率。然而，既然无法触诊，就必须做好详细的随访监测影像学的计划，以便在出现任何新的病变时可以考虑再次切除病灶。

致谢

Berry博士获得来自美国国立卫生研究院（NIH）对心胸外科试验的资助。

声明

本文作者宣称无任何利益冲突。

参考文献

[1] Rusch VW. Pulmonary metastasectomy. Current indications. Chest, 1995, 107: 322S-331S.

[2] Ripley RT, Downey RJ. Pulmonary metastasectomy. J Surg Oncol, 2014, 109: 42-46.

[3] Detterbeck FC, Grodzki T, Gleeson F, et al. Imaging requirements in the practice of pulmonary metastasectomy. J Thorac Oncol, 2010, 5: S134-S139.

[4] Treasure T, Milosevic M, Fiorentino F, et al. Pulmonary metastasectomy: what is the practice and where is the evidence for effectiveness? Thorax, 2014. [Epub ahead of print].

[5] Treasure T, Fiorentino F, Scarci M, et al. Pulmonary metastasectomy for sarcoma: a systematic review of reported outcomes in the context of Thames Cancer Registry data. BMJ Open, 2012, 2: e001736.

[6] Aberg T, Malmberg KA, Nilsson B, et al. The effect of metastasectomy: fact or fiction? Ann Thorac Surg, 1980, 30: 378-384.

[7] Long-term results of lung metastasectomy: prognostic analyses based on 5206 cases. The International Registry of Lung Metastases. J Thorac Cardiovasc Surg, 1997, 113: 37-49.

[8] Casiraghi M, De Pas T, Maisonneuve P, et al. A 10-year single-center experience on 708 lung metastasectomies: the evidence of the "international registry of lung metastases". J Thorac Oncol, 2011, 6: 1373-1378.

[9] Onaitis MW, Petersen RP, Haney JC, et al. Prognostic factors for recurrence after pulmonary resection of colorectal cancer metastases. Ann Thorac Surg, 2009, 87: 1684-1688.

[10] Kim S, Ott HC, Wright CD, et al. Pulmonary resection of metastatic sarcoma: prognostic factors associated with improved outcomes. Ann Thorac Surg, 2011, 92: 1780-1786; discussion, 1786-1787.

[11] Lo Faso F, Solaini L, Lembo R, et al. Thoracoscopic lung metastasectomies: a 10-year, single-center experience. Surg Endosc, 2013, 27: 1938-1944.

[12] Welter S, Cheufou D, Ketscher C, et al. Risk factors for impaired lung function after pulmonary metastasectomy: a prospective observational study of 117 cases. Eur J Cardiothorac Surg, 2012, 42: e22-e27.

[13] Keenan RJ, Landreneau RJ, Maley RH Jr, et al. Segmental resection spares pulmonary function in patients with stage I lung cancer. Ann Thorac Surg, 2004, 78: 228-233.

[14] Harada H, Okada M, Sakamoto T, et al. Functional advantage after radical segmentectomy versus lobectomy for lung cancer. Ann Thorac Surg, 2005, 80: 2041-2045.

[15] Schuchert MJ, Abbas G, Awais O, et al. Anatomic segmentectomy for the solitary pulmonary nodule and early-stage lung cancer. Ann Thorac Surg, 2012, 93: 1780-5; discussion 1786-7.

[16] Atkins BZ, Harpole DH Jr, Mangum JH, et al. Pulmonary segmentectomy by thoracotomy or thoracoscopy: reduced hospital length of stay with a minimally-invasive approach. Ann Thorac Surg, 2007, 84: 1107-1112.

[17] Rena O, Casadio C, Viano F, et al. Pulmonary resection for metastases from colorectal cancer: factors influencing prognosis. Twenty-year experience. Eur J Cardiothorac Surg, 2002, 21: 906-912.

[18] Stewart JR, Carey JA, Merrill WH, et al. Twenty years' experience with pulmonary metastasectomy. Am Surg, 1992, 58: 100-103.

[19] Venn GE, Sarin S, Goldstraw P. Survival following pulmonary metastasectomy. Eur J Cardiothorac Surg, 1989, 3: 105-109.

[20] McCormack PM, Ginsberg KB, Bains MS, et al. Accuracy of lung imaging in metastases with implications for the role of thoracoscopy. Ann Thorac Surg, 1993, 56: 863-865.

[21] Margaritora S, Porziella V, D'Andrilli A, et al. Pulmonary metastases: can accurate radiological evaluation avoid thoracotomic approach? Eur J Cardiothorac Surg, 2002, 21: 1111-1114.

[22] Parsons AM, Ennis EK, Yankaskas BC, et al. Helical computed tomography inaccuracy in the detection of pulmonary metastases: can it be improved? Ann Thorac Surg, 2007, 84: 1830-1836.

[23] Cerfolio RJ, Bryant AS, McCarty TP, et al. A prospective study to determine the incidence of non-imaged malignant

pulmonary nodules in patients who undergo metastasectomy by thoracotomy with lung palpation. Ann Thorac Surg, 2011, 91: 1696-700; discussion 1700-1.

[24] Ellis MC, Hessman CJ, Weerasinghe R, et al. Comparison of pulmonary nodule detection rates between preoperative CT imaging and intraoperative lung palpation. Am J Surg, 2011, 201: 619-622.

[25] Mutsaerts EL, Zoetmulder FA, Meijer S, et al. Outcome of thoracoscopic pulmonary metastasectomy evaluated by confirmatory thoracotomy. Ann Thorac Surg, 2001, 72: 230-233.

[26] McCormack PM, Bains MS, Begg CB, et al. Role of video-assisted thoracic surgery in the treatment of pulmonary metastases: results of a prospective trial. Ann Thorac Surg, 1996, 62: 213-216.

[27] Internullo E, Cassivi SD, Van Raemdonck D, et al. Pulmonary metastasectomy: a survey of current practice amongst members of the European Society of Thoracic Surgeons. J Thorac Oncol, 2008, 3: 1257-1266.

[28] Mutsaerts EL, Zoetmulder FA, Meijer S, et al. Long term survival of thoracoscopic metastasectomy vs metastasectomy by thoracotomy in patients with a solitary pulmonary lesion. Eur J Surg Oncol, 2002, 28: 864-868.

[29] Gossot D, Radu C, Girard P. Resection of pulmonary metastases from sarcoma: can some patients benefit from a less invasive approach? Ann Thorac Surg, 2009, 87: 238-243.

[30] Nakas A, Klimatsidas MN, Entwisle J, et al. Video-assisted versus open pulmonary metastasectomy: the surgeon's finger or the radiologist's eye? Eur J Cardiothorac Surg, 2009, 36: 469-474.

[31] Greenwood A, West D. Is a thoracotomy rather than thoracoscopic resection associated with improved survival after pulmonary metastasectomy? Interact Cardiovasc Thorac Surg, 2013, 17: 720-724.

[32] Leshnower BG, Miller DL, Fernandez FG, et al. Video-assisted thoracoscopic surgery segmentectomy: a safe and effective procedure. Ann Thorac Surg, 2010, 89: 1571-1576.

译者：欧阳振波，广东省第二人民医院妇产科
审校：冷雪峰，四川省肿瘤医院胸外科

Cite this article as: Berry MF. Role of segmentectomy for pulmonary metastases. Ann Cardiothorac Surg, 2014, 3(2):176-182. doi: 10.3978/j.issn.2225-319X.2014.02.08

第四章　肺段切除术中确定肺段解剖的技术

Hiroyuki Oizumi, Hirohisa Kato, Makoto Endoh, Takashi Inoue, Hikaru Watarai, Mitsuaki Sadahiro

Second Department of Surgery, Yamagata University Faculty of Medicine, Yamagata, Japan
Correspondence to: Hiroyuki Oizumi. Second Department of Surgery, Yamagata University Faculty of Medicine, Yamagata, Japan. Email: hohizumi@med.id.yamagata-u.ac.jp.

摘要：一般认为肺段切除术比肺叶切除术在技术上更为复杂。术前三维CT（3D-CT）血管成像能够评估肺动脉和肺静脉的分支情况，并保证足够的手术切缘。理解肺段间和肺段内静脉的解剖有助于精确离断肺实质。通过膨胀受影响的肺段可形成一条清晰的膨胀-萎缩线，能清楚地显示肺段的边界，已成为病灶较小肺癌的手术标准步骤。目前有许多建立肺段分界线的方法来进行精确的肺段切除。

关键词：肺段切除；胸腔镜；电视胸腔镜手术；三维计算机断层摄影；滑结；亚肺段切除

View this article at: http://www.annalscts.com/article/view/3507/4455

1　引言

近年来，随着CT技术的发展，肺小结节和非实质性肺癌的确诊率不断提高。据报道[1-3]，上述恶性肿瘤即使采取亚肺叶切除，其预后也令人满意。切除更少的肺组织自然会减少手术创伤，而且如果肿瘤位于肺外周的胸膜下，行简单的楔形切除即可。然而，楔形切除不适用于大多数原发性肺癌和位于肺实质深处的结节。在这种情况下，肺段切除的优势在于可以保证足够的手术切缘[4]。开胸手术切除肺肿瘤时可以通过直接触诊来确定肿瘤位置以确保足够的切缘。但在胸腔镜手术中，术者的手无法直接进入胸腔，因此详知解剖学结构至关重要。

2　解剖学肺段切除

在肺切除术中，肺叶解剖划分相对较简单，而肺段切除术则更为复杂。识别肺实质内相邻肺段的界限比较困难。另外，切除恶性肿瘤时，保证足够的手术切缘也很必要。开胸手术时可通过触诊来确保足够的切缘，且肿瘤的血管也可一并处理。胸腔镜手术时，因为术者的手无法进入胸腔，所以掌握相应的解剖学知识至关重要。

肺段以支气管为起始点向外周延伸。右肺有10个肺段（上叶3个，中叶2个，下叶5个），而左肺有8个肺段（上叶4个，下叶4个）。各肺段的形态、大小和血管分支各不相同，主要取决于其位置，且存在个体差异[5-7]。左肺上叶分为固有段和舌段，左右下叶则均可大致分为背段与基底段。这些肺段之间有时可以观察到肺裂，所以解剖结构相对简单、容易理解。胸腔镜肺段切除术通常基于上述解剖关系[8-9]。难点在于其他肺段的切除。精准确定手术切除范围非常重要[10-12]。针对胸腔镜手术，临床上衍生出许多无须触诊来确定手术范围的方法[13-15]。

在非解剖性肺段切除术中，肺实质只是在处理完肺门的肺动脉和支气管后就被大致切除。但这种方法并不足以完成所有肺段的切除。肺段支气管的下一级分支称为亚段支气管[16]。胸腔镜亚肺段切除的病例近期已有报道[17]。下面我们将探讨在解剖性肺段切除术中如何理解肺段的解剖结构。

3 理解血管结构

下叶背段的肺段动脉在肺门处从肺动脉主干发出，所以比较容易识别并游离。但有些肺段的动脉分支潜入肺实质中，往往需要保留近心端分支并离断其外周部分。此外，很多时候一个肺段有多支动脉分支，此时对比增强CT有助于仔细观察肺段动脉分支的走形，使手术顺利进行。肺段动脉和肺段支气管通常是伴行的，故离断肺段动脉后，可以很容易地在其周围组织中找到段支气管（支气管因缺乏弹性而明显有别于其他组织）。

近年来，随着多层螺旋CT（multi-detector CT，MDCT）技术的迅速发展，除了CT工作站，在个人计算机上进行三维（3D）重建已成为可能（图1）。我们可通过MDCT来分析患者的具体解剖结构，并可通过辨别其肺动脉和静脉走形来指导手术[13-15]。放射科医生或技师一般在CT工作站重建3D图像。因CT值不同，故肺动脉和肺静脉被区分和赋色，再将这些容积-再现图像整合到3D-CT血管成像中。上述过程生成的图像逼真但制作时间太长。胸外科医生十分熟悉肺的基本解剖结构，因此无须过于复杂的图像处理。如采取容积-再现的重建方法，只需短短7 min即可获得所需的简单图像（http://www.youtube.com/watch?v=tSO58k9Lja8）。

截取感兴趣区域后，术中可以将其放大、缩小或者旋转（图2）。该方法适用于任何肺段的胸腔镜肺段切除手术，我们在既往的报道中称之为MDCT导向的个体化肺段切除术（segmentectomy achieved by MDCT for use in respective anatomical interpretation，SAMURAI）（SAMURAI日文意为武士，审校者注）[15]。自2004年起，笔者实施了160例胸腔镜肺段切除术，包括20例亚肺段切除，电视辅助胸腔镜手术（video-assisted thoracoscopic surgery，VATS）的完成率为98%。由于平均随访时间只有3.5年，评价上述方法对病灶较小肺癌的手术治疗效果还为时过早。但患者的5年存活率为

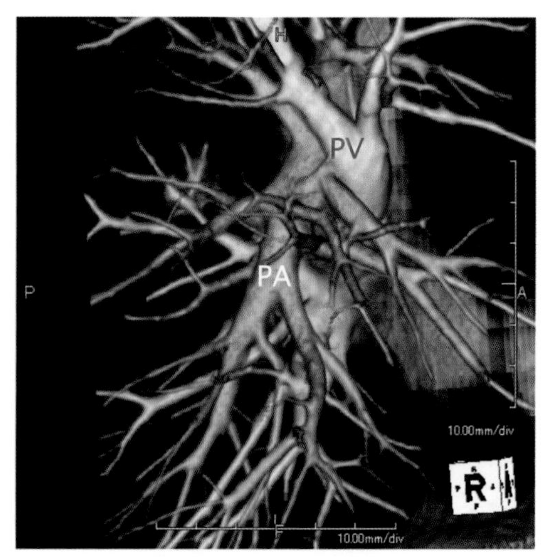

图1 3D-CT血管成像

PA，肺动脉；PV，肺静脉。

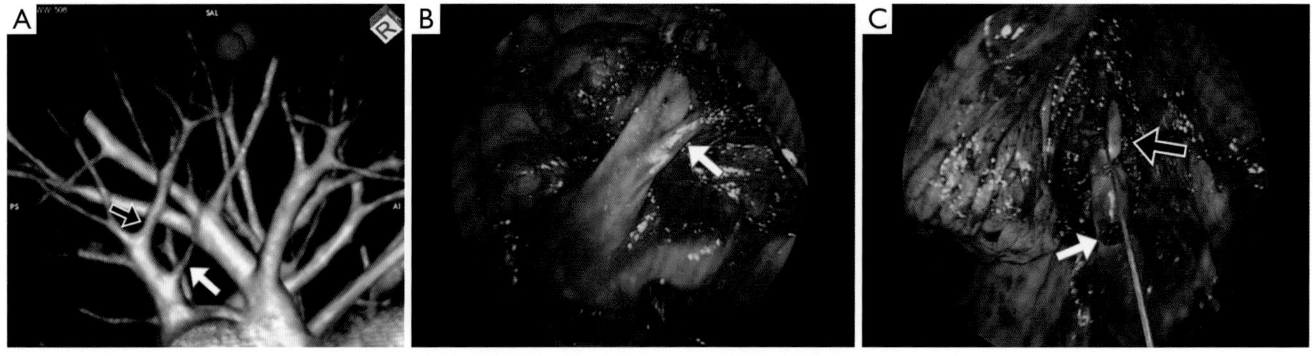

图2 左肺上叶S1+2a（左肺尖后段的尖段）切除

（A）3D-CT血管成像（红色部分为肿瘤）显示需要从左尖后段肺动脉上离断2支亚肺段动脉分支。白箭头指向亚肺段的第1分支；黑箭头指向亚肺段的第2分支。（B）术中所见。白箭头指向第1动脉分支。（C）术中所见。白箭头指向第1动脉分支的残端。黑箭头指向被深藏于肺实质的第2动脉分支。

100%，预后令人满意。

肺段内的肺静脉分支汇合成段间静脉再回到肺门。在肺段切除术中，掌握肺段间和段内肺静脉的解剖结构非常重要（图3）。沿着段间静脉离断肺实质后，就可以找到段内静脉。离断段内肺静脉后便能确定肺段之间的边界，并有助于肺段之间肺组织的分离[14-15]。上述过程类似于切开蛤的闭壳肌后就能轻易打开蛤壳。

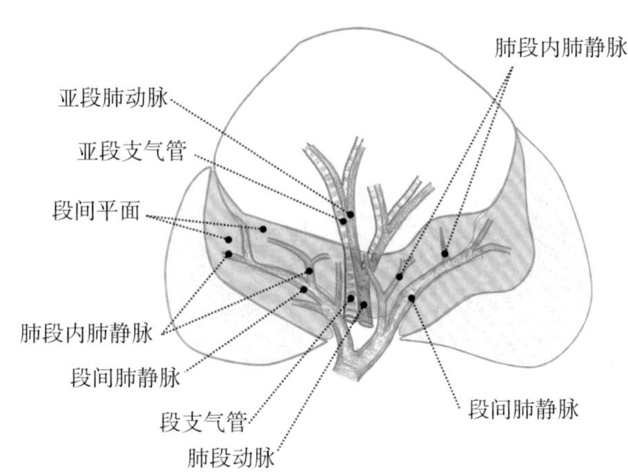

图3　肺段切除的模式图

离断段间平面时保留了段间静脉。目标肺段的段内静脉须被游离并离断。

4　手术切缘

采用SAMURAI方法，在确定肺段血管走形的同时也可确立手术切缘，从而决定手术切除范围。如果单个肺段切除难以保证足够的手术切缘，我们会切除相邻肺段来扩大切除范围。

Iwano等[18]提出，放射科医生可以在CT工作站上利用3D重建形成球形边界，以利于外科医生决定手术切除范围。该方案貌似合理，但重建过程复杂且耗时。虽然SAMURAI方法并不能创建最完美的球形边界，但胸外科医生自己就能够做到在术中实时评估手术切除范围[15]。

5　确定肺段间的分界

5.1　膨胀–萎陷线

肺段切除术的手术原则是游离并离断段支气管，并切除其相应的肺组织。传统的开胸肺段切除术通常首先离断段支气管使相应肺组织萎陷，再离断段间分界。就肺癌而言，实际上是通过直接触诊肿瘤的边界来保证切缘的。此外，Tsubota[19]认为对被切除肺段进行膨肺有助于确定外科切缘。Okada等[11]利用喷射呼吸机选择性地使被切除肺段膨胀，以显示肺段间的边界，他们认为该方法对确定肺段切除范围非常有效。保持被切除肺段的肺组织处于膨胀状态不仅能显示肺段间的界限，还能使被切除肺组织的形态和大小与实际生理状态下保持一致，这样可更精确地估计切除范围。因此，上述理念在肿瘤学上更具优势，在日本正逐渐成为标准方法。

确实，在胸腔镜或小开胸手术中，喷射呼吸机有助于使被切除肺段的肺组织保持膨胀状态。但该方法不仅需要喷射呼吸机，还需要医生利用气管镜作为引导。很多医疗单位在实际工作中也遇到了上述困难并提出一些改良措施。据报道[20]，利用蝶形针直接对拟切除的段支气管进行通气使其膨胀的方法很有效。但另有报道[21]称这种方法会导致空气栓塞，故操作时必须格外谨慎。

在离断亚肺段（第三级）的支气管分支时，我们无法将气管镜插入这些直径很小的支气管[16]。所以，当需要离断这些直径较小的支气管时，我们首先使被切除肺段的肺组织处于膨胀状态，再来结扎这些支气管以阻断相应肺组织的通气，使其保持膨胀。起初，通常是在膨肺后再用推结器来结扎被切除肺段的支气管。由于肺膨胀后视野操作空间受限，不可能立即结扎支气管，因此被切除的肺段肺组织会部分萎陷，并不能处于充分的膨胀状态。单丝（PROLENE，审校者注）滑结的构想源于以往报道的改良Roeder结，我们发现利用这种滑结能做到在膨肺的同时结扎支气管。膨肺时直接拉动滑结即可结扎支气管（http://www.youtube.com/watch?v=XH2jt7kL3mo），而且可以形成清晰的膨胀–萎陷线（图4）[22]。因为无须特别设备，且可以随时实施，故这种滑结方法值得推广。

5.2　段间肺静脉

如前所述，段间肺静脉是重要的解剖标志[15]。离断段间肺静脉分支和段内肺静脉有助于离断肺段的肺组织。若术中难以暴露位于肺实质深处的肺段动脉和支气管，可沿段间肺静脉逐步解剖游离肺实质，最终暴露目标支气管。比如，在下叶S9+S10（外后基地段，审校者注）或S10（后基地段，审校者注）肺段切除术中，由于支气管的位置很深，因此距离叶间裂较远。为此，我们设计了后路径入路的方法：首先沿着背段和基底段之间的静脉（V6）逐步离断肺实质，从后方暴露出支气管（http://www.youtube.com/watch?v=V2Rq92JB6vk）[23]。然后用上述方法即可形成膨胀-萎陷线。这种方法使S9和S10（两者曾被归类为最困难的肺段切除）的离断变得容易，并缩短手术时间。因此，膨胀-萎陷线的形成与段间肺静脉的离断对肺段切除均很重要。

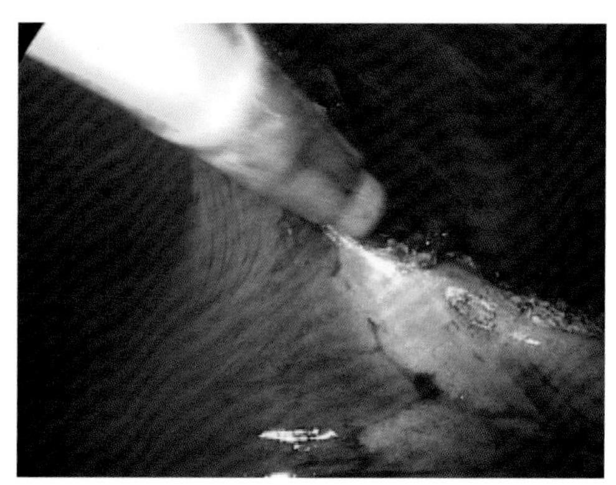

图4　利用滑结的方法制作出来的膨胀–萎陷线

5.3　其他技术

有学者[24-25]报道了用于确定肺段解剖结构的荧光方法：首先找到目标肺段的动脉，再将靛青绿注入其内。这种方法的前提是段支气管伴行于肺动脉。但有时血管的走形与支气管并不匹配，所以需要仔细阅读CT图像以决定处理哪一支肺段动脉。支气管内注入染料的方法也有报道[26]。尽管这种直接的方法很有前景，但需要通过气管镜注入染料，增加了术中操作步骤。这两种方法都需要特殊工具和额外的操作步骤，我们期待将来有更深入的报道来介绍其应用经验。

6　未来模拟：虚拟到现实

计算机技术正在快速发展。我们已能做到显示肺血管，以STL文件输出树枝状结构并用3D打印机制作3D实体模型。经过灭菌，模型可以被术者直接用于术中分析（图5）。3D打印机和耗材均价格昂贵，使制作模型的成本很高。与虚拟成像技术相比，3D打印尚不能广泛应用，如果将来能降低制作成本，其潜力很大。

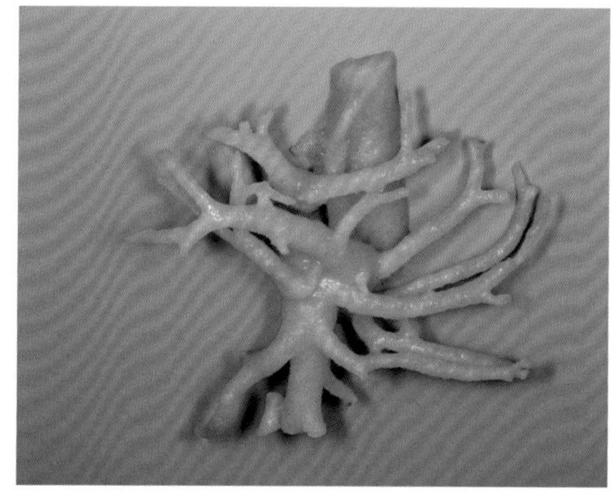

图5　根据计算机断层扫描数据用3D打印机制作的显示右上和右中叶肺动脉及静脉的实体模型

声明

本文作者宣称无任何利益冲突。

参考文献

[1]　Yoshida J, Nagai K, Yokose T, et al. Limited resection trial for pulmonary ground-glass opacity nodules: fifty-case experience. J Thorac Cardiovasc Surg, 2005, 129: 991-996.

[2]　Nakayama H, Yamada K, Saito H, et al. Sublobar resection for patients with peripheral small adenocarcinomas of the lung: surgical outcome is associated with features on computed tomographic imaging. Ann Thorac Surg, 2007, 84: 1675-1679.

[3]　Asamura H. Minimally invasive approach to early, peripheral adenocarcinoma with ground-glass opacity appearance. Ann Thorac Surg, 2008, 85: S701-S704.

[4]　Schuchert MJ, Pettiford BL, Keeley S, et al. Anatomic segmentectomy in the treatment of stage I non-small cell lung cancer. Ann Thorac Surg, 2007, 84: 926-932.

[5]　Boyden EA. A critique of the international nomenclature on bronchopulmonary segments. Dis Chest, 1953, 23: 266-269.

[6]　Yamashita H. eds. Roentgenologic Anatomy of the Lung[M]. New York: Igaku-Shoin, 1978.

[7]　Ramsay BH. The anatomic guide to the intersegmental plane. Surgery, 1949, 25: 533-538.

[8]　Houck WV, Fuller CB, McKenna RJ Jr. Video-assisted thoracic surgery upper lobe trisegmentectomy for early-stage left apical lung cancer. Ann Thorac Surg, 2004, 78: 1858-1860.

[9]　Shiraishi T, Shirakusa T, Iwasaki A, et al. Video-assisted thoracoscopic surgery (VATS) segmentectomy for small peripheral lung cancer tumors: intermediate results. Surg Endosc, 2004, 18: 1657-1662.

[10] Okada M, Sakamoto T, Yuki T, et al. Hybrid surgical approach of video-assisted minithoracotomy for lung cancer: significance of direct visualization on quality of surgery. Chest, 2005, 128: 2696-2701.

[11] Okada M, Mimura T, Ikegaki J, et al. A novel video-assisted anatomic segmentectomy technique: selective segmental inflation via bronchofiberoptic jet followed by cautery cutting. J Thorac Cardiovasc Surg, 2007, 133: 753-758.

[12] Nomori H, Mori T, Ikeda K, et al. Segmentectomy for selected cT1N0M0 non-small cell lung cancer: a prospective study at a single institute. J Thorac Cardiovasc Surg, 2012, 144: 87-93.

[13] Oizumi H, Kanauchi N, Kato H, et al. Total thoracoscopic pulmonary segmentectomy. Eur J Cardiothorac Surg, 2009, 36: 374-377.

[14] Oizumi H, Endoh M, Takeda S, et al. Anatomical lung segmentectomy simulated by computed tomographic angiography. Ann Thorac Surg, 2010, 90: 1382-1383.

[15] Oizumi H, Kanauchi N, Kato H, et al. Anatomic thoracoscopic pulmonary segmentectomy under 3-dimensional multidetector computed tomography simulation: a report of 52 consecutive cases. J Thorac Cardiovasc Surg, 2011, 141: 678-682.

[16] Oho K, Amemiya R. eds. Practical fiberoptic bronchoscopy[M]. Tokyo: Igaku-Shoin, 1980.

[17] Kato H, Oizumi H, Inoue T, et al. Port-access thoracoscopic anatomical lung subsegmentectomy. Interact Cardiovasc Thorac Surg, 2013, 16: 824-829.

[18] Iwano S, Yokoi K, Taniguchi T, et al. Planning of segmentectomy using three-dimensional computed tomography angiography with a virtual safety margin: technique and initial experience. Lung Cancer, 2013, 81: 410-415.

[19] Tsubota N. An improved method for distinguishing the intersegmental plane of the lung. Surg Today, 2000, 30: 963-964.

[20] Kamiyoshihara M, Kakegawa S, Ibe T, et al. Butterfly-needle video-assisted thoracoscopic segmentectomy: a retrospective review and technique in detail. Innovations (Phila), 2009, 4: 326-330.

[21] Otsuka T, Nakamura Y, Harada A, et al. Extremely rare but potential complication of diffuse brain edema due to air embolism during lung segmentectomy with selected segmental inflation technique by syringe needle during video-assisted thoracoscopic surgery. J Thorac Cardiovasc Surg, 2011, 142: e151-e152.

[22] Oizumi H, Kato H, Endoh M, et al. Slip knot bronchial ligation method for thoracoscopic lung segmentectomy. Ann Thorac Surg, 2014, 97: 1456-1458.

[23] Oizumi H, Kato H, Fukaya F, et al. A posterior approach for lateral posterior basal bisegmentectomy of the lower lobes. The Journal of the Japanese Association for Chest Surgery, 2011, 25: 235-237.

[24] Misaki N, Chang SS, Gotoh M, et al. A novel method for determining adjacent lung segments with infrared thoracoscopy. J Thorac Cardiovasc Surg, 2009, 138: 613-618.

[25] Misaki N, Chang SS, Igai H, et al. New clinically applicable method for visualizing adjacent lung segments using an infrared thoracoscopy system. J Thorac Cardiovasc Surg, 2010, 140: 752-756.

[26] Oh S, Suzuki K, Miyasaka Y, et al. New technique for lung segmentectomy using indocyanine green injection. Ann Thorac Surg, 2013, 95: 2188-2190.

译者：欧阳振波，广东省第二人民医院妇产科
审校：王连，浙江大学附属第二医院胸外科

Cite this article as: Oizumi H, Kato H, Endoh M, Inoue T, Watarai H, Sadahiro M. Techniques to define segmental anatomy during segmentectomy. Ann Cardiothorac Surg, 2014, 3(2):170-175. doi: 10.3978/j.issn.2225-319X.2014.02.03

点评

目前胸腔镜解剖性肺段切除术仍然是微创胸外科学的难点。本文初步介绍了肺段切除的解剖学结构，以及理解肺段解剖结构的重要性。值得一提的是，作者利用三维重建技术评估肺段血管走形和外科切缘，方法简单易行。另外，作者设计了一种滑结技术来结扎拟切除的支气管，借以精准确定手术切除范围。本文对初涉胸腔镜肺段切除术的胸外科医生具有借鉴意义。

——王连

第五章　胸腔镜肺段切除术治疗肺部转移性肿瘤

Kevin Phan[1], Tristan D. Yan[1,2]

[1]The Collaborative Research (CORE) Group, Macquarie University, Sydney, Australia; [2]Department of Cardiothoracic Surgery, Royal Prince Alfred Hospital, University of Sydney, Sydney, Australia

Correspondence to: Tristan D. Yan, MD, MS, PhD, FRACS, Professor of Cardiovascular and Thoracic Surgery, Macquarie University Hospital, Sydney, Australia; The Collaborative Research (CORE) Group, Macquarie University, 2 Technology Place, Sydney, Australia. Email: tristanyan@annalscts.com.

View this article at: http://www.annalscts.com/article/view/3587/4458

1　临床病史

我们的报道对象是1例孤立性结直肠癌肺转移的55岁患者。（视频观看网址：http://www.annalscts.com/article/view/3587/4458）。该患者已戒烟，肺功能接近正常，但PET和CT发现左肺舌段有一直径约2 cm的葡萄糖基高聚影。取得患者知情同意后，我们决定采用爱丁堡入路法进行胸腔镜下肺段切除术。术中分离和切除了该肺段的动脉、支气管和静脉，并清扫了局部区域性淋巴结。

2　手术方法

在腋前线第7肋间切开1个3 cm长的操作孔切口。在听诊三角区设计1个约1 cm大小的切口作为腔镜观察孔。沿腋后线第8肋间切开第3个1 cm长的切口。

第1步是确定位于斜裂的肺动脉。部分患者动脉可直接显现出来，但在大多数情况下，可使用“花生米”剥离覆盖肺动脉的肺组织，从而显露出动脉。如果肺裂不完整，可考虑采用先分离肺动脉后处理肺裂的方法。

用Covidien切割闭合器（紫钉）来离断斜裂的前端部分。采用爱丁堡入路法可在任何时间点清晰地看到器械的前端。这将大大提高手术的安全性。像“打开一本书那样”打开斜裂后，舌段动脉完全暴露，采用一45 mm长度的切割吻合器离断舌段动脉。向上牵拉左上肺叶，暴露粘连到舌段支气管旁的第11组淋巴结。同时前后钝性分离舌段支气管。用切割闭合器（45 mm紫钉）离断舌段支气管。

将整个左肺向后牵拉，露出前肺门，可显露舌段静脉和余上叶肺段静脉。钝性剥离这些组织，之后采用切割闭合器离断舌段静脉。最后，通过前方切口使用切割闭合器（紫钉）连续3次切割，分离舌段（S4+5）和固有段（S1+2+3）肺组织。为避免癌细胞污染伤口，应将切除组织放入标本袋后小心地从胸腔取出。

3　评论

就肺癌切除和肺良性肿瘤手术而言，目前已公认电视辅助胸腔镜手术（video-assisted thoracic surgery，VATS）能够完全替代开胸手术。与开胸手术相比，微创治疗在术后早期具有较多的益处，包括减少疼痛、改善肺功能、缩短住院时间、提高美容效果、降低胸部感染的风险[1]。胸腔镜肺叶切除术的长期效果与开胸手术相近，但是创伤更小，因此，可以较早期地开始术后辅助化疗。

我们认为VATS爱丁堡后入路方式适用于所有周围型肺癌（直径≤7 cm）和部分良性肿瘤。这种手术方式理念完全符合由全球50名微创胸外科医生制定的“胸腔镜肺叶切除术共识声明”[2]。VATS技术还可用于包括中央型或胸壁浸润在内的中晚期肺癌以及全肺切除术。然而，基于当前“尽可能保留正常肺组织”的手术理念，全肺切除术仅仅用于无法进行支气管或血管重建的患者。

在我们看来，爱丁堡入路的主要优点是能够充分显露后肺门的解剖结构，有助于离断气管和主要的肺动脉分支。采用爱丁堡入路时，手术器械的前端朝向主刀医师，可视性很好，这就提高了手术的安全性[3]。更重要的是，这种手术入路还可清楚显露淋巴结团块，使淋巴结清扫更加彻底。

Cite this article as: Phan K, Yan TD. VATS segmentectomy for pulmonary metastasis. Ann Cardiothorac Surg, 2014, 3(2):192-193. doi: 10.3978/j.issn.2225-319X.2014.03.07

声明

本文作者宣称无任何利益冲突。

参考文献

[1] Cao C, Manganas C, Ang SC, et al. Video-assisted thoracic surgery versus open thoracotomy for non-small cell lung cancer: a meta-analysis of propensity score-matched patients. Interact Cardiovasc Thorac Surg, 2013, 16: 244-249.

[2] Yan TD, Cao C, D'Amico TA, et al. Video-assisted thoracoscopic surgery lobectomy at 20 years: a consensus statement. Eur J Cardiothorac Surg, 2014, 45: 633-639.

[3] Richards JM, Dunning J, Oparka J, et al. Video-assisted thoracoscopic lobectomy: the Edinburgh posterior approach. Ann Cardiothorac Surg, 2012, 1: 61-69.

译者：史晓舜，南方医科大学南方医院胸外科
审校：王连，浙江大学附属第二医院胸外科

第六章　胸腔镜下解剖性右上肺前段切除术

Hiroyuki Oizumi, Hirohisa Kato, Makoto Endoh, Jun Suzuki, Hikaru Watarai, Katsuyuki Suzuki, Mitsuaki Sadahiro

Second Department of Surgery, Yamagata University, Yamagata, Japan

Contributions: (I) Conception and design: H Oizumi; (II) Administrative support: H Kato, M Sadahiro; (III) Provision of study materials or patients: H Oizumi, H Kato, M Endoh, J Suzuki, H Watarai, K Suzuki; (IV) Collection and assembly of data: H Oizumi, H Kato, M Endoh; (V) Data analysis and interpretation: H Oizumi; (VI) Manuscript writing: All authors; (VII) Final approval of manuscript: All authors.

Correspondence to: Hiroyuki Oizumi, MD, PhD. Second Department of Surgery, Yamagata University, 2-2-2 Iida-Nishi, Yamagata 990-9585, Japan. Email: hohizumi@med.id.yamagata-u.ac.jp.

背景：胸腔镜下肺段切除术较为复杂且存在争议。“肺段”有多种含义。在解剖学上，肺段或亚肺段定义为由支气管分支及其所属肺组织构成的肺通气区域。人肺由18个肺段构成（部分肺段融合形成大块肺组织如舌段或基底段）。因此，胸腔镜肺段切除术的术式也比较多。

方法：借助三维CT模拟技术完成248例胸腔镜下解剖性肺段切除术。另外，自2010年起运用“滑结”技术来形成膨胀-萎陷线，用以更准确地确定段间平面；段间静脉作为段间平面的解剖标志，再结合拟切除（膨胀）和保留（萎陷）肺组织之间形成的分界线，可精确判定肺段之间的界限。

结果：全腔镜下肺段切除术的手术成功率为99%，有2例患者因术中出血须小切口开胸辅助。术后胸引管的中位留置时间为1（1～8）d。肺癌根治性切除组的患者术后随访期间无复发病例。

结论：CT三维模拟技术应用于胸腔镜下肺段切除有利于术中病变的准确定位和切除病灶。“滑结”技术可以更快地确定段间平面的位置，从而缩短手术时间。在本文中我们将介绍1例典型的胸腔镜解剖性右肺上叶前段（S3）切除（84岁男性的患者）的手术情况，术中我们还借助了一套血管闭合器以分离血管和游离肺组织。

关键词：胸腔镜；肺段切除；亚肺叶切除；肺

View this article at: http://jovs.amegroups.com/article/view/8272/9044

1　引言

肺段切除目前在肺部小结节的处理上已经得到越来越多的认可和应用，然而，由于该技术本身具有一定的难度以及腔镜下操作空间狭小等原因[1]，胸腔镜下肺段切除术目前还存在一定的争议。我们通过利用三维CT模拟技术和“滑结”技术协助判定段间平面[2]，利用血管闭合系统处理血管和游离肺实质[3]，成功降低了手术的风险，提高了可操作性。下面我们介绍1例综合运用上述方法对ⅠA期非小细胞肺癌（non-small cell lung cancer，NSCLC）患者实施胸腔镜右肺上叶S3段切除术患者的手术情况。

2 病例资料

患者，女，84岁，胸部CT发现右肺上叶S3段直径为7 mm的结节，正电子发射断层成像（PET）扫描显示病灶处^{18}F-氟代脱氧葡萄糖（^{18}F-FDG）浓聚（图1A）。

手术在全麻、单肺通气状态下进行，患者采取左侧卧位，为了视野更为自然且前肋肋间隙更宽，所以主刀医生位于患者腹侧。共插入4个操作孔（trocar）：2个5 mm的trocar分别位于第5肋间腋中线和腋后线；1个3 mm的trocar位于第5肋间腋前线；1个20 mm的切口保护套位于第3肋间腋前线。手术选用的是5 mm 30°胸腔镜（图1B）。

利用三维CT模拟技术，以1 mm层厚为单位，重建了右肺上叶的动静脉及其分支的增强CT影像，并以主刀医生的视角，放大、动态地在手术室中呈现这些影像（图2~图3）。

术中首先暴露出右上肺静脉根部，游离出段间静脉V3b；进一步确认S1和S3之间的段间静脉V1b后，仔细游离V1b周围的肺实质以暴露出血管。这一步骤的技术要领是使用分离器打开血管鞘，以及使用血管闭合器来离断肺实质。确认并游离V1b附近的前段动脉A3。

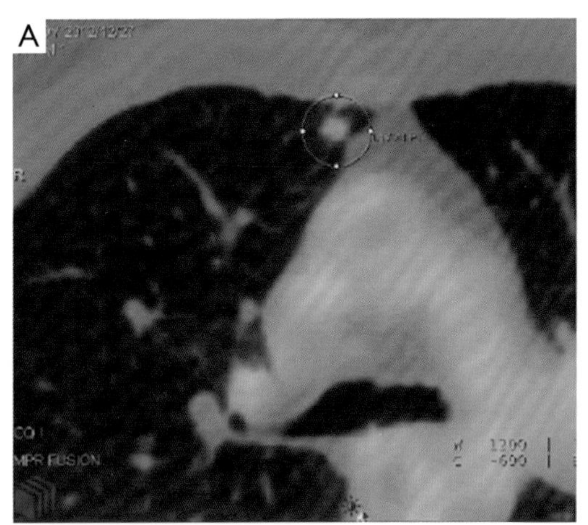

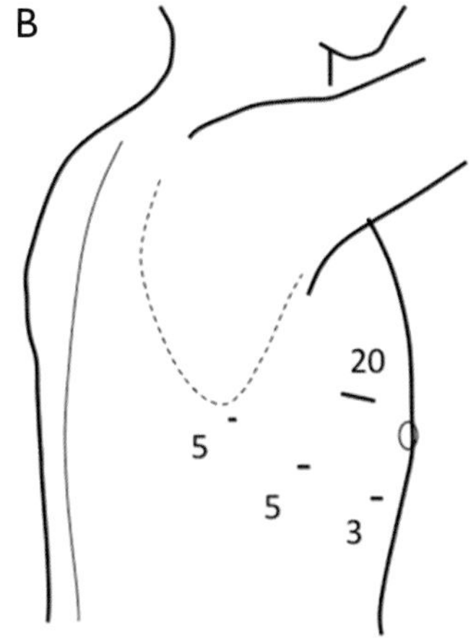

图1 （A）PET–CT发现病灶；（B）Trocar位置示意图

20 mm切口使用的是商用软质切口保护套。其余Trocar<5 mm，可避免过分压迫肋间神经。

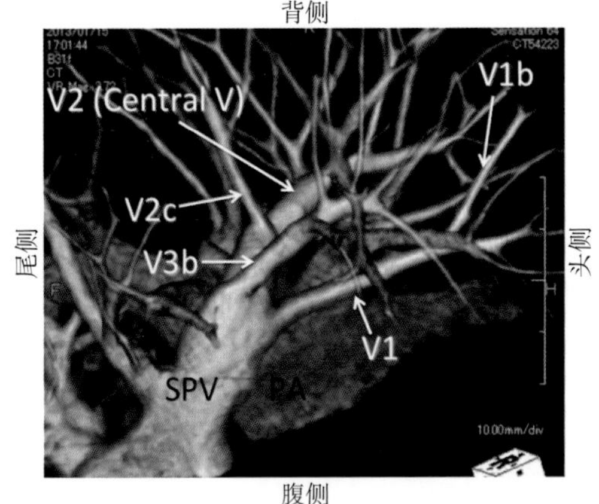

图2 右上肺三维CT血管重建，可显示肺血管的精细解剖和段间静脉

V代表相应的段或亚段静脉；PA，肺动脉；SPV，上肺静脉。

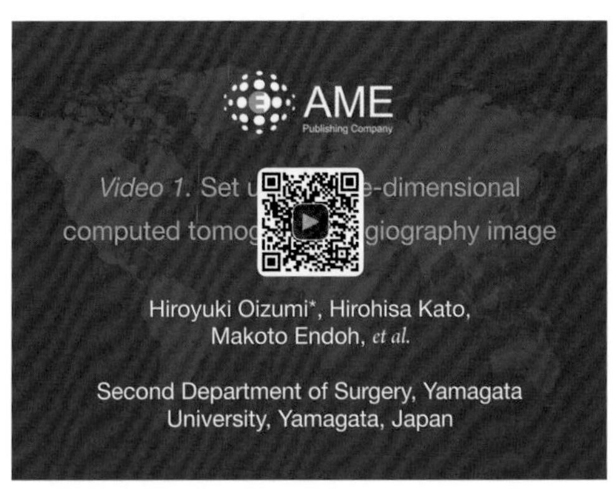

图3 利用三维CT成像技术重建肺血管[4]

视频观看网址：http://www.asvide.com/articles/710

打开叶间裂后，暴露V2，并用条带牵引段间静脉V3b。以2-0丝线结扎A3。处理A3时应尽量靠近V1b以便下一步能充分游离支气管。用血管闭合系统装置夹闭并切断V3b。沿段间静脉V1b继续离断肺实质，并用血管闭合器离断A3的2个亚段动脉（A3a和A3b）。取第12u组淋巴结术中快速冰冻切片诊断提示无转移。

仔细游离出V2的分支，确认位于S2和S3之间的段间静脉（V2c）。沿V2c周围游离肺实质。离断肺组织和游离肺血管为下一步暴露支气管创造了良好条件。

游离出前段支气管B3并用单根普里灵线牵引，在胸腔外预先将普里灵线打成改良Roeder结（一种滑结，审校者注）。双肺通气使右肺充分膨胀，同时牵拉普里灵线的一端使该滑结滑动进入胸腔内并结扎B3。随后恢复左肺单肺通气使右肺萎陷，用腔镜切割缝合器离断B3[3]。此时除了S3处于膨胀状态，右上叶其余的肺段均萎陷。用电刀或血管闭合器继续离断肺组织的段间分界，方法同前。离断肺组织到达肺门范围后，能够清楚显示邻近V1b或V2c的V2（也称为中央静脉）主干。最后用腔镜切割缝合器离断S3并以取物袋取出S3。在肺段间分界面上喷洒纤维蛋白胶（图4）。

手术耗时145 min，术中出血80 mL。术后第1天拔除胸引管。

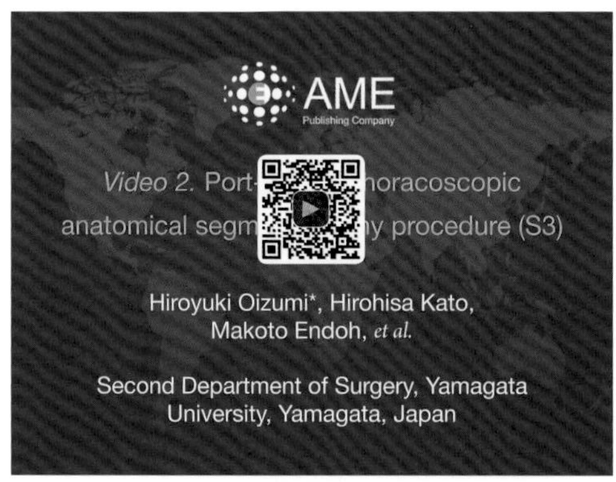

图4 腔镜下解剖性肺段切除的手术步骤[5]

视频观看网址：http://www.asvide.com/articles/711

3 讨论

随着肺部外周小结节型NSCLC和磨玻璃样结节的发现率越来越高，解剖性肺段切除或亚段切除的术式也越来越常见[1,6]；然而，文献中关于腔镜下手术的病例报道并不多见[1-2,7]，而且，大部分局限于操作比较容易的、较大的肺段（比如舌段、双下叶的背段、左上固有段或双侧基底段）。我们推荐用三维CT模拟的方法来精确了解血管和支气管的解剖位置，该方法可以帮助我们利用电刀或血管闭合器来实施难度更大的肺段（如下叶后基底段）切除[2]；采用前述的“滑结”技术可以切除更小的亚段[3]。总之，通过一些小的“窍门”可以提高胸腔镜下肺段切除术的精准性。

声明

本文作者宣称无任何利益冲突。

参考文献

[1] Oizumi H, Kanauchi N, Kato H, et al. Total thoracoscopic pulmonary segmentectomy. Eur J Cardiothorac Surg, 2009, 36: 374-377.

[2] Oizumi H, Kanauchi N, Kato H, et al. Anatomic thoracoscopic pulmonary segmentectomy under 3-dimensional multidetector computed tomography simulation: a report of 52 consecutive cases. J Thorac Cardiovasc Surg, 2011, 141: 678-682.

[3] Oizumi H, Kato H, Endoh M, et al. Slip knot bronchial ligation method for thoracoscopic lung segmentectomy. Ann Thorac Surg, 2014, 97: 1456-1458.

[4] Oizumi H, Kato H, Endoh M, et al. Set up of three-dimensional computed tomography angiography image. Asvide, 2015, 2: 134. Available online: http: //www.asvide.com/articles/710

[5] Oizumi H, Kato H, Endoh M, et al. Port-access thoracoscopic anatomical segmentectomy procedure (S3). Asvide, 2015, 2: 135. Available online: http: //www.asvide.com/articles/711

[6] Kato H, Oizumi H, Inoue T, et al. Port-access thoracoscopic anatomical lung subsegmentectomy. Interact Cardiovasc Thorac Surg, 2013, 16: 824-829.

[7] Gossot D, Ramos R, Brian E, et al. A totally thoracoscopic approach for pulmonary anatomic segmentectomies. Interact Cardiovasc Thorac Surg, 2011, 12: 529-532.

译者：张敏，重庆医科大学附属第一医院胸外科
审校：王连，浙江大学附属第二医院胸外科
李高峰，云南省肿瘤医院胸外科

doi: 10.3978/j.issn.2221-2965.2015.11.01
Cite this article as: Oizumi H, Kato H, Endoh M, Suzuki J, Watarai H, Suzuki K, Sadahiro M. Port-access thoracoscopic anatomical right anterior segmentectomy. J Vis Surg, 2015,1:16.

点评

胸腔镜下前段（S3）切除难度相对较大。本文作者较早开始探索胸腔镜肺段的切除方法。本文介绍了1例早期肺癌的胸腔镜右上肺S3切除的基本理念、详细步骤和作者的一些手术技巧及要领。作者引入三维对比增强计算机断层扫描重建和“滑结”技术，并利用便于离断血管和肺实质的血管闭合器，简化了手术过程，提高了解剖性肺段切除的精准性。

——王连

随着医学设备和技术的不断提高，越来越多的肺部磨玻璃样病灶和肺部小结节被发现和确诊，但现在还没有对此类肺癌患者的手术方式达成一致。对外周型非小细胞肺癌可以考虑行肺段切除，尤其对于年龄较大的患者，此类术式对患者的创伤小，生活质量影响较小。这篇文章很好地为我们介绍了一种新技术——三维CT模拟下肺段切除术，此类技术能够精确地定位我们所要切除的肺段支气管及血管，可以很好地确定手术范围，使手术对患者的损伤降到最小。

——李高峰

第二部分

进一步研究：单孔、机器人、剑突下

第七章　单孔胸腔镜解剖性肺段切除术

Diego Gonzalez-Rivas[1,2], Lucia Mendez[1], Maria Delgado[1], Eva Fieira[1], Ricardo Fernandez[1,2], Mercedes de la Torre[1,2]

[1]Department of Thoracic Surgery, Coruña University Hospital, Coruña, Spain; [2]Minimally Invasive Thoracic Surgery Unit (UCTMI), Coruña, Spain

Correspondence to: Diego Gonzalez-Rivas, MD, FECTS. Department of Thoracic Surgery, Coruña University Hospital, Xubias 84, Coruña 15006, Spain. Email: diego.gonzalez.rivas@sergas.es.

View this article at: http://jtd.amegroups.com/article/view/1467/html

1　引言

解剖性肺段切除术于1939年被首次应用在肺良性疾病的治疗中[1]。需要保留更多肺组织的肺部转移性疾病同样是解剖性肺段切除术的手术适应证。不仅如此，对于直径较小的原发性肺癌，此种术式也被证实有效[2-3]。近年来，解剖性肺段切除术再次成为研究热点，特别是对于心肺功能较差或具有严重合并症而无法耐受肺叶切除术的患者。最近发表的几项研究[3-6]显示：解剖性肺段切除术是安全的，并且没有违背肿瘤治疗原则。

2　手术方法

单孔胸腔镜（uniportal video-assisted thoracoscopic surgery，UVATS）下肺段切除术遵循胸腔镜肺叶切除术的基本原则：单独离断肺段静脉、肺段动脉以及叶段支气管，无须撑开肋骨，同时完成根治性纵隔淋巴结清扫[7]。

单孔胸腔镜下肺段切除术与传统“两孔式”或“三孔式”的切口大小相仿[8]，且通常较肺叶切除手术的操作切口小，仅需3 cm左右。UVATS切口通常选择第5肋间水平（图1），以便充分显露上肺门结构及各组淋巴结。充分显露肺组织是肺段切除手术成败的关键。在手术过程中，术者及助手均站在患者腹侧，以便在各操作步骤中都拥有相同的胸腔镜视野，并能够更好地配合（图2）。手术器械需要设计合适的长度及曲度，以便能够同时置入3~4件手术器械（图3）。充分的术野暴露是简化肺段解剖和避免手术器械冲突的关键，二维的30°胸腔镜[远端安装CCD（charge coupled device）图像传感器的腹腔镜为该设计带来了灵感]通常放置于手术切口背侧，其他手术器械均在胸腔镜下方置入。双手操作器械对于UVATS肺段切除手术至关重要（图4）。术后在切口处放置一根胸腔引流管（图5）。

依据所切除的肺段可将肺段切除术分为以下几类：

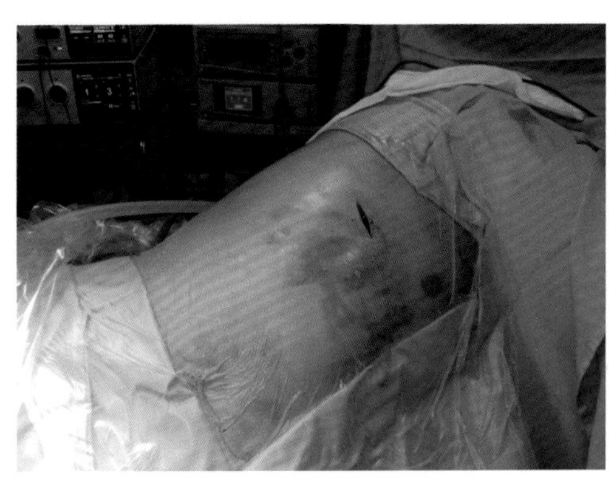

图1　单孔VATS解剖性肺段切除术手术切口

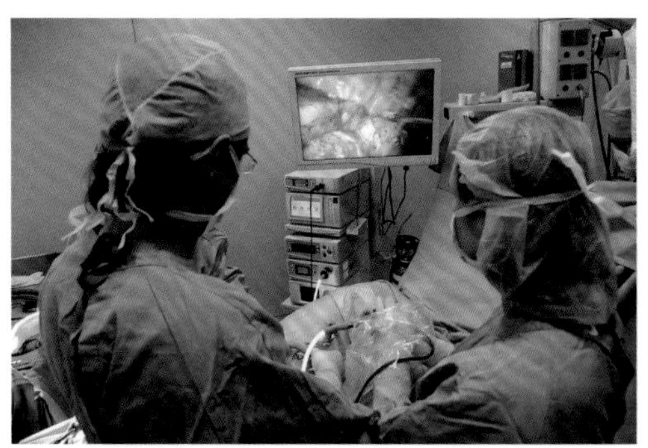

图2 手术医生站在患者腹侧并注视同一显示器，器械护士站在背侧

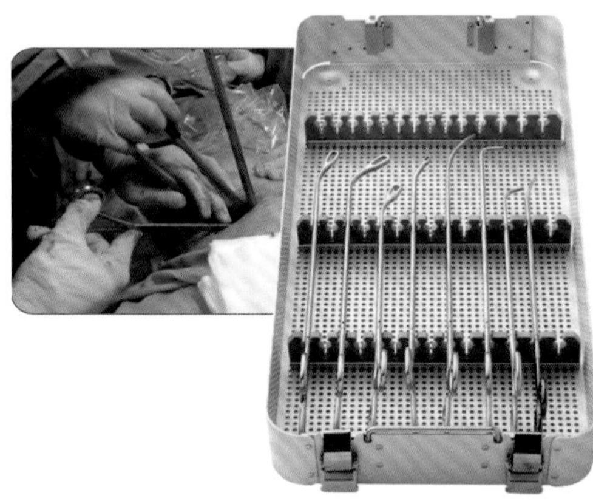

图3 单孔胸腔镜手术特制手术器械（双关节器械）

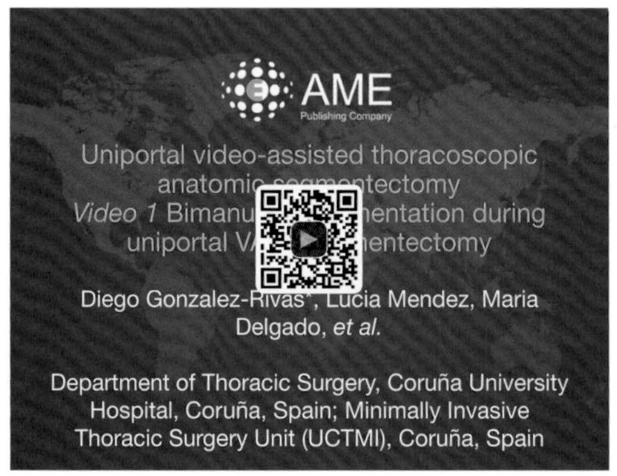

图4 单孔VATS肺段切除术中双手操作器械
视频观看网址：http://www.asvide.com/articles/26

1）右肺上叶，包括后段、尖段、前段及尖后段。

2）左肺上叶，包括舌段和固有段（舌段保留）。

3）左肺下叶/右肺下叶，包括背段、复合基底段及单个肺段（S7，S8，S9，S10）。

4）右肺中叶，包括内侧段和外侧段。

上叶舌段切除术以及下叶背段切除术（S6）是解剖性肺段切除手术中最为常见的术式。

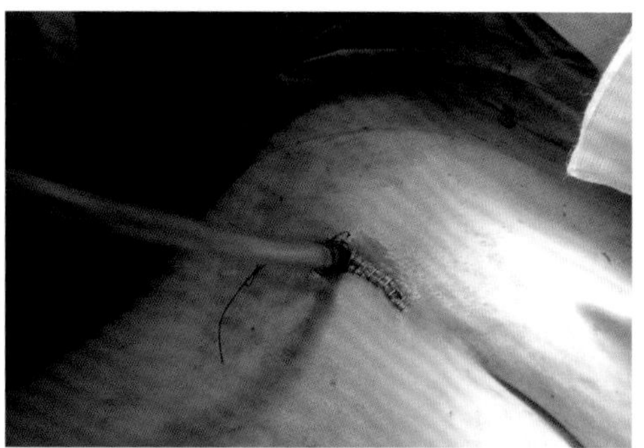

图5 位于切口后部的单根胸腔引流管

2.1 左肺上叶

2.1.1 舌段切除术（视频2使用切割缝合器，视频3使用血管夹）

将左肺上叶舌段向后外侧牵拉，打开覆盖舌段静脉的胸膜。在舌段静脉和下叶静脉之间放置切割缝合器并打开斜裂前部（缝合器钉砧放置于舌段静脉和下叶静脉之间，将肺组织拉入切割缝合器钉口内），这样的操作方式简化了分离解剖以及放置切割缝合器横断静脉的过程（图6）。在没有角度放置切割缝合器时，我们使用血管夹进行操作，如click aV（Grena®）（图7），或是结扎舌段静脉（当静脉与切口位置距离近时，该操作较容易）。切断静脉后，舌段支气管就可以显露出来，解剖游离后使用切割缝合器将之横断。无放置切割缝合器角度时，可首先使用手术剪横断支气管，并在手术结束前使用切割缝合器闭合残端（图7）。

使用卵圆钳牵引舌段肺组织，充分暴露并游离舌段动脉，切断肺段间平面（图6~图7）。打开叶裂，可直观地显露出舌段动脉，在叶裂中处理舌段动脉相对容易（图8）。

2.1.2 固有段切除术（保留舌段的左肺上叶切除术）（图9）

从前方暴露尖前支动脉，使用切割缝合器或血管夹进行切断结扎。分离解剖上肺静脉（前段、尖段及后段

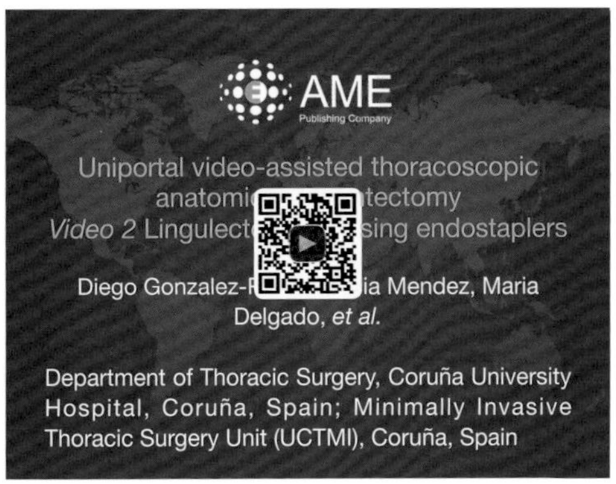

图6 舌段切除术中使用腔镜切割缝合器

视频观看网址：http://www.asvide.com/articles/27

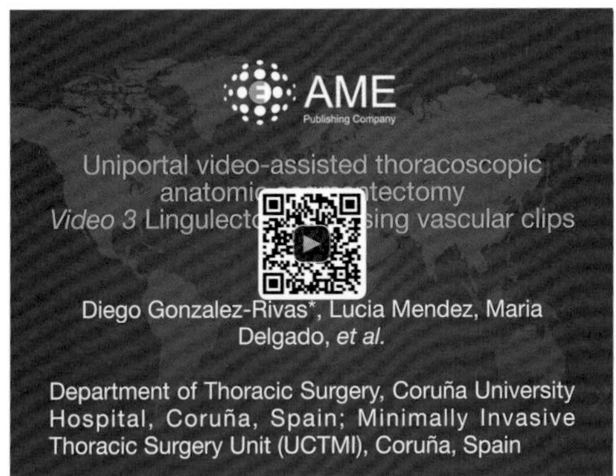

图7 舌段切除术中使用血管夹（ClickaV）

视频观看网址：http://www.asvide.com/articles/28

静脉）（图10）。静脉切断后可显露后段动脉，使用血管夹离断后段动脉（使用血管夹夹闭血管近端，使用能量闭合装置闭合血管远端）（图11）。结扎静脉和动脉之后，固有段支气管易于显露。在解剖过程中注意勿损伤舌段动脉。分离切断支气管后（图12），使用切割缝合器在肺段间平面进行肺段切除。

2.2 下叶（左肺下叶，右肺下叶）

2.2.1 下叶背段切除术

因为具有固定的解剖学标志，下叶背段（S6）切除手术相对容易，叶裂是否完全发育决定了手术的难易程度（图13）。如果叶裂发育完全，我们尝试在叶裂中暴

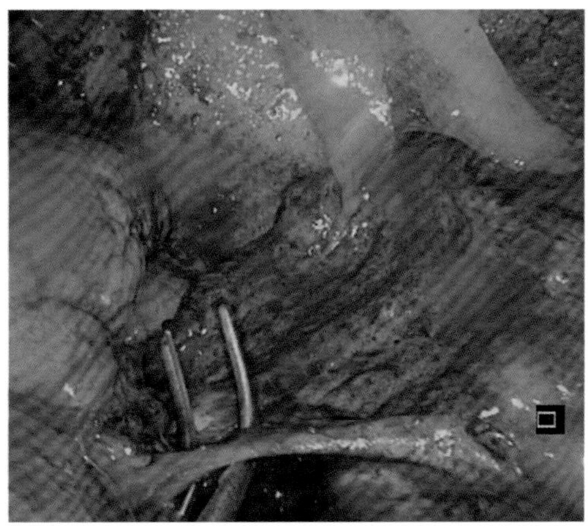

图8 通过肺裂分离暴露舌段动脉

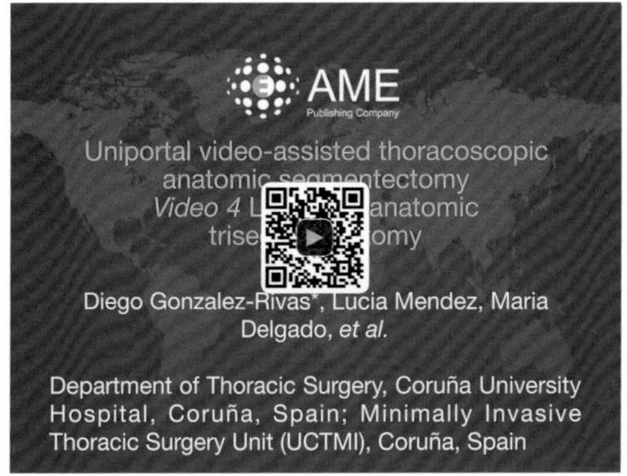

图9 解剖性左肺上叶固有段切除术

视频观看网址：http://www.asvide.com/articles/29

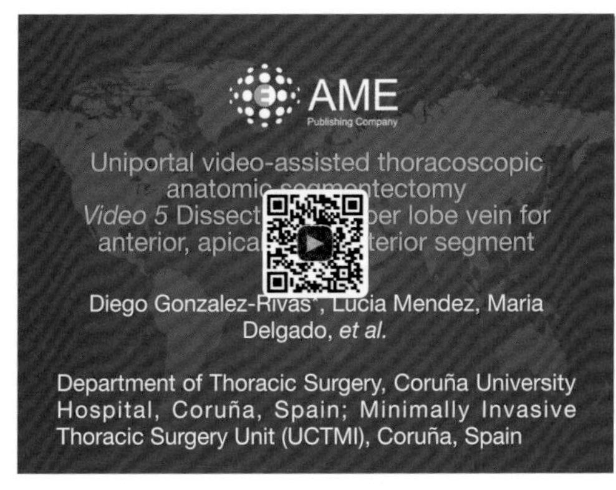

图10 左肺上叶固有段静脉的分离

视频观看网址：http://www.asvide.com/articles/30

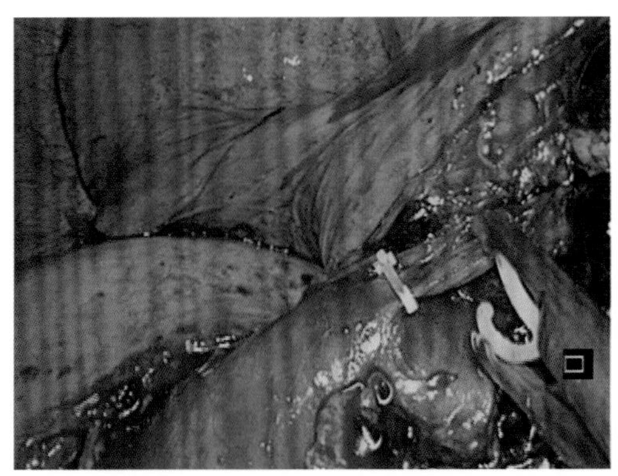

图11　左肺上叶固有段切除术中使用血管夹闭合后升支动脉

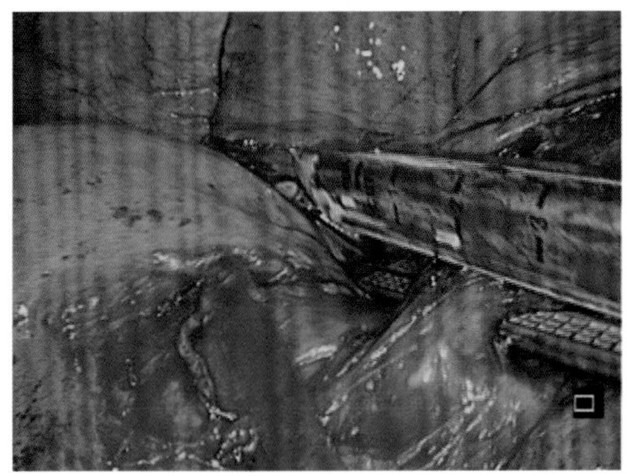

图12　左肺上叶固有段切除术中切断肺段支气管

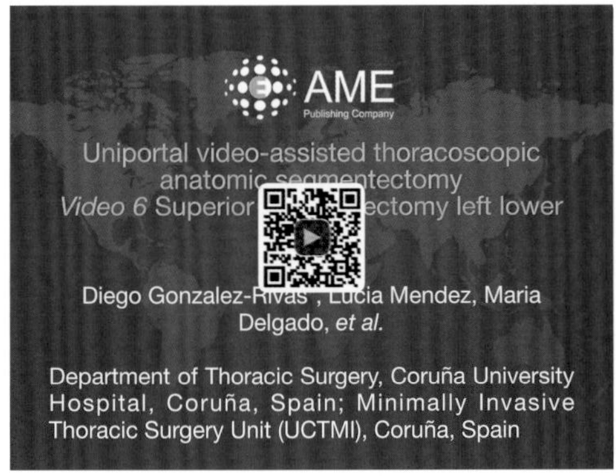

图13　左肺下叶背段（S6）切除术

视频观看网址：http://www.asvide.com/articles/31

露背段动脉。选择click aV（Grena®）血管夹或者腔镜切割缝合器闭合动脉（图14）[7]。

使用较长的卵圆钳牵拉下叶，打开下肺韧带寻找肺段静脉（V6），使用切割缝合器或血管夹进行切断结扎。仔细解剖并暴露背段支气管，按照处理静脉的方式处理支气管（图15）。最后处理肺段间平面（图16），并将切除的肺段组织放入保护袋内（图13）。

对于叶裂发育不全或是动脉显露不清的肺段切除术，手术步骤会有所不同。为最大程度地避免术后漏气，不建议进行叶裂内的解剖分离。手术切除过程由下至上，最后处理叶裂（避开肺裂技术）。当肺叶塌陷后，解剖的顺序依次为：下肺韧带、肺段静脉、肺段支气管、肺段动脉以及肺段间平面。离断肺段支气管后，

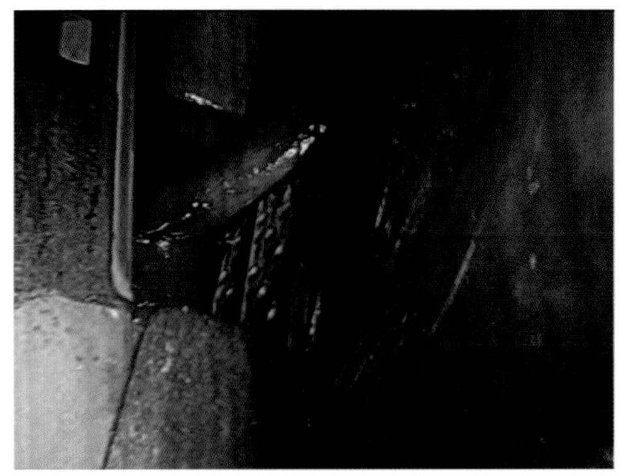

图14　右肺下叶背段切除术中切断肺段动脉

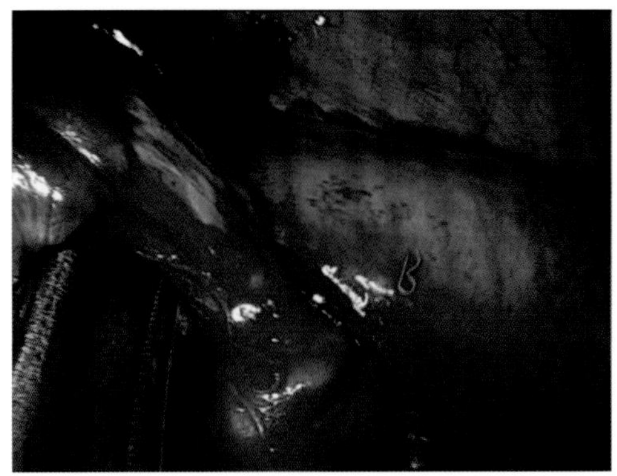

图15　左肺下叶背段切除术中切断肺段支气管

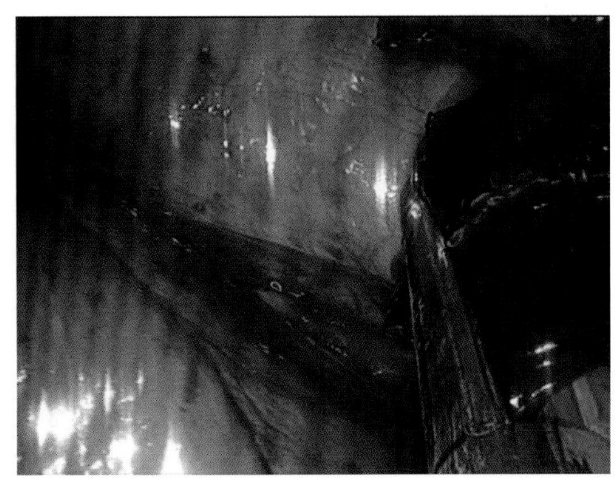

图16　左肺下叶背段切除术中切割缝合肺段间平面

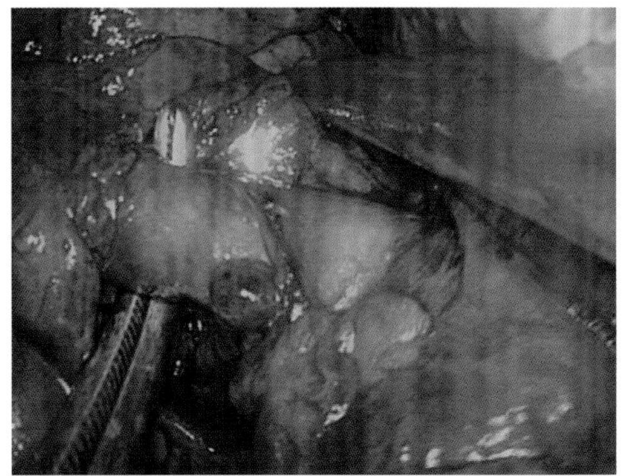

图17　右肺下叶基底段切除术中切断基底段动脉（动脉暴露于肺裂中）

膨肺可以界定肺段间平面。

2.2.2　基底段切除术

切除右肺下叶4个肺段（S7，S8，S9，S10）或左肺下叶3个肺段（S7，S8，S9）而保留背段（S6）被称作基底段切除术。因为上述肺段依赖于同一支气管，所以常一并切除。

打开叶裂后的手术过程较为简单，在打开的叶裂中游离并切断基底段动脉（图17）。然后切断基底段静脉（图18），处理基底段支气管（手术中最复杂的步骤），最后处理肺段间平面。

由足侧向头侧分离解剖时，需要小心辨别肺段结构。切断肺段静脉后能够显露肺下叶基底段支气管，行右肺下叶基底段切除时，在基底段支气管与中叶支气管分叉处切断并重建；左侧则在上叶支气管以下与基底段支气管分叉处切断并重建。在支气管和动脉之间切断基底段支气管需要充分暴露动脉。推荐手术过程中切除支气管间的淋巴结以更好地显露解剖标志。标记并切断缝合下叶基底段动脉（图19），之后处理肺段间平面（图20）。

2.3　其他更复杂的肺段切除术

其他解剖性单肺段切除术相对比较复杂，如右肺上叶前、后或是尖段切除术（图21~图22），右肺中叶内、外侧段，以及下叶7，8或9肺段切除术（图23）。

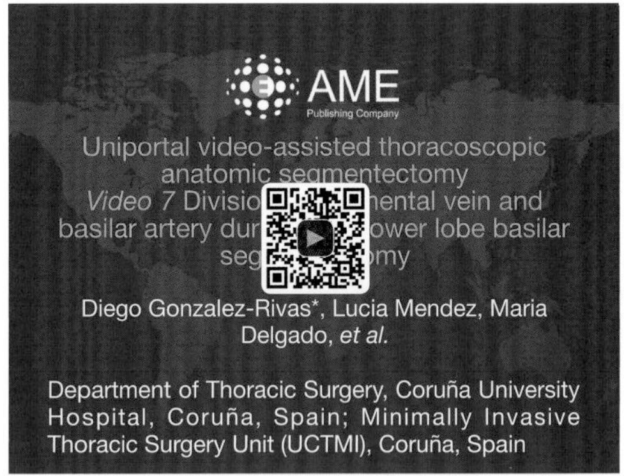

图18　右肺下叶基底段切除术中切断基底段静脉及基底段动脉

视频观看网址：http://www.asvide.com/articles/32

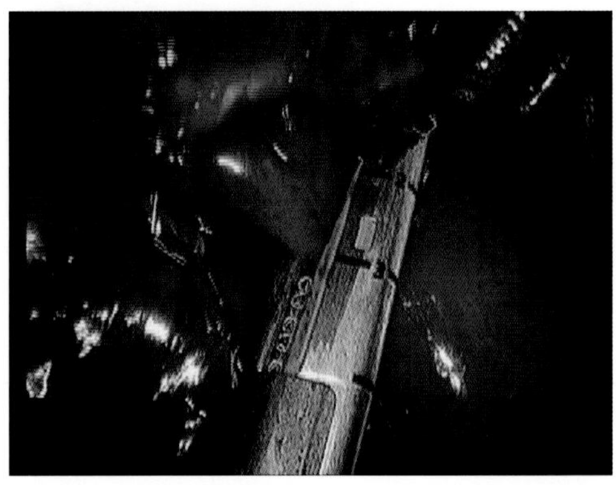

图19　左肺下叶基底段切除术中，自下而上切断基底段动脉（避开叶裂技术）

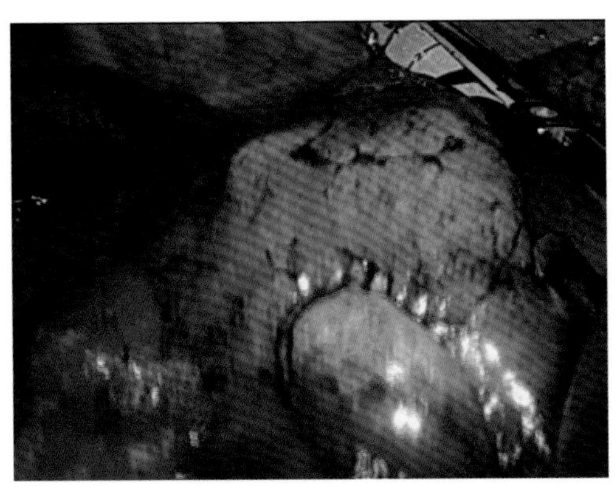

图20　左肺下叶基底段切除术过程中切断肺段间平面

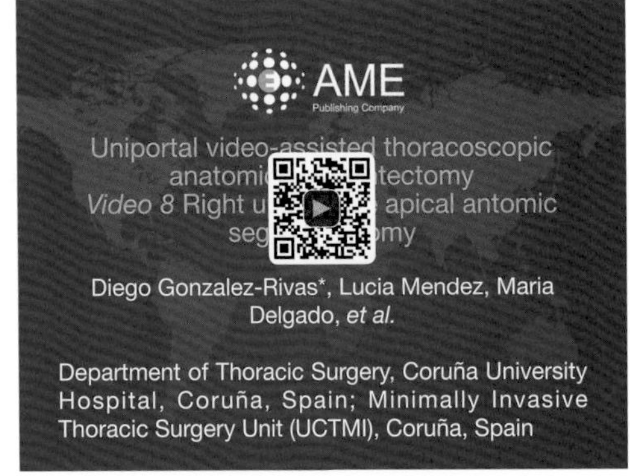

图21　解剖性右肺上叶尖段切除术

视频观看网址：http://www.asvide.com/articles/33

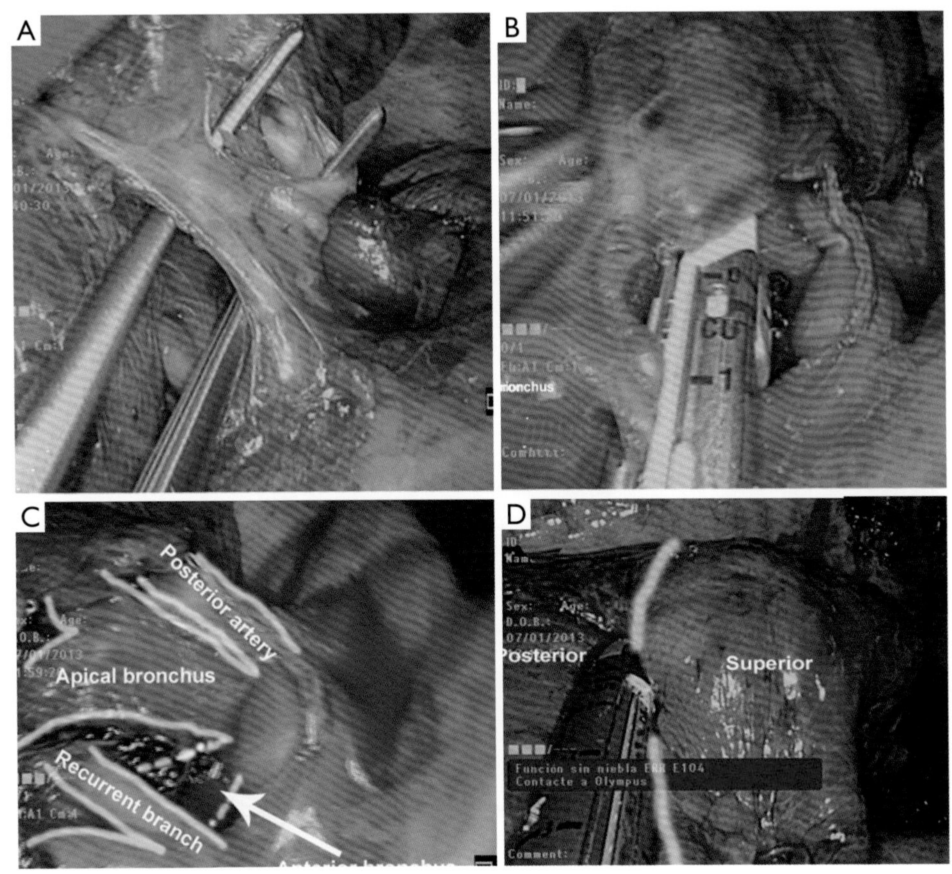

图22　右肺上叶尖段切除术

（A）尖段动脉；（B）尖段静脉；（C）尖段支气管；（D）肺段间平面。

胸腔镜单个肺段切除术的手术难度主要集中在肺段间平面的处理及单个肺段解剖的个体解剖变异上。

支气管解剖十分恒定，动脉的解剖变异较多。我们须铭记肺静脉能兼顾多个肺段静脉回流。确定肺段间平面十分重要。切断支气管后肺的通气情况能够界定肺段间平面。为了避免侧支通气灌注，一些学者建议使

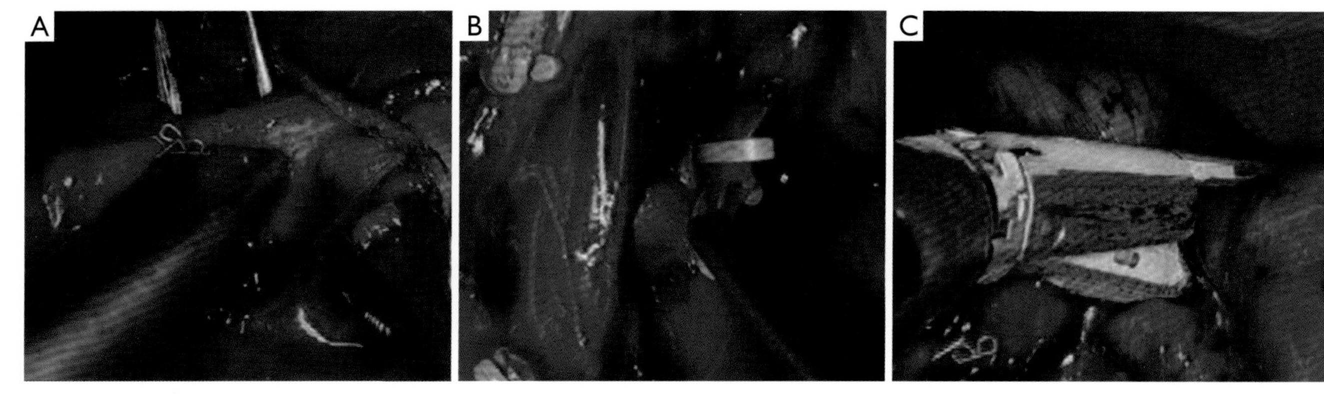

图23　左肺下叶基底段切除术（S7，S8）

（A）肺段动脉；（B）肺段静脉；（C）肺段间平面。

用“逆序通气-放气”技术：全肺通气后缝合肺段支气管，放气后即可显露膨胀的肺段[6]。

3　讨论

单孔胸腔镜解剖性肺段切除术通常较肺叶切除手术难度更大，大多数报道的肺段切除术为较易切除的肺段，比如舌段、背段以及基底段切除[1-3]。上述肺段能够使用切割缝合器分离切割肺组织。通过单孔胸腔镜切除其他肺段难度虽然大，但依然可行。术前评估肺静脉分支、经气管吲哚菁绿注射以及胸腔镜下红外线辅助在复杂肺段切除手术中有助于确定肺段间平面[7]。自2010年6月以来，我们一共完成了17例单孔胸腔镜解剖性肺段切除术，因肺转移癌而行舌段切除术最为常见。手术时间为40~150（94.5±35）min；清扫淋巴结站数为0~5（4.1±1）；清扫淋巴结7~12（9.6±1.8）枚；肿瘤直径1~4（2.3±1） cm；置管时间为1~4（平均1.5）d；住院时间为1~6（平均2）d。

在我们所施行的肺段切除手术的病例中，无一例中转为传统的VATS或开胸手术，这可能与丰富的手术经验有关[9]。

与开胸肺段切除术相比，单孔胸腔镜肺段切除术有着类似的并发症发生率和死亡率，但减少了住院天数[10]。手术操作存在下述难点：胸腔镜下肺段切除术较肺叶切除术技术难度更大、要求更高，需要非常熟悉支气管及肺内动脉解剖以及可能存在的变异动脉。当支气管与血管切断后，肺段间平面的处理便成为最困难的手术步骤。

使用胸腔镜及相关器械的最佳优点为能够直视目标组织，以矢状视野处理病灶，能够获得和开放手术相同的手术视野[11]，平行于胸腔镜置入手术器械能够模拟开胸手术的操作步骤。

此种手术方式还可以减轻术后疼痛，可能的原因包括：手术操作仅局限于单个肋间，不使用trocar，能够降低肋间神经损伤的风险（在操作过程中，我们把着力点放在切口下方肋骨的上缘）。我们观察到：传统VATS有时会引起患者手术切口周围疼痛，而操作孔的疼痛较为少见。我们认为这样的术后疼痛是trocar在腔镜移动过程中对肋间神经压迫而造成的。有研究报道[12]：与传统三孔法相比，单孔法治疗气胸的术后疼痛较轻。未来尚需要更多的研究对比传统VATS与UVATS术后患者的疼痛程度。

4　总结

在有经验的胸腔镜治疗中心开展单孔胸腔镜解剖性肺段切除术是可行而且安全的。单孔胸腔镜解剖性肺段切除术应当由有经验的外科医生操作，手术适应证包括：直径较小的原发肿瘤、转移性病变或者良性疾病不适合做楔形切除术的患者。

声明

本文作者宣称无任何利益冲突。

参考文献

[1] Churchill ED, Belsey R. Segmental pneumonectomy in bronchiectasis: the lingula segment of the left upper lobe. Ann

Surg, 1939, 109: 481-499.

[2] Shiraishi T, Shirakusa T, Iwasaki A, et al. Video-assisted thoracoscopic surgery (VATS) segmentectomy for small peripheral lung cancer tumors: intermediate results. Surg Endosc, 2004, 18: 1657-1662.

[3] Schuchert MJ, Pettiford BL, Keeley S, et al. Anatomic segmentectomy in the treatment of stage I non-small cell lung cancer. Ann Thorac Surg, 2007, 84: 926-932.

[4] Okumura M, Goto M, Ideguchi K, et al. Factors associated with outcome of segmentectomy for non-small cell lung cancer: long-term follow-up study at a single institution in Japan. Lung Cancer, 2007, 58: 231-237.

[5] Okada M, Yoshikawa K, Hatta T, et al. Is segmentectomy with lymph node assessment an alternative to lobectomy for non-small cell lung cancer of 2 cm or smaller? Ann Thorac Surg, 2001, 71: 956-960.

[6] Martin-Ucar AE, Nakas A, Pilling JE, et al. A case-matched study of anatomical segmentectomy versus lobectomy for stage I lung cancer in high-risk patients. Eur J Cardiothorac Surg, 2005, 27: 675-679.

[7] Sekine Y, Ko E, Oishi H, et al. A simple and effective technique for identification of intersegmental planes by infrared thoracoscopy after transbronchial injection of indocyanine green. J Thorac Cardiovasc Surg, 2012, 143: 1330-1335.

[8] Oizumi H, Kanauchi N, Kato H, et al. Anatomic thoracoscopic pulmonary segmentectomy under 3-dimensional multidetector computed tomography simulation: a report of 52 consecutive cases. J Thorac Cardiovasc Surg, 2011, 141: 678-682.

[9] Gonzalez-Rivas D, Fieira E, Mendez L, et al. Single-port video-assisted thoracoscopic anatomic segmentectomy and right upper lobectomy. Eur J Cardiothorac Surg, 2012, 42: e169-e171.

[10] Atkins BZ, Harpole DH Jr, Mangum JH, et al. Pulmonary segmentectomy by thoracotomy or thoracoscopy: reduced hospital length of stay with a minimally-invasive approach. Ann Thorac Surg, 2007, 84: 1107-1112.

[11] Rocco G, Martin-Ucar A, Passera E. Uniportal VATS wedge pulmonary resections. Ann Thorac Surg, 2004, 77: 726-728.

[12] Jutley RS, Khalil MW, Rocco G. Uniportal vs standard three-port VATS technique for spontaneous pneumothorax: comparison of post-operative pain and residual paraesthesia. Eur J Cardiothorac Surg, 2005, 28: 43-46.

Cite this article as: Gonzalez-Rivas D, Mendez L, Delgado M, Fieira E, Fernandez R, de la Torre M. Uniportal video-assisted thoracoscopic anatomic segmentectomy. J Thorac Dis, 2013, 5(S3):S226-S233. doi: 10.3978/j.issn.2072-1439.2013.07.45

译者：李运，北京大学人民医院胸外科

审校：沈亚星，复旦大学附属中山医院胸外科

谭黎杰，复旦大学附属中山医院胸外科

第八章　单孔全胸腔镜解剖性肺段切除

Diego Gonzalez-Rivas[1,2]

[1]Department of Thoracic Surgery, Coruña University Hospital, Coruña, Spain; [2]Minimally Invasive Thoracic Surgery Unit (UCTMI), Coruña, Spain

Correspondence to: Diego Gonzalez-Rivas, MD, FECTS. Department of thoracic surgery, Coruña University Hospital, Xubias 84, 15006, Coruña, Spain. Email: diego.gonzalez.rivas@sergas.es.

View this article at: www.annalscts.com/article/view/3485/4462

1　引言

Churchill和Belsey[1]早在1939年就提出了解剖性肺段切除术的概念。肺段切除通常用于良性病灶或者已经出现远处转移，手术目的局限于切除病灶且保留正常组织[2]。目前，解剖性肺段切除被认为同样适用于小肺癌。由于近来肺部小肿瘤发病率上升，特别对于不能耐受肺叶切除的患者来说，越来越多的人选择肺段切除术。已有的研究[3-4]表明肺段切除术是十分安全的。对于肺段切除术来说，与传统开胸手术相比，电视辅助胸腔镜手术（video-assisted thoracic surgery，VATS）是更好的手术方式[5]。

2　手术方法

单孔胸腔镜肺段切除术遵循胸腔镜肺切除的一般原则，即采用VATS的方式及在肋骨未离断的条件下逐个解剖、离断肺段的动脉、静脉及支气管，并且完全清扫纵隔淋巴结。

单孔胸腔镜肺段切除术的切口长度大约3 cm，比两孔或三孔肺叶切除术的操作孔要小。其切口通常选择在第5肋间水平，能兼顾到上方的肺门及淋巴结。在手术过程中，术者和助手共同站在患者的腹侧，这样两人手术视野一致，使得动作更加协调。在手术操作时，双关节器械比普通单关节器械更具优势，而且单孔内可以同时置入穿刺器及3~4个手术器械。

手术视野的充分暴露尤为重要，有利于肺段结构的解剖，以及避免器械的错位。通常30°高清镜头置于切口的后侧，而操作器械置于镜头的下方即切口的前侧。双手同时操作器械对于成功完成单孔胸腔镜肺段切除是十分重要的。手术结束后，在同一切口内留置一根胸管。

在这段视频（视频观看网址：www.annalscts.com/article/view/3485/4462）中，我们采用UVATS方式，展示了7例不同的解剖性肺段切除术，包括：①右上肺尖后段切除（S1-S2）；②右上肺尖段切除（S1）；③左上肺固有段切除（S1-S2-S3）；④左下肺背段切除（S6）；⑤右下肺基底段切除（S7-S8-S9-S10）；⑥使用血管夹的舌段切除（S4-S5）；⑦使用缝合钉的舌段切除（S4-S5）。

2.1　右上肺尖后段（S1-S2）切除术

通过牵引上叶后段可显露静脉，尽可能地向远端解剖尖后段静脉，最后使用直线切割缝合器离断。再将上叶向上、向前牵拉，其目的是暴露尖段肺动脉，同样使用血管缝合器离断。

当肺裂解剖完成后，上叶肺的后升支动脉可以很容易地被解剖出来，将之分离后离断。如果肺裂发育较差，为了暴露后升支，可以使用无肺裂技术；即在段间平面的前部使用直线切割缝合器离断，从而暴露后升支和上叶支气管。后升支动脉显露后，可使用血管夹夹闭近心端，同时使用能量平台装置离断远端。此时，右肺上叶支气管的3段支气管可充分暴露。完整地分离出尖后段支气管，并充分游离和清除周围的软组织。使用环带穿过尖后段支气管后，利用腔镜直线切割缝合器将之切断。最后，置入直线切割缝合器离断尖后段和前段平面的交界软组织，将标本置入保护袋后经操作孔取出。

2.2　右上肺尖段（S1）切除术

第2例视频显示的手术案例由于肿瘤靠近肺门而无法进行楔形切除，因此，我们采用了尖段切除的方法。第1步是分辨和保护好纵隔里的肺动脉干，游离尖段静脉后，采用血管缝合器离断之。我们常在切口的下缘部分置入血管缝合器，而镜头位于切口的上缘。

使用剪刀分离位于肿瘤下方尖段气管和尖段动脉周围的软组织。我们常使用血管夹离断尖段肺动脉。使用60 mm的直线型切割缝合器离断段间平面的前部。在仔细区分前段和后段支气管后，充分清除尖段支气管周围的组织，使用直线切割缝合器离断尖段支气管。这个特殊的病例是良性肿瘤，故尖段支气管是在段间平面分离出来的。

2.3　左上肺叶固有段（S1-S2-S3）切除术

第3例视频显示的是左上肺固有段切除（也称为保留舌段左上叶切除术）。视频中尖前支动脉干是直的，气管与之毗邻，通过闭合器进行解剖、结扎和离断。肺静脉的上部区域被充分解剖和分离（包括尖段、前段和后段静脉，注意保留舌段静脉）后，结扎固有段静脉和动脉，固有段的气管很容易被识别，应注意避免损伤舌段动脉。处理好固有段支气管后，后段动脉也容易识别，这时可以使用血管夹进行分离。最后，使用切割缝合器处理段间平面。

2.4　左下肺背段（S6）切除术

由于有连续的解剖学标识，左肺下叶背段的切除就显得简单易行。肺段切除能否顺利取决于叶裂发育是否完全。在这个病例中，叶裂发育较好，因此，背段动脉的显露也较彻底，腔镜直线切割缝合器闭合处理也很容易。使用长的肺钳将下叶肺提起后，显露下肺韧带，解剖出下叶背段静脉，并使用血管闭合器予以离断。解剖和暴露下叶背段支气管，使用同样的腔镜切割缝合器予以离断。最后，区分并离断段间平面，顺利切除下叶背段，并使用标本保护袋移走标本。

2.5　右下肺基底段（S7-S8-S9-S10）切除术

切除右下肺4个段（S7-S8-S9-S10）而保留下肺背段被称为基底段切除术。这4个段往往有同一个开口。叶间裂区分出基底段动脉，即打开叶间裂，充分暴露基底段动脉后，使用切割缝合器离断，或将叶裂的前部分进行切割离断后也可以显露基底段动脉。然后处理基底段静脉。单一的切口可以很好地显露出背段静脉和基底段静脉之间的界面，使用切割缝合器离断基底段静脉。一旦静脉被分离后，下叶基底段的支气管也可以被暴露。解剖和游离其周围的疏松组织，注意识别位于其右侧的中叶支气管和位于其左侧的上叶支气管。在叶裂水平充分识别动脉和下叶支气管后，解剖出基底段支气管并离断。推荐解剖性清扫基底段支气管旁的淋巴结。鼓肺并识别完全通气后的下叶背段位置，分离段间平面。

2.6　使用血管夹解剖性的舌段（S4-S5）切除术

第6例视频显示的是两种解剖性的舌段切除手术。第1种视频我们使用的是血管夹。将舌段肺组织向侧后方牵拉，打开纵隔胸膜后切断舌段静脉。在这个特殊的病例中，肿瘤被包绕在肺实质中，且靠近叶裂和下叶，所以第一步是分离叶裂的前部分。

辨认好舌段肺静脉、下叶肺静脉和动脉后，确定置入切割缝合器的位置。切割闭合器的钉砧放置在舌段静脉和下叶静脉之间，经肺动脉的上部，顺利切割叶裂。

切断舌段静脉的操作比较容易。使用环钳夹持舌段，可以暴露出一个小的舌段动脉返支，用血管夹夹闭。一旦这个小血管被分离后，就可以显露舌段气管。在这个特殊病例中，我们没有使用带关节头的直线切割缝合器，而是使用剪刀进行离断。残端则在全过程结束后使用切割缝合器进行闭合。紧接着暴露主要的舌段动脉，使用血管夹夹闭后离断。最后进行段间平面的分离。

2.7 使用切割缝合器的解剖性舌段（S4-S5）切除术

第7例视频的最后部分显示的是没有经过编辑的使用腔镜直线切割缝合器的舌段切除手术过程。由于叶裂发育较好，因此舌段动脉比较容易暴露，解剖并使用血管闭合器离断。舌段静脉则使用30 mm的血管切割缝合器进行解剖后离断。一旦静脉分离好后，舌段气管也可较好地暴露，使用腔镜闭合器进行离断。最后，分离段间平面。

3 讨论

与全胸腔镜肺叶切除相比，单孔胸腔镜肺段切除的难度显著增加。2010年6月—2014年2月，我们共完成了28例单孔全胸腔镜肺段切除术。手术的时间为40~150（89.5±3）min，淋巴结清扫的站数和数目为0~5（4.1±1）和7~25（11.5±1.8）。肿瘤的大小为1~4（2.24±1）cm。胸管引流及留置时间为1~6（平均2）d。

我们所做的单孔肺段切除手术没有出现转开胸的情况，这主要是由于我们有单孔胸腔镜肺叶切除术的经验，包括术中血管的游离、叶裂的处理等。这些经验的积累很大程度上与一些复杂的肺叶切除（如诱导化疗后的肺叶切除，肺门冻结以及全肺切除术等）手术经验积累的过程类似[7]。

与开胸肺段切除术相比，单孔胸腔镜肺段切除术后住院时间更短，并发症发生率和死亡率相当[8]。

高清视频装置的优势是确保术者的视野能直接对准靶器官，从直接的观察野分析靶器官的损伤情况，并获得与开放手术相同的角度。而在标准的三孔法胸腔镜手术中，手术操作野的平行四边形的几何结构易受到光源的影响，特别是在更换角度后可产生出一个新的平面，现今常用的二维显示器往往不能满足图像的显示要求[9]。

尽管还没有被证实，这种术式仍显露出另一优势——降低了术后患者的疼痛。关于这个优势存在很多解读：首先，手术仅在一个肋间进行操作，避免了戳卡的使用，从而最大限度地减少肋间神经的损伤。其次，整个手术过程均在切口的下位肋骨的上缘进行操作等。

Cite this article as: Gonzalez-Rivas D. Single incision video-assisted thoracoscopic anatomic segmentectomy. Ann Cardiothorac Surg, 2014, 3(2):204-207. doi: 10.3978/j.issn.2225-319X.2014.03.05

声明

本文作者宣称无任何利益冲突。

参考文献

[1] Churchill ED, Belsey R. Segmental pneumonectomy in bronchiectasis: the lingula segment of the left upper lobe. Ann Surg, 1939, 109: 481-499.

[2] Shiraishi T, Shirakusa T, Iwasaki A, et al. Video-assisted thoracoscopic surgery (VATS) segmentectomy for small peripheral lung cancer tumors: intermediate results. Surg Endosc, 2004, 18: 1657-1662.

[3] Okumura M, Goto M, Ideguchi K, et al. Factors associated with outcome of segmentectomy for non-small cell lung cancer: long-term follow-up study at a single institution in Japan. Lung Cancer, 2007, 58: 231-237.

[4] Okada M, Yoshikawa K, Hatta T, et al. Is segmentectomy with lymph node assessment an alternative to lobectomy for non-small cell lung cancer of 2 cm or smaller? Ann Thorac Surg, 2001, 71: 956-960.

[5] Gonzalez-Rivas D, Fieira E, Mendez L, et al. Single-port video-assisted thoracoscopic anatomic segmentectomy and right upper lobectomy. Eur J Cardiothorac Surg, 2012, 42: e169-e171.

[6] Gonzalez-Rivas D, Mendez L, Delgado M, et al. Uniportal video-assisted thoracoscopic anatomic segmentectomy. J Thorac Dis, 2013, 5: S226-S233.

[7] Gonzalez-Rivas D, Paradela M, Fernandez R, et al. Uniportal video-assisted thoracoscopic lobectomy: two years of experience. Ann Thorac Surg, 2013, 95: 426-432.

[8] Atkins BZ, Harpole DH Jr, Mangum JH, et al. Pulmonary segmentectomy by thoracotomy or thoracoscopy: reduced hospital length of stay with a minimally-invasive approach. Ann Thorac Surg, 2007, 84: 1107-1112.

[9] Bertolaccini L, Rocco G, Viti A, et al. Geometrical characteristics of uniportal VATS. J Thorac Dis, 2013, 5: S214-S216.

译者：柯宏刚，南通大学附属医院胸外科
审校：沈亚星，复旦大学附属中山医院胸外科
陈椿，福建医科大学附属协和医院胸外科

第九章　胸腔镜下肺段切除术治疗早期肺癌多孔法与单孔法术后疗效的对比

Chih-Shiun Shih[1], Chia-Chuan Liu[1], Zhen-Ying Liu[2], Nicolas Pennarun[2], Chih-Tao Cheng[2,3]

[1]Division of Thoracic Surgery, Department of Surgery, [2]Department of Medical Research, Koo Foundation Sun Yat-Sen Cancer Center, Taipei, Taiwan; [3]Defense University, Taipei, Taiwan, China

Contributions: (I) Conception and design: CS Shih, CC Liu; (II) Administrative support: ZY Liu; (III) Provision of study materials or patients: CS Shih, CC Liu; (IV) Collection and assembly of data: CS Shih, CC Liu; (V) Data analysis and interpretation: ZY Liu, N Pennarun, CT Cheng; (VI) Manuscript writing: All authors; (VII) Final approval of manuscript: All authors.

Correspondence to: Dr. Chih-Tao Cheng, MD. Division of Medical Research, Koo-Foundation Sun Yat-Sen Cancer Center, 125 Lih-Der Road, Pei-Tou District, Taipei 112, Taiwan, China. Email: chihtao@kfsyscc.org.

背景：单孔胸腔镜手术（uniportal video-assisted thoracoscopic surgery，UVATS）近期得到广泛的关注，然而此术式具有一定的挑战性，尤其在解剖性亚肺叶切除诸如肺段切除术中具有更高的技术难度。因此，我们进行了一项回顾性研究，应用倾向匹配的方法比较单孔胸腔镜肺段切除术和多孔肺段切除术对于早期肺癌患者的围术期疗效。

方法：收集2006年5月—2014年3月期间进行胸腔镜解剖性肺段切除术肺癌患者的人口统计信息、病史、肿瘤信息及术后结果。结局变量包括手术中取到的淋巴结数量、出血量、住院时间、切口长度、手术时间及并发症的种类和发生率。通过t检验和卡方检验来比较单孔与多孔两组间的人口统计学和临床变量之间的统计学差异。

结果：总共98例肺癌患者行胸腔镜肺段切除术，其中52例（53.1%）行单孔胸腔镜肺段切除术，46例（46.9%）行多孔肺段切除术。在经倾向评分匹配后，两组患者的年龄、肺功能、肿瘤大小及不同术者做手术的差异无统计学意义。切口长度是唯一的导致单孔胸腔镜肺段切除术较多孔肺段切除术有更好术后结果的因素（$P<0.001$）。

结论：单孔胸腔镜肺段切除术与多孔胸腔镜肺段切除术相比除了技术难度和切口更小的区别外，术后结果类似。

关键词：单孔；电视胸腔镜手术；肺段切除术

View this article at: http://dx.doi.org/10.3978/j.issn.2072-1439.2016.01.78

1 引言

自从20世纪90年代初第1例胸腔镜肺癌手术首次被报道以来，经过20年的发展，目前已认同胸腔镜技术可用于多种肺部手术，甚至可以成为标准术式。其优势包括降低术后疼痛，减少对肺功能的损害，缩短胸管引流时间进而减少住院时间[1]。2004年，Rocco等[2]首先报道了单孔胸腔镜肺楔形切除术。另外，Gonzalez等[3]报道了单孔胸腔镜肺叶切除术和单孔胸腔镜肺段切除术。近来，UVATS在治疗胸部疾病方面应用越来越普及。这种普及不仅仅应归功于内镜系统、能源装置及手术器械的不断创新，更应归功于外科医生对于减少手术创伤致患者不适的责任感和渴望[4]。

近年来，电视辅助胸腔镜手术（video-assisted thoracoscopic surgery，VATS）技术不仅向着更小创伤的方向发展，并且有利于发展更小的手术切除范围。1995年，美国肺癌研究组进行的一项里程碑式的研究认为：由于肺段切除术后的局部复发率较高，肺叶切除术是肺癌治疗的标准术式[5]。然而，在随后的几十年中胸部肿瘤学格局发生了显著的变化，新的发展带来了微创胸腔镜入路的时代，其中包括对经仔细筛选后的患者行肺段切除术。近年来的一些文章[6-7]指出，在ⅠA期的肺癌患者中行肺叶切除术和肺段切除术，两者间的无病生存期没有显著差异。研究[8]也显示对于早期非小细胞癌患者，肺段切除术与肺叶切除术的肿瘤预后类似。基于术后并发症的减少和住院时间缩短的优势，同时肿瘤结局、复发率和生存时间相类似的结果，对特定的肺癌患者而言，胸腔镜肺段切除术常较胸腔镜肺叶切除术更为适合[9]。

我们最早从2005年开始行胸腔镜肺叶切除术和肺段切除术伴根治性淋巴结清扫来治疗肺癌患者，从2007年开始采用双孔法。在2010年11月，我们省去镜孔而开始用单孔法进行肺癌手术，以减少手术切口及术后患者不适。从患者临床结果得到的积极反馈不断激励我们调整现有的方法并创造新的方法来解决技术问题，开发出了几种简单有效的方法来进行纵隔淋巴结的清扫[10]。有了单孔法，就不再需要额外对肺组织进行牵拉；此外，也可以避免器械间的碰撞。由Pham等描述的从前到后的切除顺序对我们发展单孔手术的方法特别有帮助，并在2007年开始使用。

在我们医院，单孔胸腔镜肺段切除术现在已经像多孔胸腔镜技术一样被广泛应用。但是，对于这两者间的术后结果比较的相关报道依旧缺乏。由此，我们进行了这项比较单孔及多孔肺段切除术间的回顾性队列分析，用倾向评分匹配的方法来证实在接受了肺段切除术的患者中单孔胸腔镜手术的临床应用效果。

2 对象与方法

2.1 手术技术

我们在先前的研究中已经描述了单孔肺段切除术的手术技术细节[12]。简而言之，手术采用全身麻醉，术中健侧单肺通气，患者取健侧卧位。术者和助手都站在患者的前面。在腋前线第5或第6肋间取长约4 cm的切口，常规在不撑开肋骨情况下使用切口保护套。所有的操作在胸腔镜的辅助下进行，一个10 mm的30°胸腔镜镜头和若干胸腔镜器械同时插入一个切口。术野主要通过胸腔镜镜头的视野显示在屏幕上。大部分解剖操作通过内镜下电凝钩和超声刀之类的能量装置进行。用腔镜吻合器或血管夹来离断肺血管和支气管。能量装置被用来帮助进行淋巴结清扫（系统地淋巴结取样：右侧肺癌患者取2 R、4 R、7、8、9组淋巴结，而左侧肺癌患者则取4 L、5、6、7、8、9组淋巴结）。在离断段血管和段支气管后，通过切割缝合器或电烙器沿着膨胀肺组织-萎缩肺组织的交界处进行肺实质的切除。最后，用保护性标本袋来取出标本，并在切口边缘放置一根胸腔引流管（14 Fr Pigtail，16或20 Fr胸管）。

2.2 数据来源和患者选择

数据来源于台北Koo-Foundation Sun Yat-Sen肿瘤中心胸外科于2000年建立的前瞻性数据库。本研究获得了医院审查机构的许可。

前瞻性收集每1例患者的人口统计信息（年龄和性别）、病史（慢性阻塞性肺病、糖尿病和结核病）及肿瘤信息（分期、治疗干预时间、位置、肿瘤组织学类型、TNM分期及FEV_1/FVC比）。组织学分型依据世界卫生组织分型标准确定。TNM分期根据美国癌症联合委员会第7版确定。

结果变量包括手术取到的淋巴结数量、出血量、住院时间、伤口长度、手术时间及并发症的种类和发生率。大部分数据在诊断时即收集，但某些数据（如肿瘤信息和住院结果）在手术过程中收集。

2006年5月—2014年3月，共107例行肺段切除术的成年患者被纳入研究。除9例剑突下单孔法或非癌症患者外，在余下的98例患者中，52例（53.1%）行单孔手术，46例（46.9%）行多孔手术（图1）。多孔手术组包括双孔入路操作和三孔入路操作。

2.3　统计学分析

为了控制潜在的选择性偏倚，我们采用了倾向评分匹配的方法。通过用贪心算法以最邻近匹配算法来将单孔手术组与多孔手术组进行匹配。当倾向评分的Logit的差异小于评分标准差的20%时即产生匹配。匹配比例为1∶1，在logistic回归中应用下列协变量：年龄、肿瘤大小、FEV_1/FVC和术者验证来得到倾向评分。经过倾向评分匹配后，一共挑选了29对患者。

患者的基线特点和倾向评分匹配后的连续变量间的差异比较用*t*检验，分类变量分析用卡方检验。我们也比较了单孔手术组和多孔手术组间基线时和倾向评分匹配后的结果参数。最后，我们分析单孔组的结果变量，对人口统计学变量和临床变量进行交叉制表以寻找潜在的手术结局预测因素。*P*<0.05为差异具有统计学意义。所有的统计分析通过SAS 9.3版软件进行。

3　结果

在单孔法组中（表1），34例采用传统肺段切除术，包括固有段切除术、舌段切除术、基底段切除术和下叶背段切除术；18例进行了非典型肺段切除术，包括左上叶尖后段切除术、右上叶后段切除术、右上叶尖段切除术、右肺下叶8+9前外基底段切除术、右肺下叶7+8内前基底段切除术和右肺下叶9+10外后基底段切除术。

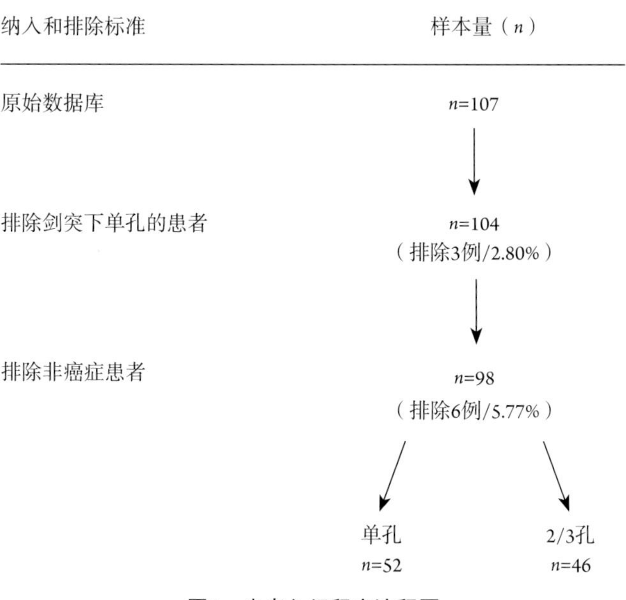

图1　患者入组程序流程图

用来倾向评分匹配的logistic回归模型中的所有变量（如年龄、FEV_1/FVC、肿瘤大小和术者）在匹配前差异有统计学意义，而在匹配后差异无统计学意义。单孔组与多孔组间在性别和病理分期上有统计学意义。虽然这两个因素没有被特别地匹配，在经倾向评分匹配后两者差异无统计学意义（表2）。

经倾向评分匹配后，手术取到的淋巴结数量、出血量、住院时间、手术时间和并发症发生率在两组间差异无统计学意义。只有切口长度在经过匹配后依旧具有统计学意义，确切来说，单孔组和多孔组的切口平均长度分别为3.71 cm和4.36 cm（表3）。

单孔组（29例）的结果变量描述了某些人口统计学变量和临床变量的交叉分析（表4）。手术中女性患者的平均出血量为73.40 mL，而男性患者的平均出血量为22.50 mL（*P*=0.028）。术前有糖尿病的患者切口长度

表1　单孔组的手术方式（*n*=52）

手术方式	例数
传统肺段切除术（*n*=34）	
固有段切除术	17
舌段切除术	7
下叶背段切除术	8
各基底段切除术	2
非典型肺段切除术（*n*=18）	
左上叶尖后段切除术	4
右尖段切除术	2
右上叶后段切除术	5
右上叶尖段切除术	2
右8+9前外基底段切除术	2
右7+8内前基底段切除术	2
右9+10外后基底亚段切除术	2

表2 倾向评分匹配前、后行肺段切除术患者的临床特征

特征	所有患者（n=98）			倾向匹配患者（n=58）		
	单孔（n=52）	多孔（n=46）	P值	单孔（n=29）	多孔（n=29）	P值
性别/[例（%）]						
女	43（82.69）	26（56.52）	0.005*	25（86.21）	18（62.07）	0.070
男	9（17.31）	20（43.48）		4（13.79）	11（37.93）	
年龄/岁#	59.00±11.63	66.8±9.95	<0.001*	61.72±12.24	67.24±9.57	0.061
FEV_1/FVC/L#	80.15±7.42	71.93±8.75	<0.001*	77.14±7.79	74.39±6.23	0.222
肿瘤大小/cm#	2.15±1.03	2.92±1.87	0.016*	2.24±0.96	2.38±1.11	0.623
术者#/[例（%）]						
A	45（86.54）	30（65.22）	0.013*	22（75.86）	21（72.41）	0.764
B	7（13.46）	16（34.78）		7（24.14）	8（27.59）	
病理分期（AJCC 7th）/[例（%）]						
1	38（80.85）	22（66.67）	0.486	21（80.77）	16（72.73）	0.854
2	6（12.77）	7（21.21）		4（15.38）	5（22.73）	
3	2（4.26）	3（9.09）		1（3.85）	1（4.55）	
4	1（2.13）	1（3.03）		0（0）	0（0）	

*代表分类变量；#表示为匹配变量。

表3 单孔和多孔法的手术结果

特征	结局变量					
	淋巴结个数（个）	出血量/mL	住院时间/d	切口长度/cm	手术时间/min	并发症发生率/%
所有患者（n=98）						
单孔（n=52）	19.20±10.73	63.27±78.38	5.77±1.98	3.62±0.74	3.31±0.97	44（89.80）
多孔（n=46）	17.70±10.50	60.22±50.44	6.93±2.17	4.58±1.02	3.46±0.93	37（80.43）
P值	0.489	0.817	0.007*	<0.001*	0.425	0.198
倾向匹配患者（n=58）						
单孔（n=29）	19.46±10.96	66.38±93.43	6.17±2.28	3.71±0.74	3.48±1.00	22（84.62）
多孔（n=29）	18.79±11.97	55.52±49.40	6.66±2.38	4.36±0.61	3.26±0.83	23（79.31）
P值	0.826	0.583	0.434	<0.001*	0.358	0.733

*代表分类变量。

表4　倾向评分匹配后单孔组临床变量和结局变量的比较（n=29）

特征	结局变量												总计n（%）
	淋巴结个数（个）	*P*值	出血量/mL	*P*值	住院时间/d	*P*值	切口长度，cm	*P*值	手术时间/min	*P*值	并发症	*P*值	
性别		0.843		0.028*		0.874		0.229		0.410		0.580	
女	19.29±11.22		73.40±98.83		6.20±2.36		3.64±0.74		3.42±1.05		0.14±0.35		25（86.21）
男	20.50±10.66		22.50±18.93		6.00±2.00		4.12±0.63		3.87±0.63		0.25±0.50		4（13.79）
年龄/岁		0.096		0.315		0.286		0.469		0.952		0.930	
<65	21.84±10.33		49.00±41.66		5.75±1.41		3.77±0.82		3.47±1.01		0.15±0.37		20（68.97）
⩾65	14.44±11.10		105.00±154.90		7.11±3.48		3.56±0.53		3.50±1.06		0.17±0.41		9（31.03）
肿瘤Ⅰ期		0.233		0.212		0.277		0.711		0.657		0.376	
是	17.13±8.34		84.69±121.40		5.75±2.11		3.66±0.47		3.41±1.17		0.21±0.43		16（55.17）
否	22.15±13.21		43.85±30.97		6.69±2.46		3.77±0.99		3.58±0.79		0.08±0.29		13（44.83）
既往患DM		0.605		0.354		0.674		0.041*		0.741		0.171	
是	15.50±13.43		50.00±0.00		5.50±2.12		4.00±0.00		3.25±1.06		0.50±0.71		2（6.90）
否	19.77±11.01		67.59±96.85		6.22±2.33		3.69±0.76		3.50±1.02		0.12±0.34		27（93.10）
既往患TB*													
是	–		–		–		–		–		–		0（0.00）
否	–		–		–		–		–		–		29（100.00）

DM，糖尿病；TB，肺结核。*表示这些患者数据由于没有结核感染史而不适用于数据分析。

明显比没有糖尿病的长（平均长度4.00 cm *vs.* 3.69 cm；*P*=0.041）。两组间其他的结果变量和临床变量差异无统计学意义。

4　讨论

在本研究中，相比那些接受多孔胸腔镜肺段切除术者，接受单孔胸腔镜肺段切除术的患者女性更多、年龄更小、肺功能更好、肿瘤更小、Ⅰ期更多。通过倾向评分匹配能控制大部分混杂因素，经匹配后两组间性别、年龄、FEV_1/FVC、肿瘤大小、术者和病理分期之间的差异无统计学意义。

本研究显示依据大部分测试参数单孔胸腔镜肺段切除术在手术疗效上与多孔组相似。切口长度是单孔胸腔镜肺段切除术组的唯一优势。很多研究[6,13-16]将肺段切除术的肿瘤疗效与肺叶切除术进行比较，提出对解剖性切除进行技术改进，介绍单孔胸腔镜肺段切除术的可行性。但少有对多孔和单孔胸腔镜肺段切除术后结果的比较。本研究有助于填补这方面信息的缺失。

我们从2010年12月开始进行单孔胸腔镜肺段切除术，切除的是一个中央型类癌。此后又在直径<2 cm的肺癌及心肺功能较差的老年患者中应用单孔胸腔镜肺段切除术。初步结果显示：单孔胸腔镜肺叶切除术（14例）和单孔胸腔镜肺段切除术（5例）都无须中转常规开放性手术[17]。我们也报道了233例以单孔法或多孔法行胸腔镜下肺叶切除术或肺段切除术的肺癌患者，均未出现手术死亡病例，这两种技术的住院时间和术后并发症发生率相似；而且单孔组的手术时间更短，手术取到的淋巴结更多，术中出血更少[18]。近年来，我们团队已发表多篇文章介绍单孔胸腔镜手术[10,12,17,19-20]。

随着临床经验的丰富、手术技能的提高及器械的更新，我们根据Hiroaki和Morihito在*Illustrated Anatomical*

*Segmentectomy for Lung Cancer*中提出的对位置较深的肺小结节的处理方法[21]，提出了名为亚肺段或亚肺段联合的精准切除。在过去2年内，复杂的亚肺段切除手术逐渐增多，所需手术时间可能更长，患者住院时间由于术后漏气时间的延长可能增加。我们分析了不同单孔入路手术效果（这里并未说明），在人口统计变量及术后结果方面简单和复杂的肺段切除术之间并无明显差异。经过多年来经验的积累和器械的不断完善，在我们医院UVATS已成为处理一般胸部恶性肿瘤的常规治疗选择。

肺段切除术曾被认为是一种对肺癌治疗不彻底的术式，仅能运用在肺功能较差的老年患者中。近年来，由于胸部低剂量CT的发展，早期肺癌的发现越来越常见。肺段切除术可能成为这些淋巴结转移可能性较低患者的治疗选择。肺段切除术被主张用来处理那些CT筛查出的较小早期肺癌。对于较小的肺癌，单孔胸腔镜肺段切除术都可以将损伤最小化，提供诸如降低切口创伤，保留肺实质功能及促进呼吸系统恢复的益处，这可以带来更短的住院时间及患者社会功能的更早恢复。

本研究显示了单孔胸腔镜肺段切除术伴根治性淋巴结清扫是安全可行的，其围术期结果与传统胸腔镜肺段切除术类似，同时还能减轻切口创伤。关于肺癌的肺段切除术在肿瘤学治疗中的有效性需进一步的前瞻性研究。

声明

本文作者宣称无任何利益冲突。

参考文献

[1] McKenna RJ Jr, Houck W, Fuller CB. Video-assisted thoracic surgery lobectomy: experience with 1,100 cases. Ann Thorac Surg, 2006, 81: 421-425.

[2] Rocco G, Martin-Ucar A, Passera E. Uniportal VATS wedge pulmonary resections. Ann Thorac Surg, 2004, 77: 726-728.

[3] Gonzalez D, Paradela M, Garcia J, et al. Single-port video-assisted thoracoscopic lobectomy. Interact Cardiovasc Thorac Surg, 2011, 12: 514-515.

[4] Ng CS, Rocco G, Wong RH, et al. Uniportal and single-incision video-assisted thoracic surgery: the state of the art. Interact Cardiovasc Thorac Surg, 2014, 19: 661-666.

[5] Ginsberg RJ, Rubinstein LV. Randomized trial of lobectomy versus limited resection for T1 N0 non-small cell lung cancer. Lung Cancer Study Group. Ann Thorac Surg, 1995, 60: 615-622.

[6] Tsutani Y, Miyata Y, Nakayama H, et al. Oncologic outcomes of segmentectomy compared with lobectomy for clinical stage IA lung adenocarcinoma: propensity score-matched analysis in a multicenter study. J Thorac Cardiovasc Surg, 2013, 146: 358-364.

[7] Zhang L, Li M, Yin R, et al. Comparison of the oncologic outcomes of anatomic segmentectomy and lobectomy for early-stage non-small cell lung cancer. Ann Thorac Surg, 2015, 99: 728-737.

[8] Zhang Y, Sun Y, Wang R, et al. Meta-analysis of lobectomy, segmentectomy, and wedge resection for stage I non-small cell lung cancer. J Surg Oncol, 2015, 111: 334-340.

[9] Yang CF, D'Amico TA. Thoracoscopic segmentectomy for lung cancer. Ann Thorac Surg, 2012, 94: 668-681.

[10] Liu CC, Shih CS, Pennarun N, et al. Transition from a multiport technique to a single-port technique for lung cancer surgery: is lymph node dissection inferior using the single-port technique?†. Eur J Cardiothorac Surg, 2016, 49 Suppl 1: i64-i72.

[11] Pham D, Balderson S, D'Amico TA. Technique of Thoracoscopic Segmentectomy. Oper Tech Thorac Cardiovasc Surg, 2008, 13: 188-203.

[12] Wang BY, Tu CC, Liu CY, et al. Single-incision thoracoscopic lobectomy and segmentectomy with radical lymph node dissection. Ann Thorac Surg, 2013, 96: 977-982.

[13] Zhang L, Ma W, Li Y, et al. Comparative study of the anatomic segmentectomy versus lobectomy for clinical stage IA peripheral lung cancer by video assistant thoracoscopic surgery. J Cancer Res Ther, 2013, 9 Suppl 2: S106-S109.

[14] Deng B, Cassivi SD, de Andrade M, et al. Clinical outcomes and changes in lung function after segmentectomy versus lobectomy for lung cancer cases. J Thorac Cardiovasc Surg, 2014, 148: 1186-1192.e3.

[15] Landreneau RJ, Normolle DP, Christie NA, et al. Recurrence and survival outcomes after anatomic segmentectomy versus lobectomy for clinical stage I non-small-cell lung cancer: a propensity-matched analysis. J Clin Oncol, 2014, 32: 2449-2455.

[16] Ren M, Meng Q, Zhou W, et al. Comparison of short-term effect of thoracoscopic segmentectomy and thoracoscopic lobectomy for the solitary pulmonary nodule and early-stage lung cancer. Onco Targets Ther, 2014, 7: 1343-1347.

[17] Wang BY, Liu CC, Shih CS. Short-term results of thoracoscopic lobectomy and segmentectomy for lung cancer in koo foundation sun yat-sen cancer center. J Thorac Dis, 2010, 2: 64-70.

[18] Wang BY, Liu CY, Hsu PK, et al. Single-incision versus multiple-incision thoracoscopic lobectomy and segmentectomy: a propensity-matched analysis. Ann Surg,

2015,261:793-799.
[19] Hsu PK, Lin WC, Chang YC, et al. Multiinstitutional analysis of single-port video-assisted thoracoscopic anatomical resection for primary lung cancer. Ann Thorac Surg, 2015, 99: 1739-1744.
[20] Liu CY, Cheng CT, Wang BY, et al. Number of Retrieved Lymph Nodes and Postoperative Pain in Single-incision and Multiple-incision Thoracoscopic Surgery. Ann Surg, 2017, 265: E76-77.
[21] Nomori H, Okada M. Illustrated Anatomical Segmentectomy for Lung Cancer[M]. Japan: Springer Japan, 2012.

Cite this article as: Shih CS, Liu CC, Liu ZY, Pennarun N, Cheng CT. Comparing the postoperative outcomes of video-assisted thoracoscopic surgery (VATS) segmentectomy using a multi-port technique versus a single-port technique for primary lung cancer. J Thorac Dis, 2016, 8(Suppl 3):S287-S294. doi: 10.3978/j.issn.2072-1439.2016.01.78

译者：陈晓桑，复旦大学附属中山医院胸外科
审校：李文涛，上海交通大学附属胸科医院胸外科

点评

对于部分经过选择的早期肺癌患者而言，用微创的VATS肺段切除术来实现肺实质的保留具有潜在的优势。精确挑选出适合肺段切除的患者是目前亟须解决的科学问题。以肿瘤大小、影像学特征、术中冰冻病理结果等作为指标来筛选肺段切除的患者有一定的局限性。就切口的长度而言，单孔法较多孔法有一定的优势，需根据外科医生的临床经验和技能水平选择相应的术式，术后病理分期仍是决定早期肺癌预后的关键。

——李文涛

第十章　单孔与多孔胸腔镜肺段切除术的比较

Kook Nam Han, Hyun Koo Kim, Young Ho Choi

Department of Thoracic and Cardiovascular Surgery, Korea University Guro Hospital, Korea University College of Medicine, Seoul, Korea

Contributions: (I) Conception and design: HK Kim; (II) Administrative support: HK Kim; (III) Provision of study materials or patients: HK Kim, YH Choi; (IV) Collection and assembly of data: HK Kim, KN Han; (V) Data analysis and interpretation: KN Han; (VI) Manuscript writing: All authors; (VII) Final approval of manuscript: All authors.

Correspondence to: Hyun Koo Kim, MD, PhD. Department of Thoracic and Cardiovascular Surgery, Korea University Guro Hospital, Korea University College of Medicine, 97 Guro-donggil, Guro-gu, Seoul 152-703, Korea. Email: kimhyunkoo@korea.ac.kr.

背景：单孔胸腔镜肺段切除术在治疗早期肺癌的方法上是一个具有挑战性的选择。本研究的目的是与传统的多孔胸腔镜肺段切除术进行比较，明确单孔胸腔镜肺段切除术的可行性。

方法：2006年3月—2015年10月，共有45例患者行胸腔镜下肺段切除术。比较34例单孔胸腔镜与11例多孔胸腔镜肺段切除术的手术疗效。

结果：23例原发性肺癌（51.1%），16例良性肺部疾病（35.6%），6例继发性肺癌（13.3%）在明确诊断后纳入研究。在29例恶性肿瘤（64.4%）中，肿瘤直径为（1.8±0.7）cm。20例（44.4%）患者用hook-wire和显影剂进行术前定位。最常见的肺段切除手术是左上肺各段切除（n=9，30%）。单孔和多孔胸腔镜肺段切除两组在手术时间（P=0.073）、清扫淋巴结数（P=0.310）、围手术期并发症（P=0.412）、术后时间（>5 d）（P=0.610）方面比较差异无统计学意义。单孔胸腔镜组术后并发症发生率降低（P<0.001），住院时间缩短（P=0.029）。

结论：单孔胸腔镜肺段切除术是一种安全可行的方法。

关键词：肺段切除术；亚肺叶切除术；单孔电视辅助胸腔镜手术

View this article at: http://dx.doi.org/10.3978/j.issn.2072-1439.2016.02.31

1　引言

电视辅助胸腔镜手术（video-assisted thoracic surgery，VATS）越来越广泛地应用于肺疾病的诊断和治疗上。其部分原因是由于其与传统开胸手术相比，减少了术后疼痛，缩短了术后康复时间[1]。近年来，很多肿瘤治疗中心对于早期肺癌的治疗都以VATS为主[2]。胸腔镜解剖性肺切除，包括肺叶或全肺切除术并纵隔淋巴结的切除方面都被认为是治疗早期肺癌的理想选择，并为患者提供了最好的生存机会。对于心肺储备差而不能耐受根治性解剖切除的高危早期肺癌（T1N0）患者，亚肺叶切除，包括肺段或楔形切除术都是可选择的治疗方法[3-4]。目前，随着包括术前定位技术[5]及段间界面识别技术在内的各种相关技术的发展，胸腔镜肺段切除术越来越普及[6-7]。

最近，单孔胸腔镜手术（uniportal video-assisted thoracoscopic surgery，UVATS）技术取得了长足的进步，可完成多种类型的胸外科手术[8]，包括一些诊断性操作、最大和最小范围的解剖性肺切除[9]和纵隔肿瘤的切除。尽管在单孔手术操作过程中，并非必须使用一些特殊的器械，但在早期学习曲线期间，通过这样有限的单孔进行常规内镜器械的操作，需要相当熟练的手术技巧及较长的手术时间。部分学者对这种手术方法有一些负面认识，比如需要专门的器械、存在并发症的风险、增加手术时间和医疗费用，因此这种方法在目前的普及上受到一定的限制。另外，许多胸外科医生认为这种方法在肿瘤根治的彻底性和预后等方面具有局限性，在胸外科领域采用UVATS的方法仍存在争议。

对于一位娴熟的胸外科医生而言，通过单孔进行操作，可使视觉直接到达目标病变部位，并且手术器械操作角度是与观察镜成平行方向，这种操作方式类似于开放手术[10]，不仅能收到美容效果，还能明显减少肋间疼痛[11]，取得良好的手术效果[12]。不断有新的证据支持单孔胸腔镜手术可作为一种可行的外科治疗方式[13]。

单孔胸腔镜肺段切除术被认为是一项极具潜力的前沿性的外科技术[12,14]。即使是开胸手术或传统胸腔镜手术，与解剖性肺叶切除术相比，肺段切除术仍然是一个技术上要求更高的手术。除此之外，由于靶肺段的位置所在，使术者不易解剖到肺段血管和支气管。因此，我们在选择方法上，仍然需要极大关注患者的安全。

作者报告了单孔胸腔镜手术在各种肺部疾病的手术治疗中的效果[15]。从2010年开始，我们采用单孔胸腔镜手术对肺恶性肿瘤行主要的肺切除术（单肺叶切除、双肺叶切除及全肺切除术）。在经过两孔胸腔镜手术的学习曲线后，从2012年开始采用单孔胸腔镜肺段切除术[16]。现在手术仅需作2 cm的切口。

目前，关于单孔胸腔镜肺段切除技术细节及手术结果的文献报道较少。本研究试图确定UVATS是否可在微创胸外科手术中起到一种可供选择的作用。

2　对象与方法

2.1　患者

研究回顾性收集了45例行胸腔镜肺段切除术患者的数据，其中34例行单孔胸腔镜入路，11例行多孔胸腔镜入路。手术指征：临床分期为T1N0M0的周围性肺癌，病灶直径<2 cm的磨玻璃样病变且病变实性成分<50%。为了最大范围地保护肺功能储备差患者的正常肺组织，部分炎症性肺病变，转移性肿瘤或不适合楔形切除的良性肿瘤可通过肺段切除来治疗，而不需要行肺叶切除术。在2012年行单孔胸腔镜肺段切除手术之前，手术采用多孔法进行（n=11，2006年开始）。我们比较了单孔和多孔胸腔镜肺段切除手术在手术时间、术中事件（中转开胸）、纵隔淋巴结清扫及术后结果中的差异。

2.2　手术方法

20例患者术前均行hook-wire和造影剂或通过放射性同位素在CT透视下进行病变位置的双重定位，确保切除病变达到足够的段间切缘（图1）。所有的定位程序需要在术前1~2 h进行。术中在造影剂扩散到段间平面前，采用C型臂透视检测造影剂标记的肺段病变部位。

单孔胸腔镜肺段切除术与单孔胸腔镜肺叶切除术在麻醉和手术技巧方面并没有明显不同。患者采取侧卧位，术者站在患者右侧；根据病变的位置，在第5肋间腋后线或腋前线做1个2~4 cm的单切口。切口周围常规应用伤口保护套，以更方便地进行器械操作。在大多数情况下采用直径为5 mm的胸腔镜装置，一个直径为5 mm的带关节的内镜，一个带短轴的常规内镜，尖端弯曲的电凝刀，尖端呈弯曲状态的腔镜切缝器。在单孔胸腔镜肺段切除术中，处理肺段血管分支时，若不便使用腔镜切缝器时，可用血管夹闭器处理。通常用软引流管导引35 mm的血管吻合器离断肺段血管。

单孔胸腔镜肺段切除术的详细步骤和操作顺序（图2~图3）如下：在切除肺上叶各段时，首先游离叶间裂，暴露肺段动脉。在暴露目标肺段的动脉后，肺段动脉分支用尖端可调弯的血管切割闭合器离断或双重的血管夹进行夹闭（图2A）。向后方牵引肺后，可解剖肺静脉，并通过对纵隔胸膜进一步解剖，以暴露肺静脉节段性分支。仔细解剖出后段静脉壁后离断独立的肺静脉分支，在解剖过程中应避免损伤供应肺上叶的尖段动脉分支（图2B）。如果张力大或闭合器通过肺静脉时有困难，在游离肺段静脉前先游离肺尖段动脉，以方便闭合器通过肺静脉。在游离出血管周围

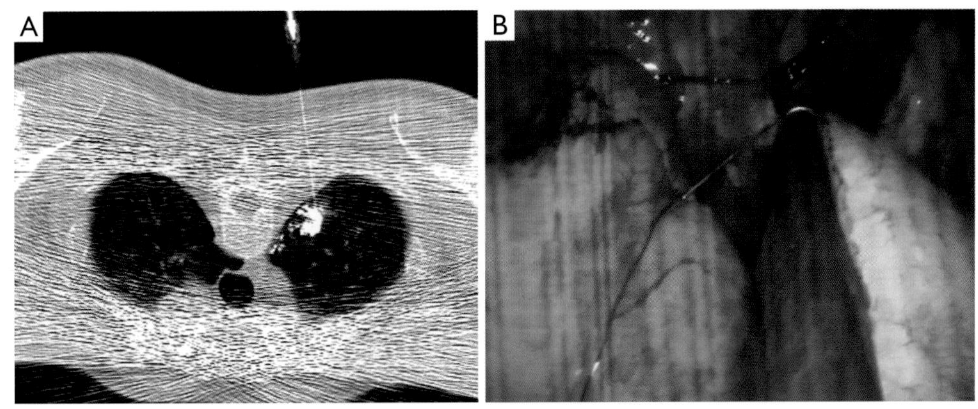

图1　术前双重定位技术

（A）CT引导下用hook-wire和造影剂；（B）术中情况。

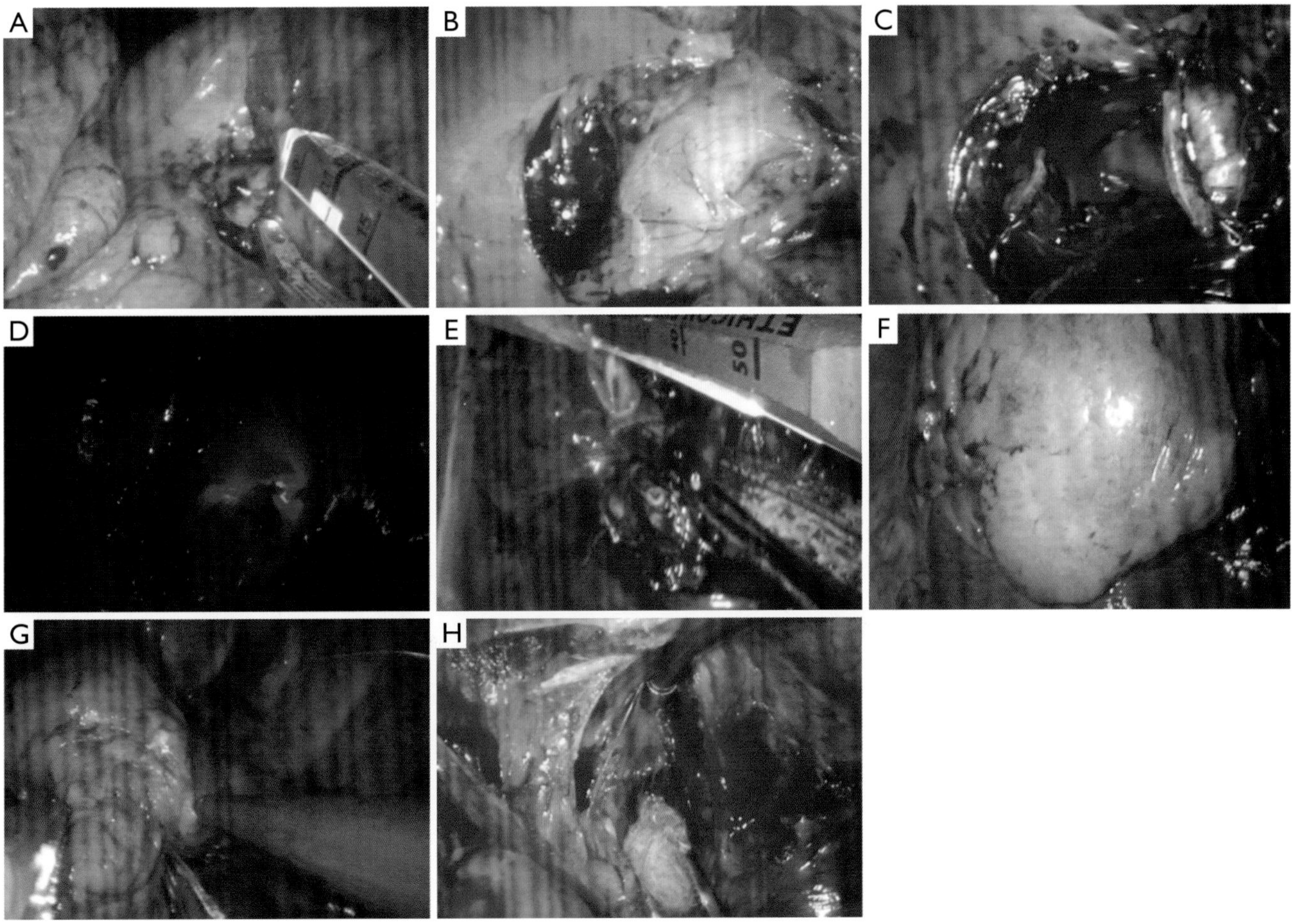

图2　单孔胸腔镜左上叶尖后段切除

（A）尖后段动脉；（B）尖后段静脉；（C）切割的尖后段静脉；（D）术中纤维支气管镜；（E）游离尖后段支气管；（F）通气确认段间平面；（G）沿段间平面切除，尽量远离病变（hook-wire）；（H）隆凸下淋巴结切除。

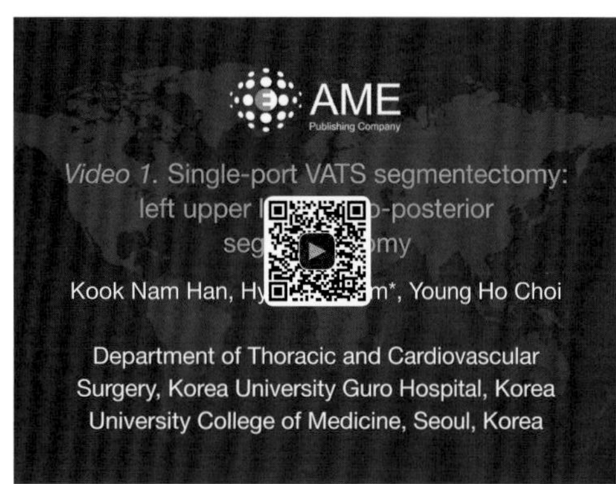

图3　单孔腔镜左肺上叶尖后段肺段切除术[17]

视频观看网址：http://www.asvide.com/articles/827

组织、支气管周围组织以及淋巴结后，段支气管就被游离出，直接通过腔镜闭合器予以切闭（图2C）。在切闭段支气管前，用纤维支气管镜对病变肺段进行正确识别（图2D）。在切闭段支气管前，用膨肺和塌肺的方法区分段间平面。麻醉医生以2 kg/cm^{2}的压力进行喷射性通气（图2E~F）。切闭段支气管后，在C型臂透视导引下区分段间平面，以获得距离靶病变充分的段间切除边缘（图2G）。

UVATS对于切除下叶背段或者基底段的肺段切除术：首先游离下肺韧带，显露下肺段静脉。通过解剖叶间裂暴露肺叶间肺段动脉。静脉的解剖是为了下一步更好地显露下叶段支气管。理想情况下，肺段动脉和支气管之间的血管周围和支气管周围组织应解剖彻底，骨骼化分离目标段支气管。最后离断段支气管，段间平面的处理采用与上叶段切除术相同的技术。将切除的标本装入腔镜保护套，通过单孔移出。

进行完整的淋巴结清扫，包括隐匿性转移的上、下纵隔，隆凸下和肺叶淋巴结。对某些病例特定的肺叶进行解剖性的淋巴结清扫，而对非特异性的肺叶只进行淋巴结采样。在行左侧胸部手术时，主动脉旁和主动脉下淋巴结用淋巴结钳做常规清扫（图2H）。通过单孔放置20或24-F的胸管做胸腔引流，胸膜腔内置管通过泵针进行持续镇痛。

2.3　术后病程

胸腔引流管的拔除条件：24 h胸腔引流量不到患者体重的三分之一，胸管不漏气，胸X线片无气胸征象。若无术后并发症，患者可于拔除引流管1 d后出院。

3　结果

2006年3月—2015年10月，本中心共45例肺恶性肿瘤和良性肺疾病患者行胸腔镜肺段切除术。从2012年开始，34例（76.5%）患者行单孔胸腔镜肺段切除手术。其中24例（51.1%）患原发性肺恶性肿瘤。肺段切除的适应证包括：临床分期为T1N0的周围性肺癌，肿瘤直径<2 cm，肿瘤的实性成分<50%。此外，对6例（13.3%）继发性肺癌和16例（35.6%）肺良性疾病病变局限在可以切除的肺段进行了胸腔镜肺段切除（表1）。肿瘤大小为（1.8±0.7）cm。患者年龄为30~86（60±13）岁；男性占73.3%（n=33）。对上叶各段、下叶背段、舌段及基底段肺段切除是最常见的手术方式（表2）。

单孔胸腔镜肺段切除术的手术时间长于多孔胸腔镜肺段切除术，但差异无统计学意义（P=0.073）。在淋巴结切除的数量方面，多孔胸腔镜组比单孔胸腔镜组肺多（P=0.031），但这仅发生在一个相对小的人群中（n=3）。在单孔胸腔镜组，13例在一个特定肺叶周围行淋巴结清扫术，5例行系统性淋巴结清扫术。在多孔胸腔镜肺段切除术中，出血是最常见的并发症，但在

表1　患者特征

患者特征	平均值/[例（%）]
性别	
男	33（73.3）
女	12（26.7）
诊断	
原发性肺癌	23（51.1）
腺癌	14（31.1）
鳞状细胞癌	8（17.8）
肉瘤	1（2.2）
良性肺疾病	16（35.6）
感染性肺疾病	13（28.9）
良性肿瘤	3（6.7）
继发性肺癌	6（13.3）
腔镜孔数量	
单孔胸腔镜	34（75.6）
多孔胸腔镜	11（24.4）
术前定位	20（44.4）

表2　胸腔镜下肺段切除术

肺段	单孔（n=34）	多孔（n=11）
右肺上叶		
尖段切除	0	1
尖后段切除	3	0
右肺中叶		
内侧段切除	3	0
右肺下叶		
基底段切除	3	0
背段切除	3	1
左肺上叶		
尖后段切除	2	2
舌段切除	3	0
后段切除	0	1
固有段切除	9	1
左肺下叶		
上段切除	4	3
基底段切除	4	2

多数情况下都可控制，没有中转开胸。单孔胸腔镜组有2例患者中转为开胸小切口。有1例因未能在切除的肺段标本中发现肺部病变，而中转为肺叶切除术。恶性肿瘤患者病理结果无淋巴结转移。肺漏气时间延长（>5 d）是最常见的较轻微的术后并发症，但组间差异无统计学意义（P=0.610）。3例患者发生术后肺炎（单孔1例，多孔2例），均采用抗生素治愈。单孔胸腔镜组2例患者术后患脓胸。术后30 d内无死亡。单孔胸腔镜组胸管留置时间无变化。然而，单孔胸腔镜组住院时间较多孔胸腔镜组缩短（P=0.029）（表3）。

4　讨论

本研究结果表明，UVATS具有可行性，针对早期肺癌的肺段切除术而言，UVATS应该是一种可供选择的理想方法。在本研究中，仅少数情况采用多孔胸腔镜肺段切除，因为在肺癌外科治疗中，亚肺叶切除并没有获得赞同，与那些接受肺叶切除的患者相比，亚肺叶切除有较高的局部复发率和较低的生存率。然而，针对早期肺癌（肿瘤直径<2 cm，典型腺癌）的治疗，与开胸手术相比，胸腔镜肺段切除术具有更低的并发症发生率（<10%）和死亡率[18]，取得了优异的肿瘤学治疗效果。此外，我们一直在改变手术策略，以最小范围的肺切除术、以最小的切口治疗早期的非小细胞肺癌和其他肺部恶性肿瘤，以更好地保护肺功能。随着UVATS技术的经验积累，作者报道了在各种肺部疾病中，无须昂贵特殊的专用设备，通过正确定位技术治疗，利用UVATS切除的可能性。然而，与多孔胸腔镜手术相比，对UVATS的预后效果报道信息较少。未来要解决的UVATS治疗效果需要前瞻性队列研究。

然而，本研究表明UVATS具有更好的术后结果（并发症发生率和住院时间）。同样有证据表明，早期行UVATS，与多孔腔镜手术相比需要花费更长手术时间。当外科医生拥有更多的经验时，手术时间就会缩短；因此，对于有经验的外科医生来说，单孔胸腔镜肺段切除手术应该并不困难。在本研究中，肺癌纵隔淋巴结清扫的结果并不比接受UVATS患者差。在亚肺叶切除手术中是否需要系统性的淋巴结清扫，目前尚不明确，需要进一步对VATS进行研究[19]。UVATS的优点是腔镜镜头直接对准病灶，可使外科医生达到与开胸手术相类似的感觉，有利于肺段血管的解剖。缺点是这种技术在早期学习曲线期间仍然是很难的操作，如果是由一个经验不丰富的外科医生来操作的话，术中是不安全的。

从技术上讲，单孔胸腔镜肺段手术操作的步骤与多孔腔镜技术没有不同。在单孔胸腔镜肺段切除术术前，术者应通过CT和PET扫描审慎地制订详尽的手术方案。最常见的和最简单的肺段切除是双下叶背段和舌段切除。左肺上叶固有段（三段）及下叶复合基底段是比较困难的肺段切除。当上肺叶存在肺气肿时，就没有明确的右上肺叶的顶部和/或后部肺段切除术的指征[20]。根据肿瘤的位置选择适当的切口。我们喜欢根据肿瘤位置在第5肋间隙腋前线或腋后线做切口。全面掌握肺段解剖，才能正确解剖和切断段血管。从技术上说，根据肺段的解剖，单孔胸腔镜肺段切除术的适应证应该没有限制。切断段血管后，段支气管可以识别出来，在支气管周围组织被游离后上腔镜支气管闭合器是十分安全的。在段支气管切断之前，外科医生应该在夹紧支气管后行肺通气或通过术中支气管镜检查确认。为了沿段间平面足够地切除肺段组织（距离病变2 cm以上或大于肿瘤的直径），术前定位或术中膨肺，或静脉注射异花青绿显影剂可以帮助划定段间界限。

表3 胸腔镜肺段切除术的手术结果

基本项目	单孔（n=34）	多孔（n=11）	P值
手术时间*/min	148±65	107±68	0.073
切除的淋巴结数*	14±6	16±3	0.310
系统性切除	5	2	
特定肺叶切除	13	1	
特定肺叶采样	5	0	
术中事件	4	2	0.412
出血	3	2	
中转为肺叶切除	1	0	
中转为开胸手术	2	0	0.567
漏气时间延长（<5 d）/例	12	4	0.610
主要并发症/例	3	2	0.001
肺炎	1	2	
脓胸	2	0	
死亡率	0	0	–
胸管留置时间*/d	4.3±3.7	6.3±1.9	0.187
住院时间*/d	5.5±4.1	8.9±5.3	0.029

*表示数据为均数±标准差。

综上，目前由于开展复杂的VATS还存在一些技术方面的限制，所以UVATS在胸外科领域尚不够普及。未来的研究需要明确胸腔镜技术在可接受的长期预后效果以及手术安全性方面的作用。如果有肺段切除手术指征，UVATS的方法适用于大多数胸部手术。这种手术方法在用最小的切口进行更小范围的切除方面可能能够发挥一种重要的作用。

致谢

本研究由韩国健康技术R&D项目、韩国福利部（No. A121074）及韩国国家教育科学技术部（No. NRF-2015R1A2A2A04005760）共同支持完成。

声明

利益冲突：本文是2016年第4届亚洲单孔胸腔镜论坛（ASPVS）的约稿，发言者为Hyun Koo Kim教授，其本人为第四届ASPVS会员。其他作者宣称无利益冲突。

参考文献

[1] Whitson BA, Groth SS, Duval SJ, et al. Surgery for early-stage non-small cell lung cancer: a systematic review of the video-assisted thoracoscopic surgery versus thoracotomy approaches to lobectomy. Ann Thorac Surg, 2008, 86: 2008-16; discussion 2016-8.

[2] Flores RM, Alam N. Video-assisted thoracic surgery lobectomy (VATS), open thoracotomy, and the robot for lung cancer. Ann Thorac Surg, 2008, 85: S710-S715.

[3] Kodama K, Doi O, Higashiyama M, et al. Intentional limited resection for selected patients with T1 N0 M0 non-small-cell lung cancer: a single-institution study. J Thorac Cardiovasc Surg, 1997, 114: 347-353.

[4] Okada M, Yoshikawa K, Hatta T, et al. Is segmentectomy with lymph node assessment an alternative to lobectomy for non-small cell lung cancer of 2 cm or smaller? Ann Thorac Surg, 2001, 71: 956-960.

[5] Doo KW, Yong HS, Kim HK, et al. Needlescopic resection of small and superficial pulmonary nodule after computed tomographic fluoroscopy-guided dual localization with

radiotracer and hookwire. Ann Surg Oncol, 2015, 22: 331-337.
[6] Okada M, Mimura T, Ikegaki J, et al. A novel video-assisted anatomic segmentectomy technique: selective segmental inflation via bronchofiberoptic jet followed by cautery cutting. J Thorac Cardiovasc Surg, 2007, 133: 753-758.
[7] Zhang Z, Liao Y, Ai B, et al. Methylene blue staining: a new technique for identifying intersegmental planes in anatomic segmentectomy. Ann Thorac Surg, 2015, 99: 238-242.
[8] Rocco G, Martucci N, La Manna C, et al. Ten-year experience on 644 patients undergoing single-port(uniportal)video-assisted thoracoscopic surgery. Ann Thorac Surg, 2013, 96: 434-438.
[9] Ng CS, Kim HK, Wong RH, et al. Single-Port Video-Assisted Thoracoscopic Major Lung Resections: Experience with 150 Consecutive Cases. Thorac Cardiovasc Surg, 2016, 64: 348-353.
[10] Bertolaccini L, Rocco G, Viti A, et al. Geometrical characteristics of uniportal VATS. J Thorac Dis, 2013, 5 Suppl 3: S214-S216.
[11] Tamura M, Shimizu Y, Hashizume Y. Pain following thoracoscopic surgery: retrospective analysis between single-incision and three-port video-assisted thoracoscopic surgery. J Cardiothorac Surg, 2013, 8: 153.
[12] Wang BY, Tu CC, Liu CY, et al. Single-incision thoracoscopic lobectomy and segmentectomy with radical lymph node dissection. Ann Thorac Surg, 2013, 96: 977-982.
[13] Zeltsman D. Current readings: Redefining minimally invasive: uniportal video-assisted thoracic surgery. Semin Thorac Cardiovasc Surg, 2014, 26: 249-254.
[14] Gonzalez-Rivas D. Single incision video-assisted thoracoscopic anatomic segmentectomy. Ann Cardiothorac Surg, 2014, 3: 204-207.
[15] Han KN, Kim HK, Lee HJ, et al. Single-port video-assisted thoracoscopic pulmonary segmentectomy: a report on 30 cases†. Eur J Cardiothorac Surg, 2016, 49 Suppl 1: i42-i47.
[16] Kim HK, Choi YH. The feasibility of single-incision video-assisted thoracoscopic major pulmonary resection performed by surgeons experienced with a two-incision technique. Interact Cardiovasc Thorac Surg, 2015, 20: 310-315.
[17] Han KN, Kim HK, Choi YH. Single-port VATS segmentectomy: left upper lobe apico-posterior segmentectomy. Asvide, 2016, 3: 074. Available online: http: //www.asvide.com/articles/827
[18] Okada M. Radical sublobar resection for small-diameter lung cancers. Thorac Surg Clin, 2013, 23: 301-311.
[19] Darling GE. Current status of mediastinal lymph node dissection versus sampling in non-small cell lung cancer. Thorac Surg Clin, 2013, 23: 349-356.
[20] Swanson SJ. Segmentectomy for lung cancer. Semin Thorac Cardiovasc Surg, 2010, 22: 244-249.

Cite this article as: Han KN, Kim HK, Choi YH. Comparison of single port versus multiport thoracoscopic segmentectomy. J Thorac Dis, 2016, 8(Suppl 3):S279-S286. doi: 10.3978/j.issn.2072-1439.2016.02.31

译者：郭家龙，十堰市太和医院心大血管外科
刘华，十堰市太和医院心大血管外科
审校：赵学维，上海长征医院胸外科

第十一章　肺癌的机器人肺叶切除和肺段切除术：结果及手术方法

Giulia Veronesi

Head of the Unit of Robotic Surgery, Division of Thoracic Surgery, Humanitas Research Hospital, Milan, Italy
Correspondence to: Giulia Veronesi, MD. Head of the Unit of Robotic Surgery, Division of Thoracic Surgery, Humanitas Research Hospital, Via Ripamonti 435, 20141 Milano, Italy. Email: giulia.veronesi@cancercenter.humanitas.it.

摘要：对肺癌手术而言，电视辅助胸腔镜手术（video-assisted thoracic surgery，VATS）是较为开放手术中有着诸多优点的微创方法，但其仍有一定局限，如手术器械无灵活性且在非直视下操作。机器人技术可谓是对腔镜胸外科手术的变革，在保留微创的前提下克服了胸腔镜手术的上述局限，具有动作更直观、活动度更大且为高清3D视野的优点。诸多研究提示机器人肺叶和肺段切除术是可行的、安全的，同开放/胸腔镜手术方式相比有类似的远期效果，当然，还需进行随机对照研究，对患者的生活质量和疼痛方面的优势进行研究。目前，机器人手术有多种方法，包括机械臂的使用数量（3臂或4臂）、是否使用CO_2气胸及辅助切口选择和布局等。我们采用了四臂机器人手术并前辅助切口。肺切除的机器人手术适应证较传统腔镜手术更为宽泛，而且包括了化疗后局部进展的患者或需要解剖性肺段切除的患者。VATS和机器人手术的学习曲线类似。高投入及运行昂贵是其主要缺点，引入公司间的竞争或许可以降低成本。

关键词：肺癌；手术；机器人；肺段切除术；肺叶切除术

View this article at: http://dx.doi.org/10.3978/j.issn.2072-1439.2015.04.34

1　引言

关于治疗的思维模式正在发生转换，即“从最大限度忍受治疗”到“接受最小限度但又有效的治疗”，这种变化涵盖了肿瘤外科治疗的诸多领域，但对胸外科手术方面的影响尚少。尽管微创方法，如电视辅助胸腔镜手术（video-assisted thoracic surgery，VATS）和机器人辅助手术，避免了胸部主要肌肉的离断和撑开肋骨，并可用于肺癌切除，但仍没有被广泛应用。一项由欧洲胸外科医师协会在2007年进行的研究[1]发现，仅有大约5%的术者在肺切除术中采用胸腔镜入路。但事实上已有研究系统回顾比较了用于早期非小细胞肺癌（non-small cell lung cancer，NSCLC）患者的VATS和开放手术（包括多个随机对照研究），结果表明VATS同开放手术相比，胸管留置时间、住院时间更短且生存率更优（4年），差异均有统计学意义[2]。其他研究[3]表明VATS与减轻术后疼痛、降低输血及术后并发症相关，并在美观和功能上有改善，进而提高患者的生活质量（quality of life，QOL）。

但是作为一项高难技术，VATS学习曲线较长[1]，是术者在肺叶切除术中不采用胸腔镜入路的最常见原因。

或许VATS存在的一些缺陷使其不易被胸外科医生

广泛应用，这些缺陷包括操作器械时手部非直观的活动、器械的杠杆作用及抖动的放大效应。术者站在患者旁边操作器械，而同时虚拟的手术视野呈现在一定距离之外的显示器上，使得手眼分离。另外，多数VATS镜头呈现的是低分辨率的二维图像且放大率有限。VATS系统因此被视为在人体工学方面存在不足，使得精细动作难以完成。

机器人手术在20世纪90年代出现以来，克服了部分的微创手术局限。首个机器人系统肺叶切除术报道于2002年[4]。目前仅有达芬奇系统应用于胸外科手术，该系统由位于加利福尼亚的森尼维尔市的Intuitive Surgical公司生产。

机器人手术相较VATS主要的优势在于，术者手和腕部的自然活动可通过计算机辅助机械臂系统转化为患者体内器械的精细动作，颤抖则会被过滤掉。术者在远离患者的控制台前工作，且通过控制台的目镜观察视野，进而手–眼–术得以同向。镜头也由术者在控制台前直接控制，从目镜可看到多重放大、高分辨率的立体图像，这样可弥补力反馈的缺乏[5]。

尽管这些都是理论上的优势，但对于胸部肿瘤微创手术来说，机器人手术一定会比VATS表现更加容易，而又能够得到手术及肿瘤预后方面同其一致或更好的效果。还有，机器人系统的高投入和运行费用[6]也需要削减，胸外科医生的培训或再培训机会也需要增加。

2　机器人肺叶切除术——发表的经验

肺叶切除并淋巴结清扫是Ⅰ和Ⅱ期NSCLC的标准治疗方法[7]。从最初报道[4]开始，在随后的10年里，机器人肺叶切除术的可行性及安全性经过了一系列的研究。Park等[8]报道了34例肺癌肺叶切除术，采用了3臂机器人手术（两孔作为腔镜孔，4 cm长辅助口，不撑开肋骨），该方法中患者体位和腔镜孔同VATS中相似；而且，手术步骤套用VATS肺叶切除术，包括前后肺门的游离。4例患者中转开胸。清扫淋巴结站的中位数为4（2~7站）。无围术期死亡。胸管引流中位时间为3（2~14） d，中位手术时间为218（155~350）min。Gharagozloo等[9]在2009年报道连续100例杂交的双相手术方法：机器人手术分离血管、肺门及纵隔，随后用胸腔镜肺叶切除。术后并发症发生率21%，3例术后死亡，其原因可能是包括了手术风险过高的病例。后期80例患者无死亡，前期20例则是学习阶段。作者认为机器人系统在精细操作方面具有优势（如淋巴结清扫）；而VATS方法在肺叶切除阶段更优。

Veronesi等[5]在2010年第1个报道了保留肌肉开胸和4臂机器人系统配合3~4 cm辅助孔手术的比较。对54例机器人手术及配对的54例开胸患者进行术前评估与分析。机器人组住院时间更短，但手术时间延长，只是在积累了前三分之一病例的手术经验后，手术时间才明显缩短。作者认为机器人手术并淋巴结清扫安全可行。机器人肺叶切除术的平均时间在初始病例中约为220 min，拥有一定经验后约为170 min（数据未公布）。

Dylewski等[10]在2011年报道了200例仅采用机械臂打孔和CO_2气胸完成的机器人肺切除术。在手术完成时标本由肋弓下经膈取出，然后修补膈肌。中位手术时间缩短至100（30~279）min，中位住院时间3 d。然而，由于积液、引流或术后气胸的再入院率高达10%。

同Veronesis等[5]在2010年的报道类似，Cerfolio等[11]在2011年采用倾向性评分对接受机器人肺叶切除的连续106例和接受开胸保留神经肺叶手术的318例患者进行配对比较。机器人组的并发症发生率及死亡率较低（0 *vs.* 3.1%），心理QOL评分明显占优且住院时间明显更短（2.0 d *vs.* 4.0 d）。但机器人组手术时间明显要延长（2.2~1.5 h）。他们根据经验认为：增加第4臂、用血管带引导钉仓、CO_2气胸及经膈肌15 mm孔取标本等，可以缩短手术时间及降低中转率。肿瘤较大、肺门淋巴结受累或术前淋巴结转移放化疗的病例并未排除在外，这对微创肺癌手术切除的指征是极大的扩大。作者提出，机器人手术使得淋巴结切除可以“出色”地完成。

因斯布鲁克的Schmid团队[12]在2011年学习期间比较了26例患者采用前后方不同入路，其中前5例采用机器人位于后方的入路。中位住院时间为11（7~53）d，中位手术时间为228（162~375）min，1例30 d内死亡。该团队最开始倾向于机器人手术，但后来在一篇综述中又阐明[13]，他们对多数肺切除手术已经回归了VATS的术式，因为机器人手术的临床优势并不足以弥补其高花费和延长手术时间的缺点。

在2012年，Louie等[14]发表了一项53例连续机器人肺叶切除或肺段切除同35例解剖性胸腔镜肺段切除术的个案对照研究。虽然对于手术及术后恢复情况而言两组类似，但机器人组使用止痛药及恢复日常活动的时间明显要短。作者报道这两种方式的淋巴结清扫能力相当，不过，机器人手术对肺门淋巴结清扫更得心应手。

Park等[15]发表了目前唯一一篇评价机器人肺叶切除术后肿瘤远期效果的文章。文章对2002—2010年，3个肿瘤中心（意大利2个，美国1个）针对325例NSCLC患者进行了系列研究。大多数（76%）肿瘤为Ⅰ期，18%为Ⅱ期，6%为Ⅲ期。中位随访时间为27个月。总5年生存率大约80%（95% CI：73~88）：ⅠA期91%（95% CI：83~99），ⅠB期88%（95% CI：77~98），Ⅱ期49%（95% CI：24~74）。对ⅢA期患者，3年生存率为43%（95% CI：16~69）。这些数据表明：对NSCLC而言，机器人肺叶切除手术的分期相关远期生存结果同以往VATS及开放手术相符。

在Veronesi等[5]和Cerfolio等[11]的对照研究中，淋巴结清扫数目被认为是肿瘤根治性的一个间接指标。淋巴结清扫的中位数在机器人手术和开放手术中无差别，这提示机器人手术与开胸手术达到的根治性相似。其他研究[14,16]结果显示VATS和机器人肺癌手术切除淋巴结的数目没有差别。

临床诊断淋巴结阴性病例中淋巴结的转移率是另一个评价根治性的指标。Park等[15]的文章对325例机器人肺叶切除病例总结，发现13%的Ⅰ期患者术后升期为N1。这同Boffa等[17]在2012年报道的开胸手术的升期率相似，而高于VATS[18]，这提示机器人手术可能比VATS根治性更好。Wilson等[19]回顾了临床Ⅰ期的NSCLC患者，在3个肿瘤中心接受机器人肺叶或肺段切除术。他们发现总淋巴结病理升期率为10.9%，对肺门（pN1）升期率6.6%，而纵隔（pN2）为4.3%。将结果同近来发表的[2,17-18,20]VATS及开放手术进行比较，并参照AJCC第7版T临床分期，他们认为，对于Ⅰ期NSCLC，机器人手术淋巴结升期较VATS明显，同开放手术相似。

Park等[21]报道：达芬奇机器人系统在2008年的最初投入约百万美元，年维护费用约10万美元，而每例手术的一次性耗材约730美元。他们估计，与VATS比较，机器人手术每例大约要贵3 981美元。然而，总体而言机器人手术比开放手术要便宜（大约4 000美元），因为后者可能延长患者的住院时间。

Swanson等[22]的最近一项研究，通过对Premier医院数据库记录的15 502例肺手术患者进行回顾，分析机器人肺叶切除手术和楔形切除手术的成本。其中仅4%的手术是机器人辅助完成的。经倾向性评分建立对照组进行分析，发现平均每例患者花费的增多与使用机器人辅助手术相关：行肺叶切除的机器人手术费用为25 040.70美元，而VATS为20 476.60美元（P=0.0001）；行楔形切除的两种手术的费用为19 592.40美元和16 600.10美元（P=0.0001）。这项研究也发现：机器人手术时间比VATS要长，无论是肺叶切除（4.49 h *vs.* 4.23 h；P=0.0969），还是楔形切除（3.26 h *vs.* 2.86 h；P=0.0003）。三者住院时间相似，但不良事件方面没有差别。另一项由Nasir等[23]进行的研究，分析了一位北美医生的机器人手术数据（282例肺叶切除，71例肺段切除，41例转开胸），得到了“类似的数据”。每例患者的中位住院花费为32 000美元，其中，医院利润4 750美元。重大并发症发生率为9.6%，30 d的围术期死亡率为0.25%，90 d为0.5%。出院3周后，疼痛评分的中位值为2/10。作者认为即使这些花费较高，对医院也仍然有利。

从我们分析的成本来看，每个机器人肺叶切除术平均总花费约为12 000欧元，这是由意大利医保覆盖的，对医院的净利润没有影响。

3　机器人肺叶切除术——手术方法

机器人肺叶切除手术方法迥异，米兰的团队采用4臂系统——3个机械臂孔及1个辅助切口[5]。纽约和比萨的医生[4,8]初始采用3臂法，但在最近开始采纳4臂系统。Dilewski等[10]和Cerfolio等[11]采用4臂法，但由于在术中使用CO_2气胸辅助操作，仅在手术结束时开辅助口。辅助口的位置（主要用于移除标本）因术者偏好而有所不同。Veronesi和Park采用第4肋间切口，Dylewski等[10]在2011年报道采用经膈肌的肋骨下切口，而Cerfolio等[11]使用第9、10肋间切口以取出较大肿瘤。Gharazozloo等[9]采用机器人联合胸腔镜的杂交方法。

3.1　术前评估及手术适应证

机器人手术指征同VATS比较，差异无统计学意义。患者须有足够心肺功能储备，且病变可经肺叶或肺段切除。一些术者[10-11]对诱导治疗后的进展期肺癌、淋巴结受累及应袖式支气管切除的中央型肿瘤也采用了机器人手术，并且获得了满意的效果。术前使用包括CT增强扫描（胸部、脑及上腹）和CT/PET（正电子发射扫描）等标准分期检查。对于中心型病变行气管镜检查。若需术前诊断，如有合并症的患者或对病变不是高度怀疑为肺癌以及不能通过VATS楔形切除的中心型病变，则进行CT引导下穿刺活检。

3.2　患者体位及切口分布

患者采用侧卧位，双腔气管插管单肺通气麻醉。机器人位于患者头侧斜后方（图1）。

采用4臂法，3孔及1个辅助口。首先由腋中线第8肋间1 cm的切孔进入（若不做胸腔镜楔形切除）30°三维镜头，以探查胸腔及引导随后切开的3 cm辅助口，该口位于前方第4或5肋间（图2）。随后是腋后线第8肋间8 mm孔来置入机器人右臂（在右侧），另一个孔在背侧听诊三角，置入最后一个机械臂。这第4个孔便于牵引肺及更好地暴露术野。

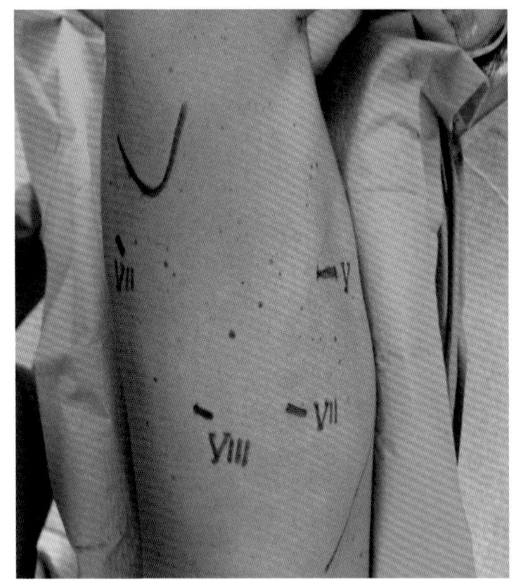

图1　右侧肺叶切除置孔，第4或5肋间辅助口，镜头孔位于第7或8肋间，两个后方孔置入机械臂
箭头所示为机器人进入方向。

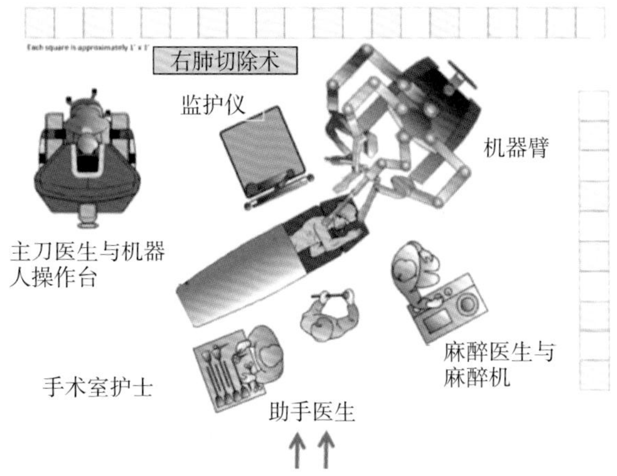

图2　右肺手术的手术室布局

这些孔对于所有肺叶切除都是标准置法。除非一种情况，即在右侧时，镜头经腋中线第7肋间置入，而左侧手术切孔须向背侧移动2 cm（同右侧手术比较），以避免心脏遮挡肺门结构。

术前未确诊病变，首先可经VATS楔形切除，术中做冰冻病理切片检查。

较小或深部未确诊病变，可在术前24 h内于CT引导下向结节内注射^{99}Tc标记的溶液或放射性示踪剂（碘）[24]。术中经一个手术孔置入伽马射线探头，定位“热”结节并引导楔形切除。

肺叶切除术中，首先游离肺门结构，使用电钩或电铲及两把Cadière抓钳。电钩由机器人右臂操控，右侧手术时经胸部切口进入，或左侧肺叶手术时经背后第8肋间套管进入。其中一个Cadière抓钳（第4机械臂）用来牵引肺及暴露术野结构。另一个抓钳由机器人左臂操控，游离结构时抓取组织。当肺门血管或支气管游离并可用血管带环绕来引导钉仓进入时，第3把抓钳可代替电钩进入术野。移开机械臂后，由助手经胸部辅助口进入钉仓闭合血管及支气管。肺静脉一般最先被游离切断。如果病变位于右肺上叶，肺静脉要在肺动脉及支气管游离处理后切断。如果病变位于右肺下叶或左肺，切断肺静脉后，一般在闭合动脉前处理支气管。当行中叶切除时，最适宜的处理顺序是静脉→支气管→动脉。

通常，肺裂不发育时需要助手经其中一个手术孔置入腔镜闭合器打开。肺叶用内镜下取物袋经前胸辅助口取出。

3.3　淋巴结切除

尽管可疑的淋巴结通常是在肺叶切除之前移除，但根治性淋巴结清扫还是在肺叶切除术后以和开胸手术相同的方法切除。气管旁淋巴结经右侧且在不断其静脉的情况下切除。上腔静脉和奇静脉之间的纵隔胸膜需要打开。淋巴结连同Barety腔间的脂肪组织由电钩和抓钳整块切除。若患者纵隔脂肪很多，淋巴结很大，可以应用超声刀（Ethicon）切除。

隆凸下淋巴结在肺韧带切开并将肺牵向前纵隔从而暴露后纵隔之后移除。若视野良好，通常可以避免伤及支气管动脉；若视野不佳，可以简单地将其电凝，一般不需要使用血管夹。Tachoseal有时用于叶裂表面以减少漏气。术后置单根28Ch（Tyco Healthcare）胸腔引流管。

4 肺段切除术

解剖性肺段切除术是通过结扎并切除这些肺段的气管和血管，从而将一段或多段支气管肺段切除，通常需要在术中仔细检查支气管、肺门、纵隔血管淋巴结，而且只有N0期的患者可采用肺段切除术，其他患者需接受肺叶切除术[25]。特别是在一项关于能耐受肺叶切除术的T1-2N0期NSCLC患者亚肺叶切除（肺段切除或楔形切除）和肺叶切除的随机对照试验[26-27]结果发布后，肺段切除或楔形切除——无须术中探查采样的淋巴结而将一小部分肺组织楔形切除——才被认为主要适用于年龄较大者或肺功能有损害的不能耐受肺叶切除术的患者[26]。在最少四年半的随访中，试验存活者并没有显著减少，接受亚肺叶切除术的患者有更高的复发率。然而，失败主要发生于接受楔形切除的患者中[26-27]。相比之下，非随机研究报告中肺段切除术和肺叶切除术生存率类似[28-30]。在2014年Meta分析[31]中通过调查适合肺叶切除而接受亚肺叶切除患者的总体生存和无病生存状况，发现亚肺叶切除和肺叶切除的患者长期生存状况相似。

自从2011年国际随机化筛查试验发布结果以来，人们对于肺段切除的兴趣大增，这项试验囊括了53 000例55岁以上的北美高危吸烟者，发现与胸部X线相比，低剂量的CT扫描可使肺癌死亡率减少20%[32]。

鉴于这项研究结果，肺癌筛查已被广为接受[33]，并且小的早期癌症病灶将会在肺癌诊断中越来越多见。多数这种小的癌症病灶很可能理想化地通过微创机器人肺段或楔形切除手术进行治疗。现有许多正在进行的试验用于重新评估亚肺叶切除在早期肺癌中的地位。

CALGB 140503临床研究（The Cancer and Lymphoma Group B，CALGB）正在进行一项前瞻性、随机化、多中心的Ⅲ期试验，这项试验是为了明确，在直径≤2 cm的ⅠA期NSCLC患者中，与肺叶切除相比，亚肺叶切除在患者生存和肿瘤复发方面并无差异[34]。这项研究招募了1 300例患者。

另一项随机化Ⅲ期非劣性试验正在日本进行[35]，ⅠA期单发的≤2 cm的外周病变NSCLC患者被随机分到肺段/肺楔形切除与肺叶切除组。这项试验计划在3年多的时间里从71个机构中募集了1 100例患者。

意大利米兰正在进行多中心的Ⅲ期随机试验，比较亚肺叶切除和标准的肺叶切除，计划3年招募810例患者。纳入标准如前试验所述。然而，可根据术前CT-PET分出一个亚组：PET-CT阴性，病变≤1 cm，或同时具备。术中检查是否符合纳入标准，若符合，患者做随机化处理。对于PET阴性/病变≤1 cm的亚组，随机化之前不进行淋巴结采样；若随机分到肺段切除或楔形切除组，仅做肺切除。随机分配到肺叶切除术组的病例都需接受肺叶切除和淋巴结切除术。结节>1 cm且PET表现阳性的患者，于术前淋巴结采样并做冰冻切片：仅切片结果示3站淋巴结阴性且切缘阴性者才做随机化处理。

4.1 机器人肺段切除术——已发布的经验

关于机器人肺段切除术的文章很少。首次发表的多中心研究，包含了来自米兰，纽约Memorial Sloan Kettering癌症中心，新泽西Hackensack大学医学中心的研究小组[36-37]。这项研究报道了17例（7例男性，10例女性）平均年龄68.2（32~82）岁患者于2008—2010年间，接受了机器人辅助肺段切除术。平均手术时间189（138~240）min。术后平均住院5（2~14）d。没有转为VATS和开胸术式，也没有术后死亡。早期术后并发症包括1例（5.9%）肺炎和2例（11.9%）长时间漏气（均有肺气肿）。大部分肺癌都在下叶（64.7%）。肿瘤大小的中位值为1.11（0.6~2.8）cm。其中8例为NSCLC，2例典型类癌，7例肺转移瘤（3例由结肠癌转移，与乳腺癌、腺样癌、胃肠道滋养层肿瘤及骨肉瘤有关各1例）。6例原发肺癌患者是pN0期，2例pN1期。最初的手术经验是令人鼓舞的，因其具备了所有微创手术的优点，并兼有机器人系统内在的优势。尤其是可以在没有大出血、乳糜胸和喉返神经损伤的情况下，较易进行纵隔和肺门淋巴结的根治切除。相比而言，胸腔镜淋巴结切除则有相当的挑战性[38]。

2014年，由Toker等[39]报道了21例（15例恶性疾病）达芬奇机器人肺段切除术，没有中转，其中4例出现术后并发症。平均手术时间（机器人控制台计算）为84 min [标准差（standard deviation，SD）26，范围40~150 min]。平均胸管引流3 d（SD 2.1，范围1~10 d），平均术后住院4 d（SD 1.4，范围2~7 d）。平均切除纵隔淋巴结14.3（2~21）枚，肺门及叶间淋巴结8.1（2~19）枚。他们认为：与之前研究一样，机器人辅助良恶性疾病的肺段切除术是可行、安全的，且术后并发症少，住院时间短。他们提出淋巴结切除数量对早期肺癌患者的肿瘤治疗是"可接受的"，且与VATS手术进行前瞻性比较，评估术后疼痛、呼吸功能及患者的生存质量也是必要的。

在机器人肺段切除术中，如何判断段间裂是主要问题。最近，有人[40]提出一项新技术来判断段间裂。在游离肺门，离断目标肺段的支气管、静脉和动脉之后，经外周静脉注射无毒的荧光靛青（Indocyanine Green，ICG），再将机器人图像系统改为荧光模式。纵隔及实质组织在注射后30~40 s显示为绿色。显色在1 min后达到最大值，随后慢慢消退。有灌注的肺组织会呈绿色，而孤立了的拟切除肺段不着色，这样可很好地划定肺段界限，并利于钉仓沿段间裂打开。由于机器人技术有限，无法进行肺触诊，故ICG清楚显示的肺段界限可确保病变和切缘间有足够距离。这项技术目前仅用于少数几例患者，但很有应用前景。

4.2　机器人肺段切除术——方法

麻醉原则、患者体位及手术间布局与肺叶切除术类似。

切口位置及数目亦与肺叶切除术一致，且切口设置不因肺段方位、类型不同而有异。肺段结构游离通常使用Cadiere和电钩。血管分支的离断要使用内镜闭合器，或Hem-o-Lok夹（Teleflex Medical，Research Triangle Park，NC）。肺组织使用连续击发的内镜下钉仓切开。淋巴结清扫机及术后处理原则同肺叶切除术。

5　总结

目前，还没有随机研究比较VATS和机器人术式，且少有论文报道肺癌机器人手术的远期效果。文献提示，机器人术式可较好而安全地替代腔镜术式，且对较困难的或解剖肺段切除的病例，这是一种更简单而直观的手术方法。视野的改善和直观的动作可以提高纵隔局部进展病变的根治切除率。

思维模式的转换，所谓的"从接受最大限度的治疗"到"接受最小限度但有效的治疗"，已涵盖了肿瘤外科治疗的多数领域，也应被胸外科医生广泛接受。

机器人手术相较于VATS的主要局限仍是费用高，其原因是市场上仅有一家公司，缺乏竞争对手以使之降低价格。

致谢

感谢英语编辑Don，Raffella Bertolotti的数据处理。

声明

本人曾任Abi医疗的机器人胸外手术成员。

参考文献

[1] Rocco G, Internullo E, Cassivi SD, et al. The variability of practice in minimally invasive thoracic surgery for pulmonary resections. Thorac Surg Clin, 2008, 18: 235-247.

[2] Whitson BA, Groth SS, Duval SJ, et al. Surgery for early-stage non-small cell lung cancer: a systematic review of the video-assisted thoracoscopic surgery versus thoracotomy approaches to lobectomy. Ann Thorac Surg, 2008, 86: 2008-2016; discussion 2016-2018.

[3] Cheng D, Downey RJ, Kernstine K, et al. Video-assisted thoracic surgery in lung cancer resection: a meta-analysis and systematic review of controlled trials. Innovations (Phila), 2007, 2: 261-292.

[4] Melfi FM, Menconi GF, Mariani AM, et al. Early experience with robotic technology for thoracoscopic surgery. Eur J Cardiothorac Surg, 2002, 21: 864-868.

[5] Veronesi G, Galetta D, Maisonneuve P, et al. Four-arm robotic lobectomy for the treatment of early-stage lung cancer. J Thorac Cardiovasc Surg, 2010, 140: 19-25.

[6] Park BJ, Flores RM, Rusch VW. Robotic assistance for video-assisted thoracic surgical lobectomy: technique and initial results. J Thorac Cardiovasc Surg, 2006, 131: 54-59.

[7] Crinò L, Weder W, van Meerbeeck J, et al. Early stage and locally advanced (non-metastatic) non-small-cell lung cancer: ESMO Clinical Practice Guidelines for diagnosis, treatment and follow-up. Ann Oncol, 2010, 21 Suppl 5: v103-v115.

[8] Park BJ, Flores RM, Rusch VW. Robotic assistance for video-assisted thoracic surgical lobectomy: technique and initial results. J Thorac Cardiovasc Surg, 2006, 131: 54-59.

[9] Gharagozloo F, Margolis M, Tempesta B, et al. Robot-assisted lobectomy for early-stage lung cancer: report of 100 consecutive cases. Ann Thorac Surg, 2009, 88: 380-384.

[10] Dylewski MR, Ohaeto AC, Pereira JF. Pulmonary resection

using a total endoscopic robotic video-assisted approach. Semin Thorac Cardiovasc Surg, 2011, 23: 36-42.

[11] Cerfolio RJ, Bryant AS, Skylizard L, et al. Initial consecutive experience of completely portal robotic pulmonary resection with 4 arms. J Thorac Cardiovasc Surg, 2011, 142: 740-746.

[12] Augustin F, Bodner J, Wykypiel H, et al. Initial experience with robotic lung lobectomy: report of two different approaches. Surg Endosc, 2011, 25: 108-113.

[13] Bodner J, Schmid T, Wykypiel H, et al. Robotic surgery in thoracic cancer. Memo, 2010, 3: 103-105.

[14] Louie BE, Farivar AS, Aye RW, et al. Early experience with robotic lung resection results in similar operative outcomes and morbidity when compared with matched video-assisted thoracoscopic surgery cases. Ann Thorac Surg, 2012, 93: 1598-1604.

[15] Park BJ, Melfi F, Mussi A, et al. Robotic lobectomy for non-small cell lung cancer (NSCLC): long-term oncologic results. J Thorac Cardiovasc Surg, 2012, 143: 383-389.

[16] Jang HJ, Lee HS, Park SY, et al. Comparison of the early robot-assisted lobectomy experience to video-assisted thoracic surgery lobectomy for lung cancer: a single-institution case series matching study. Innovations (Phila), 2011, 6: 305-310.

[17] Boffa DJ, Kosinski AS, Paul S, et al. Lymph node evaluation by open or video-assisted approaches in 11, 500 anatomic lung cancer resections. Ann Thorac Surg, 2012, 94: 347-353.

[18] Licht PB, Jørgensen OD, Ladegaard L, et al. A national study of nodal upstaging after thoracoscopic versus open lobectomy for clinical stage I lung cancer. Ann Thorac Surg, 2013, 96: 943-949.

[19] Wilson JL, Louie BE, Cerfolio RJ, et al. The prevalence of nodal upstaging during robotic lung resection in early stage non-small cell lung cancer. Ann Thorac Surg, 2014, 97: 1901-1906; discussion 1906-1907.

[20] Merritt RE, Hoang CD, Shrager JB. Lymph node evaluation achieved by open lobectomy compared with thoracoscopic lobectomy for N0 lung cancer. Ann Thorac Surg, 2013, 96: 1171-1177.

[21] Park BJ, Flores RM. Cost comparison of robotic, video-assisted thoracic surgery and thoracotomy approaches to pulmonary lobectomy. Thorac Surg Clin, 2008, 18: 297-300. vii..

[22] Swanson SJ, Miller DL, McKenna RJ Jr, et al. Comparing robot-assisted thoracic surgical lobectomy with conventional video-assisted thoracic surgical lobectomy and wedge resection: results from a multihospital database (Premier). J Thorac Cardiovasc Surg, 2014, 147: 929-937.

[23] Nasir BS, Bryant AS, Minnich DJ, et al. Performing robotic lobectomy and segmentectomy: cost, profitability, and outcomes. Ann Thorac Surg, 2014, 98: 203-208.

[24] Bellomi M, Veronesi G, Trifirò G, et al. Computed tomography-guided preoperative radiotracer localization of nonpalpable lung nodules. Ann Thorac Surg, 2010, 90: 1759-1764.

[25] Keenan RJ, Landreneau RJ, Maley RH Jr, et al. Segmental resection spares pulmonary function in patients with stage I lung cancer. Ann Thorac Surg, 2004, 78: 228-233.

[26] Ginsberg RJ, Rubinstein LV. Randomized trial of lobectomy versus limited resection for T1 N0 non-small cell lung cancer. Lung Cancer Study Group. Ann Thorac Surg, 1995, 60: 615-622.

[27] Detterbeck FC. Lobectomy versus limited resection in T1N0 lung cancer. Ann Thorac Surg, 2013, 96: 742-744.

[28] Harada H, Okada M, Sakamoto T, et al. Functional advantage after radical segmentectomy versus lobectomy for lung cancer. Ann Thorac Surg, 2005, 80: 2041-2045.

[29] Koike T, Yamato Y, Yoshiya K, et al. Intentional limited pulmonary resection for peripheral T1 N0 M0 small-sized lung cancer. J Thorac Cardiovasc Surg, 2003, 125: 924-928.

[30] Okada M, Yoshikawa K, Hatta T, et al. Is segmentectomy with lymph node assessment an alternative to lobectomy for non-small cell lung cancer of 2 cm or smaller? Ann Thorac Surg, 2001, 71: 956-960.

[31] Cao C, Gupta S, Chandrakumar D, et al. Meta-analysis of intentional sublobar resections versus lobectomy for early stage non-small cell lung cancer. Ann Cardiothorac Surg, 2014, 3: 134-141.

[32] National Lung Screening Trial Research Team. Reduced lung-cancer mortality with low-dose computed tomographic screening. N Engl J Med, 2011, 365: 395-409.

[33] Bach PB, Mirkin JN, Oliver TK, et al. Benefits and harms of CT screening for lung cancer: a systematic review. JAMA, 2012, 307(22):2418-29. doi: 10.1001/jama.2012.5521.

[34] Available online: http: //www.cancer.gov/clinicaltrials/search/view?cdrid=555324&version=HealthProfessional

[35] Nakamura K, Saji H, Nakajima R, et al. A phase III randomized trial of lobectomy versus limited resection for small-sized peripheral non-small cell lung cancer (JCOG0802/WJOG4607L). Jpn J Clin Oncol, 2010, 40: 271-274.

[36] Pardolesi A, Park B, Petrella F, et al. Robotic anatomic segmentectomy of the lung: technical aspects and initial results. Ann Thorac Surg, 2012, 94: 929-934.

[37] Pardolesi A, Veronesi G. Robot-assisted lung anatomic segmentectomy: technical aspects. Thorac Surg Clin, 2014, 24: 163-168.

[38] Schuchert MJ, Pettiford BL, Pennathur A, et al. Anatomic segmentectomy for stage I non-small-cell lung cancer:

comparison of video-assisted thoracic surgery versus open approach. J Thorac Cardiovasc Surg, 2009, 138: 1318-25.e1.

[39] Toker A, Ayalp K, Uyumaz E, et al. Robotic lung segmentectomy for malignant and benign lesions. J Thorac Dis, 2014, 6: 937-942.

[40] Pardolesi A, Veronesi G, Solli P, et al. Use of indocyanine green to facilitate intersegmental plane identification during robotic anatomic segmentectomy. J Thorac Cardiovasc Surg, 2014, 148: 737-738.

Cite this article as: Veronesi G. Robotic lobectomy and segmentectomy for lung cancer: results and operating technique. J Thorac Dis, 2015, 7(S2):S122-S130. doi: 10.3978/j.issn.2072-1439.2015.04.34

译者：赵艳东，青岛大学附属医院胸外科
审校：付军科，西安交通大学第一附属医院胸外科

第十二章　机器人肺段切除术治疗良恶性病变

Alper Toker, Kemal Ayalp, Elena Uyumaz, Erkan Kaba, Özkan Demirhan, Suat Erus

Department of Thoracic Surgery, Istanbul Bilim University and Group Florence Nightingale, Istanbul, Turkey
Correspondence to: Suat Erus, MD. Naima sokak No: 4/7 Yeşilköy, 34149 Istanbul, Turkey. Email: suaterus@gmail.com.

目的： 机器人手术在过去的10年中不断取得进展，但是机器人肺段切除的研究经验仍十分有限。本研究旨在总结我们在机器人辅助胸腔镜下肺段切除的经验。

方法： 我们前瞻性收集了21例接受机器人辅助胸腔镜下解剖性肺段切除术病例的临床资料，进行回顾性分析。所有病例采用达芬奇系统，采用三孔法胸腔镜技术，其中在第10或11肋间隙后侧做3 cm长的辅助切口。肺门区结构均单独分离、结扎并离断，其中有15例原发或转移性肿瘤的患者接受了系统纵隔淋巴结清扫或采样。

结果： 15例（75%）患者因恶性肺部疾病接受手术，无中转开胸病例。4例患者出现术后并发症。平均机器人手术操作时间为40~150（84±26）min，平均胸管引流时间和术后住院时间分别为1~10（3±2.1）和2~7（4±1.4）d。纵隔淋巴结清扫的平均站数为4.2，平均个数为14.3（2~21），肺门和叶间淋巴结清扫平均个数为8.1（2~19）。

结论： 机器人辅助胸腔镜下肺段切除治疗良恶性病变是安全、可行的，其术后并发症少、住院时间短，并且对早期肺癌亦可进行充分的淋巴结清扫。机器人手术在术后疼痛、肺功能和生活质量方面的获益仍需要前瞻的、比较性研究来确定，尤其是与电视辅助胸腔镜手术进行比较。

关键词： 肺切除术；机器人手术；肺段切除术；肺癌

View this article at: http://dx.doi.org/10.3978/j.issn.2072-1439.2014.06.40

1　引言

解剖性肺段切除术是切除肺叶的某一个肺段。过去几十年，肺段切除术一直是采用开胸方式进行，用于支气管扩张和结核的治疗。近来随着视频设备的发展和手术技巧的提高，胸腔镜肺段切除术已经广泛开展，其倾向用于治疗直径<2 cm和淋巴结阴性的肿瘤[1-2]，以及肿瘤较大但肺功能差、不能耐受肺叶切除，尤其是没有脏层胸膜侵犯的患者[2-3]。尽管VATS肺段切除术已经开展5年，但检索PubMed发现，仅有两篇文章报道了机器人解剖性肺段切除术的可行性[4-5]。

作为一家开展VATS下解剖性肺切除术8年的学术型胸外科中心，我们自2011年10月开始开展达芬奇机器人手术。本研究旨在分析肺段切除术治疗良恶性疾病的效果。

2　对象与方法

在前瞻性数据库中检索解剖性肺段切除病例的资料，分析年龄、性别、病因、肺功能、并发症、死亡率、胸管引流时间和术后住院天数。同时分析原发性或继发性肺癌病例纵隔淋巴结清扫的站数和个数。机器人肺段切除术的适应证包括靠近段支气管的单发转移瘤以及<2 cm的原发性肺癌（图1）。有2例肿瘤>2 cm但<4.5 cm的原发性肺癌、肺功能欠佳的肺癌患者也接受了机器人辅助基底段切除术。根据我们的方案，所有结节性质不明、确诊为肺癌或怀疑为转移瘤的患者都接受PET-CT检查。

性质不明结节的机器人手术在对结节定位后进行。结节定位是通过胸部CT的三维重建，或者是在装机前的术野判断（胸膜皱缩）并用手指触摸确认。

所有的手术都是在单一的医生操作台下完成，患者都接受了解剖性肺段切除，具体步骤在下文描述。住院时间少于5 d的患者均在住院期间拔除胸管。有1例患者引流时间较长但没有其他特殊情况，因此携带heimlich翼瓣引流管出院。

2.1　手术方法

患者采取侧卧位，手术床根据拟切除的肺段情况而前倾或者后倾：双侧下叶背段和右上叶后段采取前倾效果更佳，其他肺段则采取后倾。3个手术孔间尽量保持10 cm的距离，并且每个手术孔距离拟切除肺段所在肺叶的肺门保持10~15 cm的距离。镜头置于中间的手术孔。机器人位于患者后方，与患者脊柱的夹角为30°~45°（图2）。

将机器人镜头朝上，打开手术孔，放置手术器械，分离胸腔粘连。辅助切口位于胸壁后侧的第10或11肋间隙。其他的手术操作均保持镜头朝下。右手控制马里兰（Maryland）或弯头双极电凝钳，左手必要时使用组织钳（prograsper），切除肺段动脉和支气管周围的淋巴结，动脉和静脉用Hem-o-Lok（Teleflex Medical，Research Triangle Park，NC）夹闭，或使用血管钉闭合切割，支气管一律采用切割缝合器（图3~图5）。通气后确定段间平面，用切割缝合器切割。所有的病例均没有使用胶水和密封剂。在镜孔放置28F胸管后，缝合固定引流管。

2.2　疼痛管理

在切口上下各两肋的范围常规的用不超过20 mL的布比卡因（Astra Zeneca，Istanbul）进行肋间隙阻滞，每6 h静脉滴注1 g的对乙酰氨基酚（Bristol-Myers Squibb，New York City），一天两次肌肉注射扶他林SR 75 mg（Novartis，Basel），直至拔除胸管。患者拔除胸管或出院后，口服扑热息痛和非甾体类抗炎药。疼痛的视觉模拟评分（VAS）在术后48 h由麻醉医生记录，术后15 d由外科医生记录，作为疼痛管理的评估数据。

3　结果

入组病例平均年龄59（28~84）岁。21例接受肺段切除术，其中10例是右肺，11例是左肺；8例在上叶，13例在下叶。最常用的是基底段切除（8例）和下叶背段切除（5例）。平均操作台使用时间（84±26）

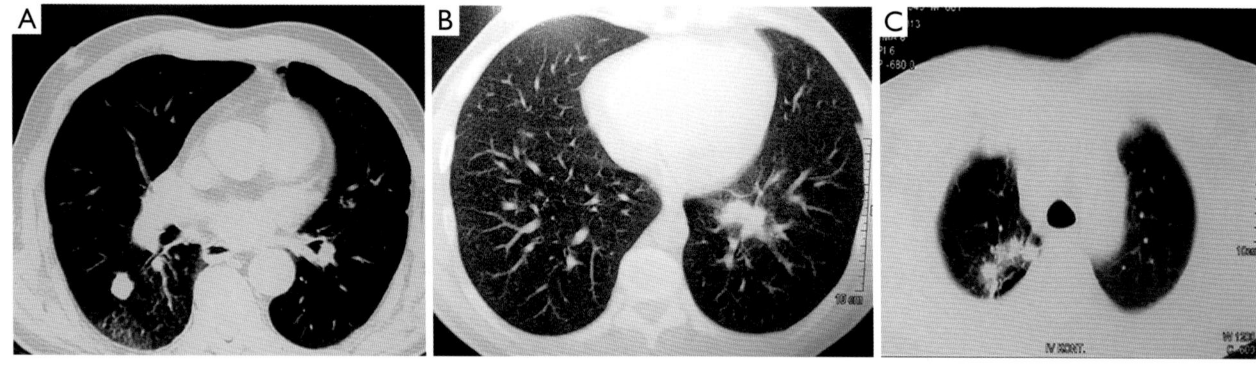

图1　（A）1例84岁的男性鳞癌伴有肠癌史患者的CT片。（B）1例37岁男性患者的CT，其因咯血入院，支气管镜病理检查为阴性。他接受左下肺基底段切除术，病理诊断为肺泡棘球绦虫。（C）1例67岁男性的CT，其既往有未确诊的1 cm大小的颅脑肿块，接受了纵隔镜检查和右上肺尖段切除，病理诊断为腺癌。

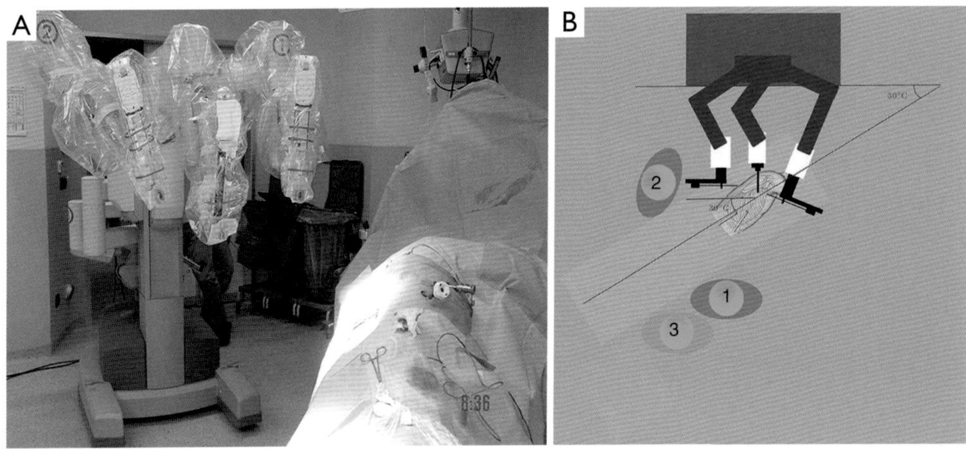

图2　达芬奇机器人的定位

机械臂的数字应当处于1号术者（箭头）的视野范围内。达芬奇机器人从患者的后侧靠近，与患者脊柱呈30°~45°的夹角。1为术者，负责确定机器人位置，后可移至控制台；2为助手，负责辅助手术、牵引、夹毕和切割缝合；3为护士位置。

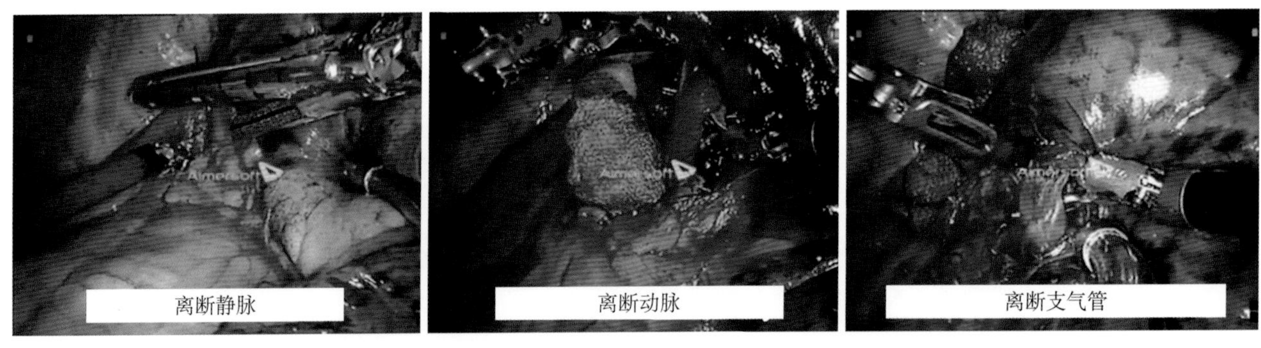

图3　左上肺固有段切除须离断上段静脉、左上肺的动脉以及左上叶支气管的前后支

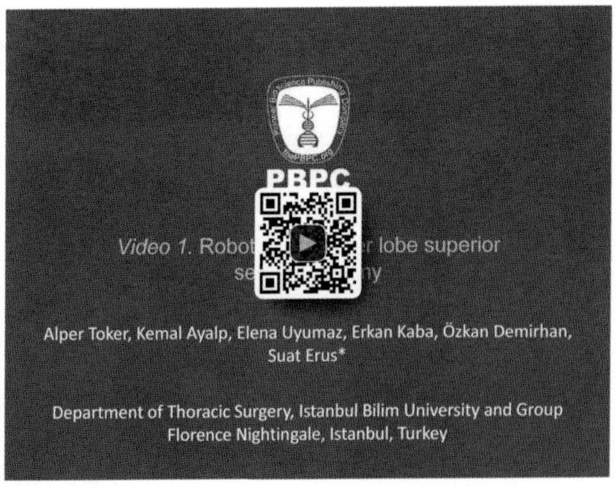

图4　机器人辅助右下肺背段切除术[6]

视频观看网址：http://www.asvide.com/articles/257

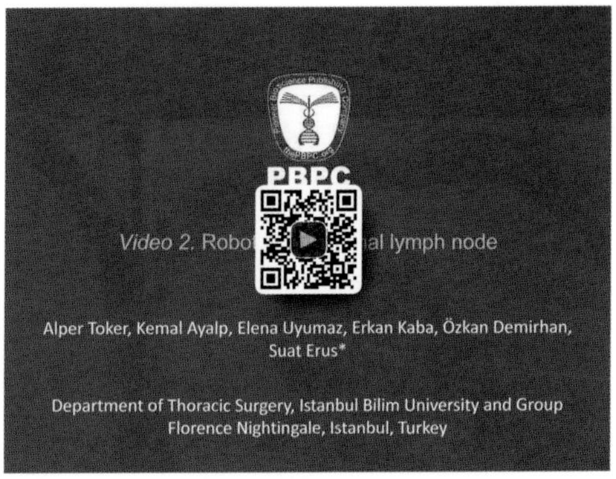

图5　机器人辅助纵隔淋巴结清扫[7]

视频观看网址：http://www.asvide.com/articles/258

（40~150）min。平均的一秒用力呼气容积（FEV_1）为1 274~4 870（2 278±662）mL。平均胸管引流时间和术后住院时间分别是1~10（3±2.1）d和2~7（4±1.4）d。没有中转开胸病例。4位（19%）患者术后出现并发症，均是由漏气时间延长（>5 d）所致。没有病例出现心肺并发症。纵隔淋巴结清扫的平均站数为4.2，平均个数为14.3（2~21），肺门和肺内淋巴结清扫平均个数为8.1（2~19）。术后第2和第15天的VAS分别为3.4和1.4（表1）。恶性病变的平均直径是1.9（1~4.3）cm。有8例（72.7%）为腺癌，包括5例是贴壁为主型肺癌。在11例原发性肺癌中，8例（72.7%）为ⅠA期。因良性病变接受手术治疗的有6例，其中支气管扩张1例，肉芽肿4例，泡状棘球绦虫1例。因孤立性肺转移瘤接受手术的有4例，包括3例源于肠癌和1例子宫平滑肌瘤。

表1　肺段切除病例的资料

项目	RATS（n=21）（全距）
年龄/岁	59±16（28~84）
性别/[例（%）]	
男	12（57.1）
女	9（42.8）
左/右肺	
右肺	10（47.6）
左肺	11（52.3）
位置	
上叶	8
尖后段	4
固有段	2
下叶	13
背段	5
基底段	8
平均手术时间/min	84±26（40~150）
平均FEV_1/mL	2 278±662（1 274~4 870）
平均引流时间/d	3±2.1（1~10）
平均术后住院时间/d	4±1.4（2~7）
并发症/[例（%）]	4（19）
死亡率	0
病理诊断/[例（%）]	
恶性	15（71.4）
良性	6（28.5）
平均纵隔淋巴结（2~9站）清扫个数	14.3（2~21）
平均N1站淋巴结（10~11~12）清扫个数	8.1（2~19）
平均纵隔淋巴结清扫站数	4.2（2~6）
疼痛评分	
术后第2和第15 d VAS	3.4~1.4
原发性肺癌的组织学类型	
贴壁为主型腺癌	5
腺癌	3
鳞癌	2
大细胞神经内分泌肿瘤	1
原发性肺癌TNM分期	
T1aN0M0	6
T1bN0M0	2
T1aN1M0	1
T1bN1M0	1
T2aN0M1	1

4　讨论

现已证明胸腔镜肺段切除术是安全可行的，跟开放手术比，其并发症发生率低、住院时间短[8]。在另一项比较性研究中，两者的围术期指标，包括手术时间、出血量、胸管引流时间和住院时间都是相似的，同时还证明了胸腔镜肺段切除术治疗ⅠA期NSCLC，尤其是T1a和精心挑选过T1b病例，在围术期和肿瘤学结果上都是可行的[9]。胸腔镜肺段切除术治疗外周型ⅠA期NSCLC的局部复发率为5.1%，与胸腔镜肺叶切除术的4.9%相近，5年总生存或无病生存率亦没有显著性差异[10]。最新的文献资料[11-12]也支持在肺段切除中运用更加微创的胸腔镜技术，如单孔或全胸腔镜技术。

毋庸置疑，随着全世界肺部筛查数量的增加，对微创肺段切除的需求也不断增加。显然，机器人肺段切除术可能是微创肺段切除的另一个技术选择。

机器人肺叶切除治疗肺癌的经验与日俱增，也给肺段切除提供了更多的借鉴。然而，目前只有两篇文献[4-5]评估了机器人肺段切除术的可行性。其中Pardolesi等[4]报道了17例，Dylewski等[5]报道了35例。在第一篇报道中，平均手术时间为189 min，没有重大的术中并发症和中转开胸，术后并发症发生率为17.6%，平均术后住院时间为5（2~14）d，术后死亡率为0[4]。最终的病理报告显示有8例NSCLC，2例典型类癌和7例肺转移瘤。另一篇报道的是一组将近200例的机器人肺叶切除病例，但并未提供有关肺段切除术的具体资料。

本研究的手术指征以及围术期和术后结果都与Pardolesi等[4]的研究十分相似。根据我们的资料，21例中有15例（75%）是因为肺部恶性肿瘤接受手术，没有中转开胸，4例（19%）出现术后并发症。机器人手术平均时长为（84±26）（40~150）min，与Dylewski等[5]的报道十分相近。我们的机器人手术时间甚至比报道的VATS时间还短。平均胸管引流时间和术后住院时间分别是3±2.1（1~10）d和4±1.4（2~7）d，与上述研究相近[4]。清扫的纵隔淋巴结平均站数和个数分别为4.2（2~6）和14.3（2~21）。原发性或继发性肺癌的患者平均清扫的肺门和肺内淋巴结个数为8.1（2~19）。需要强调的是，我们的病例中有5例患者因心肺肾功能欠佳，并不是特别适合接受肺部手术，但这些患者都没有出现并发症。我们的手术方法和Pardolesi等[4]的相似，但我们的辅助孔位于胸壁后方第10或11肋间。这个切口不仅可使器械在胸腔内有更大的活动范围，而且可以避免女性患者乳腺的干扰。根据我们的经验，每个患者都只使用一把马里兰或弯头双极电凝钳和组织钳。除了机器人的维护和开机费用，这些器械的总花费仅600美元。

机器人肺段切除的主要困难在于要在不能手指触摸的情况下切除病灶。要克服这点，可以在安装机械臂前进行触摸，并做好标记。如果无法触及，可以使用三维重建图像，确定病变、血管和支气管位置。机器人肺段切除要求术者对每一个患者的肺部血管和支气管解剖结构了然于胸[13]。对每一个患者的解剖结构进行提前预判将有助于保证手术的安全性和准确性[13]。据报道，基于患者实际尺寸的三维肺部模型术前制订手术方案，对于直径≤2 cm的ⅠA期患者选择合适的个体化胸腔镜肺部切除方案十分有帮助[14]。显然，这可能也是机器人肺段切除术所需要的一项术前准备。尽管我们只对3例患者使用了这项术前技术，但我们在术前与经验丰富的影像学家进行讨论，从横断面、冠状面和矢状面确定了切除的边界。尤其是对于转移瘤切除术，有必要由合格的影像学家在电脑上进行仔细的CT影像评估来确保转移灶是否为孤立性。

机器人肺段切除可能有助于更好地切除肺叶和肺段支气管周围的小血管和淋巴结，然而，掌握这些技术可能需要精心的准备和足够的耐心，方能克服准确装机的困难，掌握手术方法。

本研究关于机器人肺段切除术的数据和结果可能无法令胸外科医生完全满意。但是，我们证明了机器人解剖性肺段切除术的手术时间尚可接受，淋巴结清扫范围充足，术后疼痛小，并发症少，是安全、可行的术式。

致谢

作者贡献：Alper Toker设计了整体研究方案。Kemal Ayalp设计并实施实验，收集数据。Elena Uyumaz设计并实施实验，收集和分析数据。E.K.和Ö.D. S.E.实施实验，分析数据。

声明

本文作者宣称无任何利益冲突。

参考文献

[1] Keenan RJ, Landreneau RJ, Maley RH Jr, et al. Segmental resection spares pulmonary function in patients with stage I lung cancer. Ann Thorac Surg, 2004, 78: 228-233.

[2] Koike T, Yamato Y, Yoshiya K, et al. Intentional limited pulmonary resection for peripheral T1 N0 M0 small-sized lung cancer. J Thorac Cardiovasc Surg, 2003, 125: 924-928.

[3] Wolf AS, Richards WG, Jaklitsch MT, et al. Lobectomy versus sublobar resection for small (2 cm or less) non-small cell lung cancers. Ann Thorac Surg, 2011, 92: 1819-1823.

[4] Pardolesi A, Park B, Petrella F, et al. Robotic anatomic segmentectomy of the lung: technical aspects and initial results. Ann Thorac Surg, 2012, 94: 929-934.

[5] Dylewski MR, Ohaeto AC, Pereira JF. Pulmonary resection using a total endoscopic robotic video-assisted approach. Semin Thorac Cardiovasc Surg, 2011, 23: 36-42.

[6] Toker A, Ayalp K, Uyumaz E, et al. Robotic right lower lobe superior segmentectomy. Asvide, 2014, 1: 245. Available online: http: //www.asvide.com/articles/257

[7] Toker A, Ayalp K, Uyumaz E, et al. Robotic mediastinal lymph node dissection. Asvide, 2014, 1: 246. Available online: http: //www.asvide.com/articles/258

[8] Leshnower BG, Miller DL, Fernandez FG, et al. Video-assisted thoracoscopic surgery segmentectomy: a safe and effective procedure. Ann Thorac Surg, 2010, 89: 1571-1576.

[9] Yamashita S, Tokuishi K, Anami K, et al. Thoracoscopic segmentectomy for T1 classification of non-small cell lung cancer: a single center experience. Eur J Cardiothorac Surg, 2012, 42: 83-88.

[10] Zhong C, Fang W, Mao T, et al. Comparison of thoracoscopic segmentectomy and thoracoscopic lobectomy for small-sized

stage IA lung cancer. Ann Thorac Surg, 2012, 94: 362-367.
[11] Gonzalez-Rivas D, Fieira E, Mendez L, et al. Single-port video-assisted thoracoscopic anatomic segmentectomy and right upper lobectomy. Eur J Cardiothorac Surg, 2012, 42: e169-e171.
[12] Ramos R, Girard P, Masuet C, et al. Mediastinal lymph node dissection in early-stage non-small cell lung cancer: totally thoracoscopic vs thoracotomy. Eur J Cardiothorac Surg, 2012, 41: 1342-1348.
[13] Ikeda N, Yoshimura A, Hagiwara M, et al. Three dimensional computed tomography lung modeling is useful in simulation and navigation of lung cancer surgery. Ann Thorac Cardiovasc Surg, 2013, 19: 1-5.
[14] Kanzaki M, Kikkawa T, Shimizu T, et al. Presurgical planning using a three-dimensional pulmonary model of the actual anatomy of patient with primary lung cancer. Thorac Cardiovasc Surg, 2013, 61: 144-150.

Cite this article as: Toker A, Ayalp K, Uyumaz E, Kaba E, Demirhan Ö, Erus S. Robotic lung segmentectomy for malignant and benign lesions. J Thorac Dis, 2014, 6(7):937-942. doi: 10.3978/j.issn.2072-1439.2014.06.40

译者：黄清源，上海复旦大学附属肿瘤医院胸外科
审校：李捷，中国人民解放军总医院胸外科

点评

与传统的电视胸腔镜技术相比，机器人辅助的技术优势除了远程操控之外，最大的特点在于其有更加清晰的视野和机械臂更加灵活的操作体验。尤其是对于范围相对较小的精细操作，优势更加明显（比如纵隔肿瘤以及文中所述的肺段切除）。近年来胸外科微创技术进展迅速，各种术式和操作技巧不断涌现，器械设备的进步是其根本的推动力之一。相信随着机器人设备的不断进步（比如力反馈问题的根本解决），微创手术会更加稳定准确，在操作难度不断降低的同时，学习周期也会大大缩短，为医生和患者均带来更大的获益。

——李捷

第十三章　剑突下单孔胸腔镜肺中叶切除术合并前段解剖性肺段切除术（S3）

Diego Gonzalez-Rivas[1,2], Yang Yang[1], Jiang Lei[1], Luis Hernandez[1], Gening Jiang[1]

[1]Department of Thoracic Surgery, Shanghai Pulmonary Hospital, Tongji University School of Medicine, Shanghai 200433, China; [2]Department of Thoracic Surgery and Minimally Invasive Thoracic Surgery Unit (UCTMI), Coruña University Hospital, Coruña, Spain

Correspondence to: Diego Gonzalez-Rivas. Department of Thoracic Surgery, Coruña University Hospital, Xubias 84, 15006. Coruña, Spain. Email: diego.gonzalez.rivas@sergas.es.

摘要：在一侧肺同时行电视胸腔镜下肺叶和肺段切除术并不多见，也少有文献报道。当前，大多数外科医生仍然使用2~3个胸部切口行胸腔镜下解剖切除。然而单孔胸腔镜手术（uniportal video-assisted thoracoscopic surgery，UVATS）近年来已在世界范围内获得接受。单孔胸腔镜近年的主要进步得益于由新技术的应用带来的手术技术的改进。由单孔技术所获得的经验使得专家级的UVATS医生可以探索更多新方法以最大程度减少对患者造成的手术创伤。近期，旨在避免经胸切口引起的肋间神经损伤的理念催生出了一项新技术，即剑突下单孔胸腔镜入路。本文在此报道首例通过剑突下单孔入路行肺叶切除术及解剖肺段切除术的病例。

关键词：剑突下入路；UVATS；肺段切除术；肺叶切除术；单孔剑突下

View this article at: http://dx.doi.org/10.21037/jtd.2016.02.63

1　引言

胸腔镜肺叶切除术和胸腔镜肺段切除术并不多见，也少有文献报道。对于肺段切除而言，电视辅助胸腔镜手术（video-assisted thoracoscopic surgery，VATS）毫无疑问优于开胸手术。然而，由于需要熟谙远端肺部解剖，解剖性肺段切除是一项要求更加苛刻的手术操作[1]。这些保留肺的操作往往适用于位于深部良性病变、转移灶，以及肺部磨玻璃结节（GGO）等早期肺癌。近期发表的多项研究[2]表明在上述患者群体中行肺段切除是安全的且并不会影响肿瘤预后。

大部分外科医生行肺段切除术时需要通过一个4~6 cm的经胸操作切口以及1~3个不同部位辅助切口来完成胸腔镜手术[3]。然而，解剖性切除完全可以通过只打开一个肋间、一个操作切口完成。自从2011年第1例单孔胸腔镜肺叶切除术发表后[4]，单孔胸腔镜手术（uniportal video-assisted thoracoscopic surgery，UVATS）已被全世界众多胸外科视作重要的手术选择之一[5-6]。从那之后，一系列相关研究[7-8]表明这项技术对于大部分肺切除是可行、安全的，并能使患者获得良好预后。

近期，旨在避免经胸切口所引起的肋间神经损伤的理念，在2014年催生了经剑突下单孔入路肺叶切除的新技术[9]。在本文中，笔者报道首例经剑突下单孔入路行肺叶切除术合并解剖性肺段切除术的病例[10]。

2　临床病例

患者，女，53岁，主诉反复咳嗽，CT结果显示在肺中叶及右肺上叶前段（S3）存在两处GGO病变（图1）。肺功能正常。该患者拟行剑突下单孔胸腔镜肺中叶切除合并右肺上叶前段解剖性切除术。

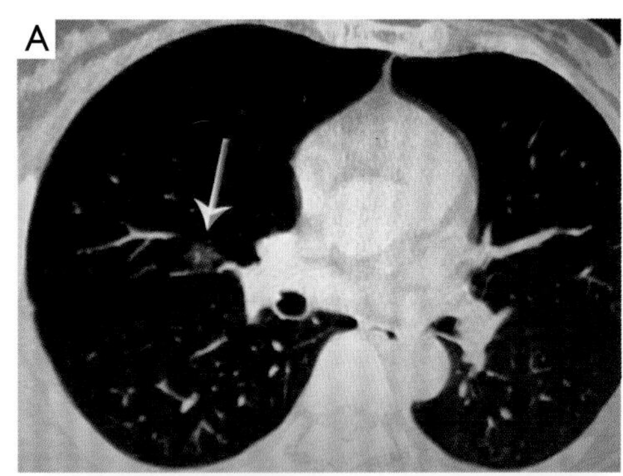

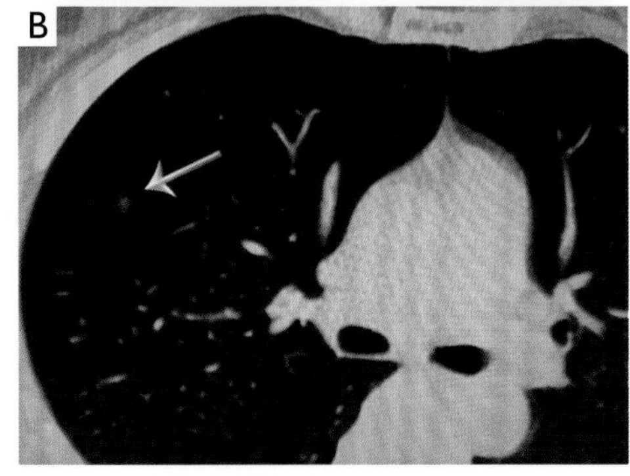

图1　CT结果显示在肺中叶（A）及右肺上叶前段（B）有两处GGO病变

3　手术方法

该手术（图2）在全身麻醉及双腔气管插管下进行。患者体位取侧卧位伴60°倾斜。术者及器械护士位于患者头侧，助手位于对侧。胸肋三角下方行3 cm正中垂直切口（当胸骨下角<70°则行纵切口）。腹直肌离断并且切除部分剑突，从而获得更多器械安置空间。在上方找到位于剑突和肋下缘之间的胸骨下角，在横膈上方胸骨下角处用手指分离右侧胸膜。切除心包周围脂肪组织并放置切口保护套。切口保护套的应用有利于镜头及器械的置入而不需要使用开胸器。一个10 mm的30°镜、一些双关节器械以及一些其他VATS专用加长器械均在同一剑突下切口中操作。肺部无粘连，行肺中叶切除术及右肺上叶前段（S3）解剖性切除术。术后复苏时间平均为70 min。手术结束时通过剑突下切口置入胸腔闭式引流管一根。

术后疼痛由PCA（患者自控镇痛）泵控制，其中舒芬太尼规格为1 mL∶50 μg，同时每4 h交替给予氟比洛芬酯50 mg，对乙酰氨基酚1 g。

患者术后平稳，术后第2天拔除胸腔引流管，并在第4天出院且没有并发症。最终病理结果显示肺中叶GGO为1.2 cm原位腺癌，而右肺上叶前段的病变则未发现恶性病灶。

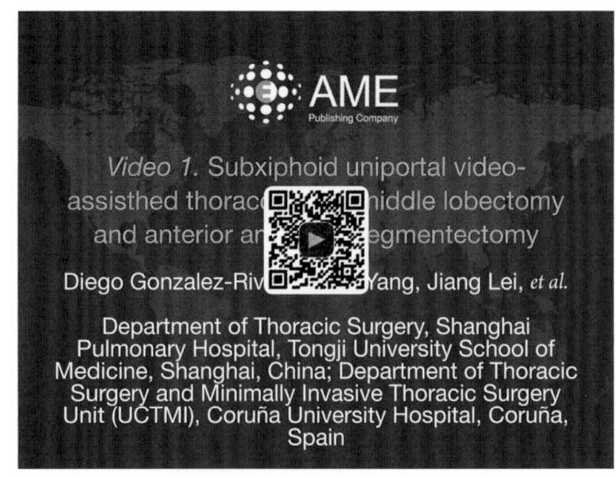

图2　剑突下单孔胸腔镜肺中叶切除及右肺上叶前段解剖性切除术[10]

视频观看网址：http://www.asvide.com/articles/904

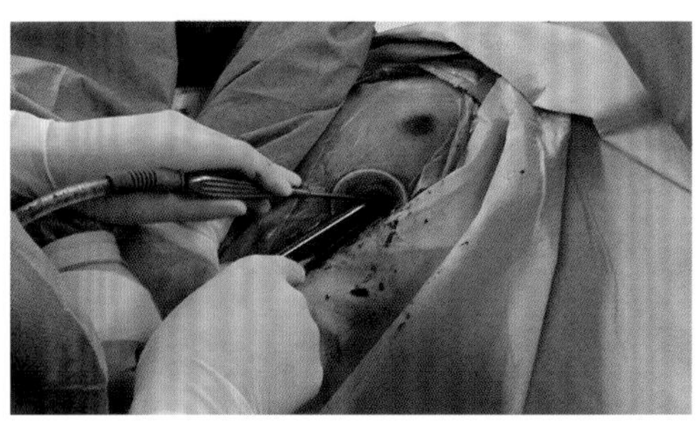

图3　手术照片展示了经剑突下切口双手操作手术器械

4 讨论

剑突下入路是UVATS避免打开肋间隙的一种新尝试。近年来被用于胸部小手术，如胸腺切除术、肺部转移灶切除术及气胸的治疗[11-12]。

然而，这项技术近期被用于部分特定患者较大肺叶的切除。在回顾了文献后，本小组发现一些剑突下入路肺叶切除术的病例报告[9]，表明其在胸腔引流时间、住院时长、手术时间、转换手术方式比例以及并发症上与经胸入路UVATS并无明显差异[8]。基于先前UVATS技术的经验，本小组开始尝试剑突下肺叶切除，并且相比于经胸入路，这项技术具有术后疼痛轻、美容效果好以及易于获取组织标本等潜在优势[13]。肺段解剖性切除是更为复杂的手术操作并且需对远端肺解剖知识了如指掌[14]。随着低剂量CT筛查的推广，更多肺癌患者将在早期被发现[15]，因此肺段切除的运用将会更为频繁。对于GGO病变，解剖性肺段切除术能够满足在不增加复发风险的情况下将病灶全部切除，并且保留了大量正常肺组织，从而保持更好的肺功能[16]。

尝试剑突下入路，以往的单孔胸腔镜肺叶切除术经验以及熟练的助手十分必要。正如经胸单孔操作一样，双手器械使用法对于经单一切口获得较好解剖性肺门游离十分重要（图3）。手术视野是从下到上及从前到后的。后纵隔视野的获得较为困难。而其中尤具挑战性及困难的是通过牵引肺来确定病变以及完成隆凸下淋巴结的清扫及摘除。此外，这项技术有一些局限性，包括对于大出血的控制以及完全的肿瘤性淋巴结清扫。在紧急转为开胸手术的情况下，扩大剑突下切口起不到作用，而一定要另行胸部切口。虽然有这些不足，这一新方法在新技术、无线镜头和对应机械不断发展情况下仍然具有广泛运用的潜力；并且，单孔机器人技术也同样适用于剑突下入路[17]。

进一步研究这项技术可行性、比较剑突下入路和其他经胸入路的临床效果对于揭示这项技术的优点将十分必要。

声明

本文作者宣称无任何利益冲突。

参考文献

[1] Gonzalez-Rivas D, Mendez L, Delgado M, et al. Uniportal video-assisted thoracoscopic anatomic segmentectomy. J Thorac Dis, 2013, 5 Suppl 3: S226-S233.

[2] Watanabe A, Ohori S, Nakashima S, et al. Feasibility of video-assisted thoracoscopic surgery segmentectomy for selected peripheral lung carcinomas. Eur J Cardiothorac Surg, 2009, 35: 775-780.

[3] Atkins BZ, Harpole DH Jr, Mangum JH, et al. Pulmonary segmentectomy by thoracotomy or thoracoscopy: reduced hospital length of stay with a minimally-invasive approach. Ann Thorac Surg, 2007, 84: 1107-1112.

[4] Gonzalez D, Paradela M, Garcia J, et al. Single-port video-assisted thoracoscopic lobectomy. Interact Cardiovasc Thorac Surg, 2011, 12: 514-515.

[5] Ng CS, Rocco G, Wong RH, et al. Uniportal and single-incision video-assisted thoracic surgery: the state of the art. Interact Cardiovasc Thorac Surg, 2014, 19: 661-666.

[6] Ng CS, Lau KK, Gonzalez-Rivas D, et al. Evolution in surgical approach and techniques for lung cancer. Thorax, 2013, 68: 681.

[7] Wang BY, Liu CY, Hsu PK, et al. Single-incision versus multiple-incision thoracoscopic lobectomy and segmentectomy: a propensity-matched analysis. Ann Surg, 2015, 261: 793-799.

[8] Gonzalez-Rivas D, Paradela M, Fernandez R, et al. Uniportal video-assisted thoracoscopic lobectomy: two years of experience. Ann Thorac Surg, 2013, 95: 426-432.

[9] Liu CC, Wang BY, Shih CS, et al. Subxiphoid single-incision thoracoscopic left upper lobectomy. J Thorac Cardiovasc Surg, 2014, 148: 3250-3251.

[10] Gonzalez-Rivas D, Yang Y, Lei J, et al. Subxiphoid uniportal video-assisthed thoracoscopic middle lobectomy and anterior anatomic segmentectomy. Asvide, 2016, 3: 149. Available online: http: //www.asvide.com/articles/904

[11] Suda T, Ashikari S, Tochii S, et al. Single-incision subxiphoid approach for bilateral metastasectomy. Ann Thorac Surg, 2014, 97: 718-719.

[12] Liu CY, Lin CS, Liu CC. Subxiphoid single-incision thoracoscopic surgery for bilateral primary spontaneous pneumothorax. Wideochir Inne Tech Maloinwazyjne, 2015, 10: 125-128.

[13] Ismail NA, Elsaegh M, Dunning J. Novel Techniques in Video-assisted Thoracic Surgery (VATS) Lobectomy. Surg Technol Int, 2015, 26: 206-209.

[14] Shiraishi T, Shirakusa T, Iwasaki A, et al. Video-assisted thoracoscopic surgery (VATS) segmentectomy for small peripheral lung cancer tumors: intermediate results. Surg Endosc, 2004, 18: 1657-1662.

[15] Zhao SJ, Wu N. Early detection of lung cancer: Low-dose computed tomography screening in China. Thorac Cancer,

2015, 6: 385-389.

[16] Shao G, Ren W, Feng Z, et al. The role of video-assisted thoracoscopic surgery in management of the multiple ground-glass nodules. Indian J Cancer, 2015, 52 Suppl 2: e75-e79.

[17] Gonzalez-rivas D, Yang Y, Ng C. Advances in Uniportal video-assisted thoracoscopic surgery: pushing the envelope. Thorac Surg Clin, 2016, 26: 187-201.

译者：刘鼎乾，复旦大学附属中山医院心外科
审校：田辉，山东大学齐鲁医院胸外科

Cite this article as: Gonzalez-Rivas D, Yang Y, Lei J, Hernandez L, Jiang G. Subxiphoid uniportal video-assisted thoracoscopic middle lobectomy and anterior anatomic segmentectomy (S3). J Thorac Dis, 2016, 8(3):540-543. doi: 10.21037/jtd.2016.02.63

点评

经剑突下入路单孔胸腔镜肺叶、肺段手术，具有患者所受创伤小，术后疼痛轻、恢复快，保留肺功能多等优势。但该手术方式要求术者熟练掌握远端肺段解剖结构，且在淋巴结清扫等方面仍有一定局限性。因此在术前应进行严格甄别，结合患者、术者、技术3方面因素，找到最有利于患者的治疗方案。

——田辉

第三部分
案例展示

第十四章　完全胸腔镜下左肺上叶固有段切除术

Dominique Gossot

Thoracic Department, Institut Mutualiste Montsouris, Paris, France
Correspondence to: Dominique Gossot. Thoracic Department, Institut Mutualiste Montsouris, 42 Bd Jourdan, Paris, France.
Email: dominique.gossot@imm.fr.

View this article at: http://www.annalscts.com/article/view/3450/4460

随着国际上外科学术界对亚肺叶切除的兴趣日益增加，掌握胸腔镜下肺段切除术技术成为胸外科医生的一项重要任务[1-2]。在左肺上叶的亚肺叶切除中，对于T1肿瘤患者而言，保留舌段的左上叶固有段切除与左肺上叶切除具有相同的肿瘤学意义[3]。

左肺上叶的主要段切除方式有：固有段切除术（Tri-segmentectomy，即保留舌段的肺叶切除，S1+S2+S3）；尖后段切除术（S1+S2）和舌段切除术（S4+S5）。本文描述了完全胸腔镜下左肺上叶固有段切除的手术步骤并附有手术视频。段切除术中的淋巴结切除方式和范围与肺叶切除一致，在此不再赘述。

1　一般情况

患者，女，66岁，因重度慢性阻塞性肺支气管炎接受定期随访时偶然发现左肺上叶结节。影像学检查示结节直径约1 cm，位于左肺上叶后段和尖段的交接处（图1）。PET-CT显示为孤立性肿瘤（SUVmax：2.7）。鉴于患者常年体弱，并且FEV1实际值/预计值仅为61%，因此术前讨论决定行亚肺叶切除术。

2　解剖标志

术前通过CT扫描+三维重建确定解剖标志（图2）。CT重建技术对于初学胸腔镜技术者有较大帮助[4-5]。

2.1　支气管

肺段支气管被段动脉所掩盖，首先要切断段动脉（图2A）。上叶支气管立即分离出舌段支气管和固有段支气管总干，后者再分离出前段支气管和尖后段支气管。由于这些段支气管较短，可能会给游离和分离造成一定困难。

2.2　动脉

前支动脉、后段动脉和舌段动脉提供左肺上叶的血供（图2B）。前支动脉通常宽而短，供应大部分左肺上叶尖后段和前段的血液。后段动脉起源于叶裂附近，分布于肺动脉跨过上叶支气管的弯曲部分。后段动脉可有1~5支，通常为2~3支。术中需处理除舌段动脉以外的所有上述动脉。

2.3　静脉

上肺静脉通常有3个分支（图2C）。上支引流尖后段，术中容易阻碍尖后段动脉的处理；中支引流前段回心血流；下支引流舌段回心血流。术中需要处理上支和中支静脉，保留舌段动脉。

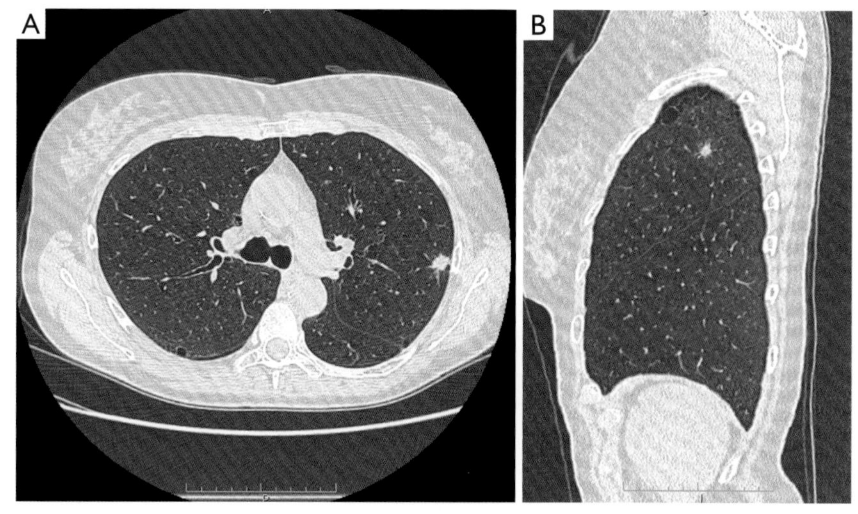

图1　术前CT扫描

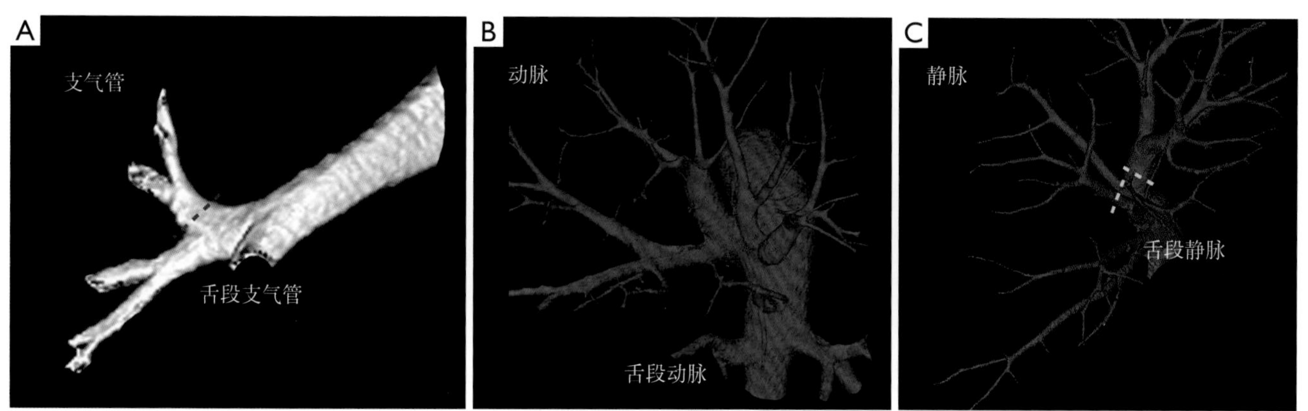

图2　解剖标志
（A）支气管；（B）动脉；（C）静脉。虚线为切割线。

3　手术方法

手术应用全身麻醉并双腔气管插管。患者取右侧卧位。我们使用可弯曲胸腔镜（Olympus，Tokyo，Japan）并连接高清摄像系统（HDTV，Exera Ⅱ，Olympus，Tokyo，Japan），术中全部使用腔镜器械。手术取3~4个Trocar孔（图3），取孔的多少取决于是否需要行特殊部位的淋巴结清扫。

手术过程类似于左肺上叶切除，但保留舌段血管和肺裂的前部。

3.1　分离肺裂和动脉

将上叶轻柔地向前牵拉，注意不要过度牵拉造成血管损伤。暴露叶裂的中部后，向头端进行分离，依次游离出上叶的后段动脉分支。有效的牵拉可以协助暴露第1支后段动脉，使其易于游离。可选择钳夹、血管处理设备或两者结合处理动脉。

随着后段动脉依次被切断，上叶后方暴露于术野，此时可以从后方处理前支动脉的后分支，之后通过可弯曲胸腔镜的协助，自肺门的上部和前部进行游离。轻柔地钝性分离暴露前支动脉的主干，当出现两个大的分支时，小心分离，用切割闭合器分别处理。

近四分之一的患者在前支动脉上存在下分支（图4）。有时很难判断这一分支下的供血部位是前段、舌段还是两者共有，当出现此种情况时，明智的选择是保留此下分支。

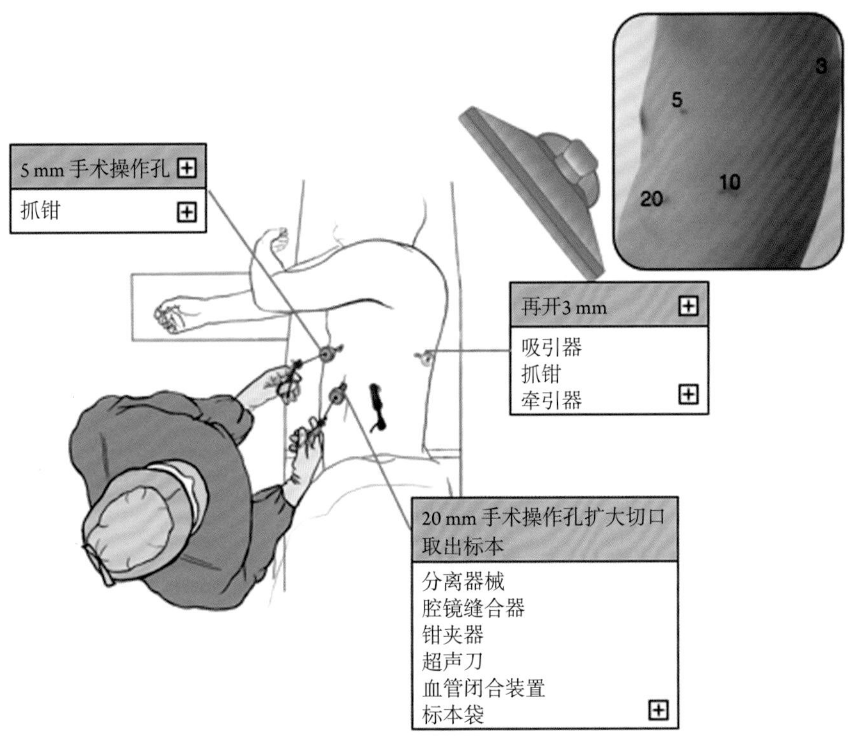

图3　完全胸腔镜下左肺上叶固有段切除术的手术入路

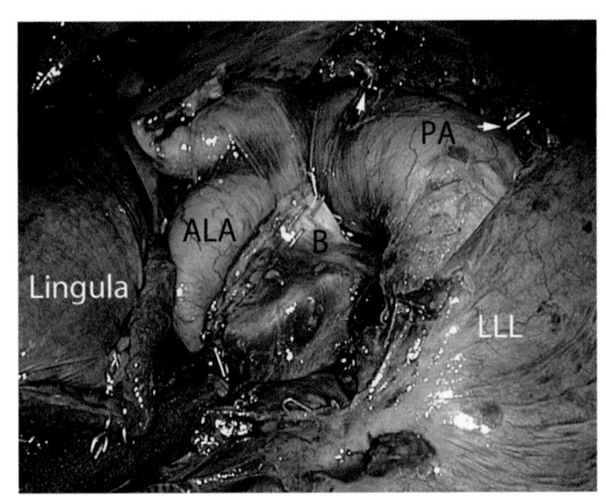

图4　起自前支动脉的副舌段动脉

ALA，副舌段动脉；PA，肺动脉；B，支气管；LLL，左肺下叶。

3.2　分离段静脉

将上叶静脉向后牵拉，纵隔胸膜自膈神经后方打开，使用双极电凝协助钝性分离静脉。根据上支和中支静脉的直径，使用切割闭合器、钳夹切断或血管处理设备对其进行分离。下支静脉即舌段静脉需要保留（图5）。

3.3　分离固有段支气管干和肺实质

动脉和静脉分离后，牵拉肺实质暴露段支气管。舌段支气管的发出位置清晰可见，同时可显露固有段支气管总干，后者发出前段支气管和尖后段支气管。钝性分离固有段支气管总干后使用切割闭合器进行处理（图6）。

肺实质的分离需要沿舌段和固有段的分界部进行。钳夹起肺实质后对患肺通气，确定段间平面，并使用三排钉舱的切割闭合器进行分离。

标本通过常规方法取出，最后游离下肺韧带。

4　讨论

左肺上叶固有段切除术类似于右肺上叶切除术。然而由于前支动脉较短并且存在多种变异类型，其处理可能更困难。

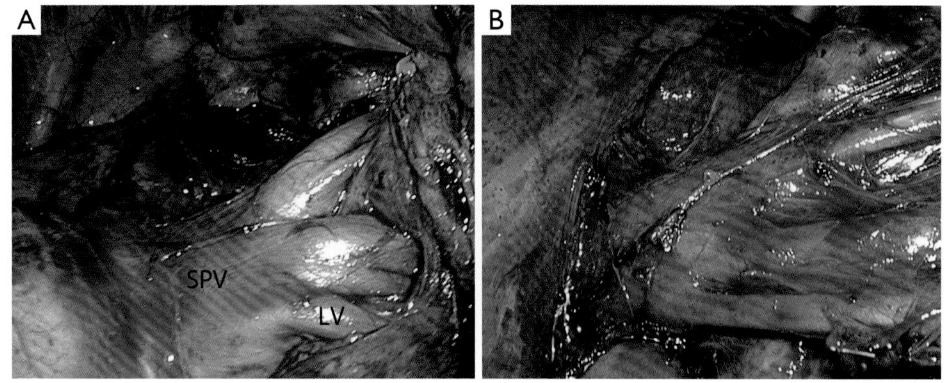

图5　上肺静脉的显露

（A）正常结构；（B）多细小分支变异。SPV，上肺静脉；LV，舌段静脉。

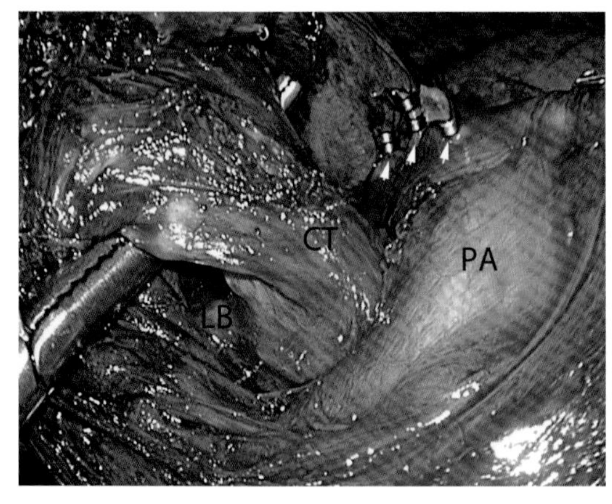

图6　支气管的显露

CT，上叶支气管总干；LB，舌段支气管；PA，肺动脉。

左肺上叶固有段切除术中可能出现的风险：

1）当上肺静脉存在许多细小分支时，有可能意外损伤舌段静脉（图5B）。

2）当肺裂前部较疏松时，即叶裂完全发育时，可能出现舌段扭转。若术中没有把握，可以将舌段固定于下叶。

3）误将舌段支气管辨认为前段支气管（B3）。

4）误将副舌段动脉辨认为前段动脉的一支（图4）。

有些学者认为术中应避免使用切割闭合器分离肺实质，以防影响舌段复张[6]。如同手术视频（视频观看网址：http://www.annalscts.com/article/view/3450/4460）中所见，在我们以往病例中并未出现此类问题。尽管切割闭合器会轻度降低舌段体积，但是切割闭合器能有效预防术后肺漏气。在129例胸腔镜下肺段切除术中，使用切割闭合器分离段间平面的平均术后住院时间为4.9 d，仅有1例出现肺持续漏气。Miyasaka等[7]认为使用切割闭合器相比电凝分离段间平面，在术后并发症和术后肺功能方面并无差异。

声明

本文作者宣称无任何利益冲突。

参考文献

[1] Yamashita S, Tokuishi K, Anami K, et al. Thoracoscopic segmentectomy for T1 classification of non-small cell lung cancer: a single center experience. Eur J Cardiothorac Surg, 2012, 42: 83-88.

[2] Gossot D, Ramos R, Brian E, et al. A totally thoracoscopic approach for pulmonary anatomic segmentectomies. Interact Cardiovasc Thorac Surg, 2011, 12: 529-532.

[3] Soukiasian HJ, Hong E, McKenna RJ Jr. Video-assisted thoracoscopic trisegmentectomy and left upper lobectomy provide equivalent survivals for stage IA and IB lung cancer. J Thorac Cardiovasc Surg, 2012, 144: S23-S26.

[4] Yamada S, Suga A, Inoue Y, et al. Use of multi-detector row angiography for the arrangement of video-assisted modified segmental resection. Eur J Cardiothorac Surg, 2009, 36: 727-730.

[5] Fukuhara K, Akashi A, Nakane S, et al. Preoperative assessment

of the pulmonary artery by three-dimensional computed tomography before video-assisted thoracic surgery lobectomy. Eur J Cardiothorac Surg, 2008, 34: 875-877.

[6] Segmentectomy of the left upper lobe. In: Nomori H, Okada M. eds. Illustrated anatomical segmentectomy for lung cancer[M]. Tokyo: Spinger, 2011: 137-92.

[7] Miyasaka Y, Oh S, Takahashi N, et al. Postoperative complications and respiratory function following segmentectomy of the lung - comparison of the methods of making an inter-segmental plane. Interact Cardiovasc Thorac Surg, 2011, 12: 426-429.

Cite this article as: Gossot D. Totally thoracoscopic left upper lobe tri-segmentectomy. Ann Cardiothorac Surg, 2014, 3(2):197-201. doi: 10.3978/j.issn.2225-319X.2014.02.07

译者：矫文捷，青岛大学附属医院胸外科
邱桐，青岛大学附属医院胸外科
审校：陈亮，江苏省人民医院胸外科

第十五章　胸腔镜下肺背段切除术

Jacob R. Moremen[1], Betty C. Tong[2], DuyKhanh P. Ceppa[1]

[1]Division of Cardiothoracic Surgery, Indiana University School of Medicine, Indianapolis, Indiana, USA; [2]Division of Cardiothoracic Surgery, Duke University, Durham, North Carolina, USA

Correspondence to: Duy Khanh P. Ceppa, MD. Division of Cardiothoracic Surgery, Department of Surgery, Indiana University School of Medicine, 545 Barnhill Drive, EH 215, Indianapolis, Indiana, USA. Email: dpceppa@iupui.edu.

View this article at: http://www.annalscts.com/article/view/3453/4461

1　临床资料

患者，男，59岁，有Ⅰ期结肠癌（T2N0M0）史和吸烟史。5年前患者行左半结肠切除术，现患者经反复影像学检查发现有7 mm大小结节，并有增大趋势。有冠心病和高血压史。考虑患者的肺结节位置较深且肺功能较差，故选择肺背段切除术，既作为诊断又作为治疗。

2　手术方法

2.1　术前准备

所有行肺切除的患者须行术前肺功能检查（肺通气功能检查和弥散功能检查）。手术在双腔气管插管全身麻醉下进行，患者取侧卧位，腰胸部抬高。术者站在患者前面，助手站在患者后面扶镜。

2.2　解释

对患者术区消毒，铺无菌巾。采取两个长约3 cm的切口进行手术——第1个切口位于腋后线第8肋间，第2个操作切口位于腋前线第5肋间。

2.3　手术操作

胸腔内探查排除胸膜疾病、胸腔积液或其他情况以及其他术前没有发现的肺部结节。找到肺结节，向上外侧牵引肺，切断下肺韧带及肺门前后的纵隔胸膜。当将肺牵向上外侧时，下肺静脉首先被显露。找到背段的回流血管，分离周围组织后将其结扎。进一步牵引肺时可暴露下叶支气管，此时可找到背段支气管。当背段支气管被游离出来并离断时，可将肺再继续向上外侧牵引，进而暴露肺动脉，找到背段肺动脉分支游离并离断。

游离肺门结构后就分离肺裂，肺段间偶可见肺裂。另外，术中膨肺也有助于找到肺段的边缘。用标本袋将切下来的肺段从胸腔内取出。所有结构用血管切割缝合器离断，气管和肺组织用3.5~4.5 mm钉高（或相等钉高）的切割缝合器。

2.4　肺段切除之后

在肺段切除之后即进行纵隔淋巴结清扫。检查血管和气管残端，了解有无出血。由胸腔镜探查孔置入胸腔闭式引流管，在直视下膨肺。然后移除所有的胸腔镜戳卡和镜头。前路切口用可吸收线缝合，以重建前锯肌筋膜和皮肤。

3 讨论

3.1 临床结果

肺段切除术最初应用于肺结核、支气管扩张以及其他肺化脓性疾病，也适用于存在肺功能障碍的早期肺癌和肺转移瘤患者。虽然肺段切除术的手术难度要高于肺叶切除术，但二者并发症发生率、肿瘤的局部复发率和5年生存率却大致相同[1]。只有1项随机比对临床试验报道[2]亚肺叶切除术后存在较高的肿瘤复发率和与肿瘤相关的死亡率。但是这个研究并没有区别肺楔形切除术和肺段切除术，也没有专门评价肺段切除术在肺小结节中的应用，1/3的肿瘤>2 cm。Okada等[3]进行了一项多中心的研究，涉及直径<2 cm肺结节患者超过500例，得出的结论是肺楔形切除术和肺段切除术术后5年生存率相似。

3.2 优势

一项概括了24个研究的荟萃分析，总结1990—2010年的Ⅰ期非小细胞肺癌行肺叶切除相对于亚肺叶切除存在总生存数和肿瘤相关生存的优势（但不包括肺段切除术）[4]。然而对于<2 cm的ⅠA期肺癌患者来说，这种生存优势就降低了。文献[5]建议，相对于肺叶切除术，肺段切除术有着相似的无癌生存期和局部控制，并且保留了肺实质。手术后肺功能测验显示：肺叶切除术后较肺段切除在术后第2~6个月第1秒用力呼气量（forced expiratory volume in one second，FEV1）明显减少，运动能力也降低[6]。胸腔镜肺段切除术在减少死亡率、缩短住院时间和降低费用等方面也优于开胸肺段切除术[5]。而且在肺小结节切除方面，肺段切除术较楔形切除术更能清扫淋巴结和保证切缘[7]。

3.3 局限性

虽然存在着诸多优点，但胸腔镜肺段切除术相对于肺叶切除术需要更高的手术操作技术。另外，只有当病灶≤2 cm才能行肺段切除术，因为这样才能保证足够的切缘。肺段切除和肺叶切除之间的随机对照试验正在进行中。

Cite this article as: Moremen JR, Tong BC, Ceppa DP. Thoracoscopic superior segmentectomy. Ann Cardiothorac Surg, 2014, 3(2):202-203. doi: 10.3978/j.issn.2225-319X.2014.02.02

声明

本文作者宣称无任何利益冲突。

参考文献

[1] Sugi K, Kobayashi S, Sudou M, et al. Long-term prognosis of video-assisted limited surgery for early lung cancer. Eur J Cardiothorac Surg, 2010, 37: 456-460.

[2] Ginsberg RJ, Rubinstein LV. Randomized trial of lobectomy versus limited resection for T1 N0 non-small cell lung cancer. Lung Cancer Study Group. Ann Thorac Surg, 1995, 60: 615-622.

[3] Okada M, Koike T, Higashiyama M, et al. Radical sublobar resection for small-sized non-small cell lung cancer: a multicenter study. J Thorac Cardiovasc Surg, 2006, 132: 769-775.

[4] Fan J, Wang L, Jiang GN, et al. Sublobectomy versus lobectomy for stage I non-small-cell lung cancer, a meta-analysis of published studies. Ann Surg Oncol, 2012, 19: 661-668.

[5] Yang CF, D'Amico TA. Thoracoscopic segmentectomy for lung cancer. Ann Thorac Surg, 2012, 94: 668-681.

[6] Harada H, Okada M, Sakamoto T, et al. Functional advantage after radical segmentectomy versus lobectomy for lung cancer. Ann Thorac Surg, 2005, 80: 2041-2045.

[7] Kent M, Landreneau R, Mandrekar S, et al. Segmentectomy versus wedge resection for non-small cell lung cancer in high-risk operable patients. Ann Thorac Surg, 2013, 96: 1747-54; discussion 1754-1755.

译者：沙纪名，安徽医科大学附属第二医院胸外科
审校：AME编辑部

第十六章　胸腔镜下行左肺上叶尖段切除术

Harmik J. Soukiasian, Robert J. McKenna Jr

Division of Thoracic Surgery, Department of Surgery, Cedars-Sinai Medical Center, Los Angeles, California, USA
Correspondence to: Robert J. McKenna Jr, MD. Third St, Suite # 240E, Los Angeles, California, USA. Email: Robert.mckenna@cshs.org.

View this article at: http://www.annalscts.com/article/view/3588/4459

1　临床案例

患者，女，75岁，吸烟史40年。低剂量肺部筛查CT扫描发现左肺上叶有个1 cm的团块。患者否认有任何咯血、体重减轻、骨痛或神经状态的改变。肺功能测试异常，FEV1是预测FEV1的58%，是弥散功能的80%。因此计划为患者行保留舌叶的左肺上叶尖段切除术。

2　外科手术

2.1　准备

对患者使用双腔气管插管。左肺被隔离出来，患者在豆袋上左侧朝上，呈右侧卧位，被暴露的部位在乳头的水平线和髂嵴之间。

2.2　说明

有4个切口。

第1个切口（2 cm）：内下侧，在乳腺边缘下的一个肋间隙，一般在第6肋间隙，孔向后。把一个手指置于胸腔和肋膈角间触诊。

第2个切口：腋中线，在第8或第9肋间隙。把一个5 mm的套管针放在开口处以容纳5 mm 30°的胸腔镜。

第3个切口（4~5 cm）：多用途切口，在高于上肺静脉水平的肋间隙处。此切口为4 cm，开始于背阔肌前缘并向前延伸。把一个牵开器放在切口中间以分开组织，并避免在使用吸引器时引起胸腔内真空。

第4个切口：肩胛角与脊柱的连线中点以下四指，即听诊三角区。

2.3　手术

插入胸腔镜并暴露肺门，分离5级和6级淋巴结，肺通过前后的切口横向收缩。找到并保护迷走神经和喉返神经，沿着上肺静脉的上缘进行清扫，尽可能清扫到肺门，直到能看见降主动脉，这将有助于分离靠上的肺动脉主干前面。对上肺静脉进行检查并确保没有主干，找出并保护舌叶的静脉，阻断静脉的向上分流，从肩胛骨下方的第4个切口放入吻合器横断静脉。

把肺向下拉以暴露肺动脉主干的前面，离断左肺上叶分支上的淋巴结。清扫这部分的淋巴结是为了更好地暴露前主干，并且能更安全地清扫支气管和前主干之间的平面。支气管和前主干之间的平面被暴露出来。从肩胛骨下方的第4个切口放入吻合器横断前主干。一般来说第2分支这个时候是可见的，同时也可能被当做前主干。

通过前面的切口，将肺稍微向上向前拉起，在舌叶和尖段之间一般会有个轻微的缺口能够看见斜裂，从斜裂中能看到肺动脉。从第1个切口放入吻合器，从尖段开始分离肺叶直到肺门。把动脉从肺裂中钝性分离出来。分离肺实质与动脉，在动脉上分离出1个通道。从第1个切口放入吻合器离断肺裂。重复操作直到斜裂被完全切断。该肺段被翻到吻合器的位置。分离和保护该肺段的动脉。这实际上是从前到后的重复清扫舌叶和上段之间的肺裂。

然后把肺放回到原来的解剖位置，舌叶经由前面的切口前后回缩。找到肺动脉，在肺裂暴露出上肺动脉的分支。然后找出并保护舌叶动脉。从切口1放入吻合器，将动脉的后半段分开，注意不要损伤舌叶动脉。仔细检查以确保所有到尖段的动脉分支已经被切断。如果有的分支没有被切断，可以从切口1或4中选择一个比较安全的角度进行操作。

接着让肺向前缩以帮助暴露支气管。向肺实质的方向切开支气管直到看到上部的分裂和舌叶之间的隆凸。从切口1放入吻合器横切上裂的支气管，同时注意保留舌叶支气管。

2.4 完成

通过之前的分离，被切掉的部分将被放在一个大的库克品牌袋中，并通过多用途切口取出（第3个切口）。于局部麻醉下行T2~T8的肋间神经阻滞。放置胸管后，缝合这些切口的三层组织。

3 总结

3.1 临床结果

对我们做的电视辅助胸腔镜下的三分法切除术结果进行统计[1]，结果显示：1998—2010年共有73例VATS手术，患者平均年龄72岁，49例女性，24例男性。这些手术的诊断包括：肺原位癌91%（66/73），良性病变4%（3/73），转移瘤5%（4/73）。那些做了VATS手术的原位癌患者中68%（45/66）是ⅠA期，17%（11/66）是ⅠB期，15%（10/66）是Ⅱ期和Ⅱ期以上。VATS三分法切除术后患者的住院时间平均为3.8 d（SD=3.3），而VATS LUL肺叶切除术后的患者的平均住院时间是5.5 d（SD=7.9），P=0.0736（P>0.05）。这两组的主要并发症发生率没有统计学差异。无论是ⅠA肺癌还是ⅠB期肺癌，两组的生存率也没有区别。

3.2 优势

我们相信VATS肺段切除术并发症的发生率和死亡率不高于VATS肺叶切除术[1-2]。另外，两组ⅠA期和ⅠB期肺癌患者的生存率是一样的[1,3]。肺段切除术的横切肺实质并没有让患者的住院时间更长[1,4]。因为肺段切除与肺叶切除术给ⅠA期和ⅠB期肺癌患者提供了相同的生存率，所以肺尖的小肺癌没有必要切除整个舌叶[1-5]。我们的经验支持ⅠA期和ⅠB期肺癌患者选择肺叶分离切除术。

3.3 补充说明

对于一个肿瘤手术来说最重要的是术后生存率。我们的研究证明肺段和肺叶切除术的整体生存率是一样的。然而这个数值会受到很多因素的影响，包括肿瘤分期和并发症。一些研究表明肺叶的生存率更高，然而究竟哪种是最佳方法的争论还在继续。

声明

本文作者宣称无任何利益冲突。

参考文献

[1] Soukiasian HJ, Hong E, McKenna RJ Jr. Video-assisted thoracoscopic trisegmentectomy and left upper lobectomy provide equivalent survivals for stage IA and IB lung cancer. J Thorac Cardiovasc Surg, 2012, 144: S23-S26.

[2] Schuchert MJ, Pettiford BL, Keeley S, et al. Anatomic segmentectomy in the treatment of stage I non-small cell lung cancer. Ann Thorac Surg, 2007, 84: 926-932.

[3] Okada M, Koike T, Higashiyama M, et al. Radical sublobar resection for small-sized non-small cell lung cancer: a multicenter study. J Thorac Cardiovasc Surg, 2006, 132: 769-775.

[4] Harada H, Okada M, Sakamoto T, et al. Functional advantage after radical segmentectomy versus lobectomy for lung cancer. Ann Thorac Surg, 2005, 80: 2041-2045.

[5] Watanabe A, Koyanagi T, Ohsawa H, et al. Systematic node dissection by VATS is not inferior to through an open thoracotomy: a comparative clinicopathologic retrospective study. Surgery, 2005, 138: 510-517.

译者：刘昱圻，中国人民解放军总医院心内科
审校：AME编辑部

Cite this article as: Soukiasian HJ, McKenna RJ Jr. Minimally invasive VATS left upper lobe apical trisegmentectomy. Ann Cardiothorac Surg, 2014, 3(2):194-196. doi: 10.3978/j.issn.2225-319X.2014.02.06

第十七章　长2 cm单切口胸腔镜下左肺上叶固有段切除术1例

Kook Nam Han, Hyun Koo Kim, Hyun Joo Lee, Young Ho Choi

Departments of Thoracic and Cardiovascular Surgery, Korea University Guro Hospital, Korea University College of Medicine, Seoul, Korea

Contributions: (I) Conception and design: HK Kim; (II) Administrative support: HK Kim, YH Choi; (III) Provision of study materials or patients: HK Kim, HJ Lee; (IV) Collection and assembly of data: HK Kim, HJ Lee, KN Han; (V) Data analysis and interpretation: HK Kim, KN Han; (VI) Manuscript writing: All authors; (VII) Final approval of manuscript: All authors.

Correspondence to: Hyun Koo Kim, MD, PhD. Departments of Thoracic and Cardiovascular Surgery, Korea University Guro Hospital, Korea University College of Medicine, 97 Guro-donggil, Guro-gu, Seoul 152-703, Korea.

Email: kimhyunkoo@korea.ac.kr.

背景：近期开展了1例早期肺恶性肿瘤电视辅助胸腔镜手术（video-assisted thoracic surgery，VATS）下亚肺叶切除术，同时在该患者中改进了手术技术。

方法：2012年以来，我们开始针对早期肺癌（T1a，肿瘤直径<2 cm）和对肺部病变进行术前双重定位且无淋巴结转移的患者行VATS肺段切除术。

结果：在视频剪辑中，我们为1例早期肺癌患者进行2 cm长的单切口VATS左上肺固有段切除和淋巴结清扫术，术中使用了5 mm胸腔镜头、双关节或可弯曲的内镜用器械。对于肺部病变采取双重定位的方法可以帮助确定其位置。单孔VATS肺段切除术的潜在优点远不止切口小，还包括肋间疼痛少和更好的术后效果。

结论：对筛选后的早期肺癌患者，单切口VATS肺段切除术也许是一个可行的治疗选择。

关键词：肺段切除术；微创胸外科；单切口胸腔镜手术；电视辅助胸腔镜手术

View this article at: http://dx.doi.org/10.3978/j.issn.2221-2965.2015.07.06

对早期肺癌患者采用超小切口（2 cm）的单切口胸腔镜肺段切除术可能是一个可行的选择。

电视辅助胸腔镜手术（video-assisted thoracic surgery，VATS）是胸腔手术操作的一种方法，一般通过3到4个小切口作为进入胸腔的入路，并且不需要撑开肋骨[1]。这种方法在术后早期不仅使患者的疼痛更轻，并发症发生率和死亡率更低[2]，而且可以缩短住院时间和减少医疗费用[3]。

近期，学界重新燃起了对单切口胸腔镜手术的兴趣。多数使用传统多孔VATS的胸腔操作可以通过一个很小的切口（3~5 cm）来完成，且在治疗肺部恶性肿瘤时也可得到可接受的结果[4]。已有相关报道甚至在较复杂的VATS手术操作中，单孔VATS也可轻松完成，例如袖式切除、肺段切除及血管重建[5-7]。然而，这种方式的VATS其潜在优势仍然具有争议。

一般认为由于肺功能储备不足以及存在肺部相关病变被列为肺叶切除禁忌证的患者，应该考虑采用亚肺叶切除，尤其是肺段切除和楔形切除术。对于早期肺癌来说亚肺叶切除一直没有作为标准的治疗方案。然而，由于其术后过程与肺叶切除对比相当，亚肺叶切除可作为cT1N0或者经过选择的小病灶肺癌的可选方案。随着较小肺部病灶早期发现的不断增多，肺叶切除术也许不会再成为小病灶切除最适合的标准方案，因为这些较小的肿瘤具有更好的预后和更低概率的局部复发和全身转移可能性。肺段切除术可能会带来更好的术后结果和生活质量，而且在肺功能较差的患者中具有更低的手术风险[8]。

涉及外科医生使用其自己方法和器械完成单切口VATS肺段切除术的相关报道仍比较少[9]。在我们医疗中心，自2009年开始我们对患有气胸或那些需要行简单肺楔形切除的患者开展单切口VATS。自2010年以来，已完成100余例的解剖性肺切除术。2012年开始采用单切口VATS行肺段切除术，在2014年通过3 mm的胸腔镜头将手术切口长度减小到2 cm。基于我们丰富的手术经验合理达到了超小手术切口，同时也证明了在不降低手术效果的情况下针对早期肺癌可开展肺段切除术的可行性[10]。

另外，我们对没有相关肺段切除禁忌证的患者常规开展了通过导丝穿刺、碘化油或放射性同位素（^{99m}Tc）术前定位[11-12]。术前定位有助于VATS术中确定肺部小病灶的位置，并且可以预防不合理的分割肺段间平面。

使用碘油或偶尔用放射性同位素进行双重定位，可以降低术中寻找肺部较深病灶的难度。注射过碘油的病变区域术中通过实时荧光显影来发现；胸腔镜下的伽马探针用来检测那些注射了放射性核素的深部病灶。

在视频中（图1），我们对1例左上肺固有段磨玻璃样病变的患者进行了一个2 cm单切口VATS肺段切除术和完整的淋巴结清扫术。考虑这名患者是T1An0的肺癌，术中采用了5 mm胸腔镜镜头，一个双关节器械，一个可弯曲的内镜用器械及特制的短轴抓钳。能量器械用于组织分离，内镜用切割缝合器分离血管和肺裂组织。采用血管夹处理段间血管分支，这些区域由于角度问题使得切割缝合器很难使用。是否需要在早期肺癌中对所有区域淋巴结进行切除具有争议。我们对主动脉区域和隆凸下淋巴结进行了采样。通过2 cm的手术切口取出切除

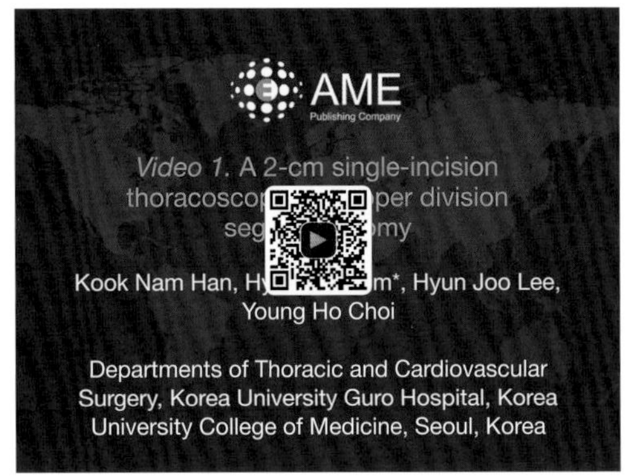

图1　2 cm单切口胸腔镜左上肺固有段切除术[13]

视频观看网址：http://www.asvide.com/articles/687

的肺段组织并不困难，因为肺段的体积并不大。

考虑到我们的小切口（2 cm），复杂的、单切口VATS对于初学者来说还是有难度，甚至对部分专家也是如此。单孔VATS与多孔VATS比较，其潜在优势在于更轻的术后疼痛和更短的住院时间。然而，单孔VATS中采用更小的切口是否比传统VATS更具有优越性还不清楚，需今后的研究来进一步证实。VATS已经从使用3~4个2~5 cm的切口，演变为3~5 cm的单切口，目的就是朝着更加微创的方向发展。更进一步的尝试，比如在本研究中采用一个2 cm的切口，可以促进未来直径更小的相关器械和高清镜头的发展。近期关于机器人外科系统单操作孔的介绍，反映出了微创外科手术方式发展的当前趋势。

总之，单切口VATS肺段切除术操作容易、安全，甚至可通过一个2 cm手术切口完成。其操作只需将传统器械进行恰当的组合并使用一个小直径的胸腔镜镜头，以及一套高清显示系统即可完成。

声明

本文作者宣称无任何利益冲突。

参考文献

[1] Rocco G, Martucci N, La Manna C, et al. Ten-year experience on 644 patients undergoing single-port (uniportal) video-assisted thoracoscopic surgery. Ann Thorac Surg, 2013, 96: 434-438.

[2] Sihoe AD. The evolution of minimally invasive thoracic surgery: implications for the practice of uniportal thoracoscopic surgery. J

Thorac Dis, 2014, 6: S604-S617.
[3] Casali G, Walker WS. Video-assisted thoracic surgery lobectomy: can we afford it? Eur J Cardiothorac Surg, 2009, 35: 423-428.
[4] Gonzalez-Rivas D, Paradela M, Fernandez R, et al. Uniportal video-assisted thoracoscopic lobectomy: two years of experience. Ann Thorac Surg, 2013, 95: 426-432.
[5] Gonzalez-Rivas D, Fieira E, Delgado M, et al. Uniportal video-assisted thoracoscopic sleeve lobectomy and other complex resections. J Thorac Dis, 2014, 6: S674-S681.
[6] Jiang L, Bao Y, Liu M, et al. Uniportal video-assisted thoracoscopic left basilar segmentectomy. J Thorac Dis, 2014, 6: 1834-1836.
[7] Gonzalez-Rivas D, Delgado M, Fieira E, et al. Double sleeve uniportal video-assisted thoracoscopic lobectomy for non-small cell lung cancer. Ann Cardiothorac Surg, 2014, 3: E2.
[8] Tsutani Y, Miyata Y, Nakayama H, et al. Oncologic outcomes of segmentectomy compared with lobectomy for clinical stage IA lung adenocarcinoma: propensity score-matched analysis in a multicenter study. J Thorac Cardiovasc Surg, 2013, 146: 358-364.
[9] Gonzalez-Rivas D. Single incision video-assisted thoracoscopic anatomic segmentectomy. Ann Cardiothorac Surg, 2014, 3: 204-207.
[10] Ng CS, Kim HK, Wong RH, et al. Single-Port Video-Assisted Thoracoscopic Major Lung Resections: Experience with 150 Consecutive Cases. Thorac Cardiovasc Surg, 2016, 64: 348-353.
[11] Doo KW, Yong HS, Kim HK, et al. Needlescopic resection of small and superficial pulmonary nodule after computed tomographic fluoroscopy-guided dual localization with radiotracer and hookwire. Ann Surg Oncol, 2015, 22: 331-337.
[12] Kang DY, Kim HK, Kim YK, et al. Needlescopy-assisted resection of pulmonary nodule after dual localisation. Eur Respir J, 2011, 37: 13-17.
[13] Han KN, Kim HK, Lee HJ, et al. A 2-cm single-incision thoracoscopic left upper division segmentectomy. Asvide, 2015, 2: 113. Available online: http: //www.asvide.com/articles/687

译者：冷雪峰，四川省肿瘤医院胸外科
审校：彭忠民，山东省立医院东院区胸外科

doi: 10.3978/j.issn.2221-2965.2015.07.06
Cite this article as: Han KN, Kim HK, Lee HJ, Choi YH. A 2-cm single-incision thoracoscopic left upper division segmentectomy. J Vis Surg, 2015, 1:11.

点评

随着胸腔镜手术的普及，手术难度不断增加，切口的减少及缩小也成为人们追求的目标。本文作者采用2 cm长度的单切口在胸腔镜下成功实施了肺段切除手术，体现了该技术发展至今已非常成熟，对于经筛选的患者是可行的。但我们不能单纯追求切口的大小，应因人而异，根据患者的具体情况及术者的操作习惯，同时考虑到手术安全性、手术时间、切除的彻底性、出血量等因素综合判断是否达到真正意义的微创。

——彭忠民

第十八章　胸腔镜下左肺癌S1、S2和S3肺段切除术

Jinshi Liu, Weishan Lu, Xinming Zhou

Department of Thoracic Surgery, Zhejiang Cancer Hospital, Hangzhou 310022, China
Correspondence to: Jinshi Liu, MD. Department of Thoracic Surgery, Zhejiang Cancer Hospital, Hangzhou 310022, China. Email: yefeng9725boy@163.com.

摘要：计算机胸部断层扫描发现的1例49岁孤立性肺结节女性患者。结节直径1.3 cm，位于左上肺叶尖段，病变临床考虑是cT1aN0M0 NSCLC。电视辅助胸腔镜手术（video-assisted thoracic surgery，VATS）三孔法行肺肿块楔形切除，术中冰冻切片证实为肺腺癌。随后行左肺上叶S1+S2+S3肺段切除并行系统性淋巴结清扫，术后病理诊断为pT1aN0M0（ⅠA）肺腺癌。

关键词：电视胸腔镜外科；肺段切除术；系统性淋巴结清扫；肺癌

View this article at: http://dx.doi.org/10.3978/j.issn.2072-1439.2014.12.39

1　引言

尽管胸腔镜下肺段切除术用于早期肺癌的治疗仍有争议，但该技术最近被一些外科医生尝试用于cT1aN0M0 NSCLC的手术治疗，结果表明该手术与开放手术一样安全[1-2]。根据最近的一些研究[1-4]报道，肺段切除术的临床转归与肺叶切除术接近。

本文描述通过计算机胸部断层扫描发现的1例49岁肺孤立性肺结节的女性患者。结节直径1.3 cm，位于左肺上叶的尖段，临床考虑为cT1aN0M0 NCSCL，CT扫描未发现明显肺门和纵隔淋巴结肿大。术前检查（腹部CT扫描、增强头部MRI和骨扫描等）未见明显远处转移。肺功能正常。首先行电视辅助胸腔镜手术（video-assisted thoracic surgery，VATS）下肺结节楔形切除术，术中冰冻病理切片提示肺腺癌。随后行左上肺叶S1+S2+S3肺段切除术，并行系统性淋巴结清扫。术后病理诊断为pT1aN0M0（ⅠA）肺腺癌。患者于术后第4天康复出院。

2　手术方法（图1）

患者采取右侧卧位，双腔气管插管。主术医生站在患者腹侧，助手站在患者背侧。采用三孔法，观察孔在第8肋间腋中线，长约1 cm。主操作孔在腋前线第4肋间，长约3 cm。副操作孔位于腋后线第8肋间，长约0.5 cm。结节位于左肺上叶尖段浅表处。首先行结节楔形切除，术中冰冻病理切片证实为肺腺癌。随后行左上肺叶S1+S2+S3肺段切除术。

将左上肺叶向背侧牵拉显露，用电钩打开左上肺静脉表面的胸膜，用电钩锐性向远端游离V1+V2+V3肺静脉，暂不离断。同时应识别和保护V4+V5肺静脉。然后向前牵拉左上肺叶，打开包绕后肺门的纵隔胸膜，解剖显露肺动脉主干。用endo-GIA（蓝色钉仓）切割分开斜裂后半部分并继续解剖a3肺动脉，用endo-GIA（白色钉仓）切断。在解剖前干时稍有出血，以纱布压迫止血后再继续解剖。然后向后牵拉左上肺叶，用endo-GIA（白色钉仓）切断S1+S2+S3段肺静脉。当静脉切断和出血止

住后，前干清晰可见，用endo-GIA（白色钉仓）切断闭合前干。解剖S1+S2+S3支气管，舌叶支气管相对容易识别，然后以endo-GIA（绿色钉仓）切断闭合S1+S2+S3支气管。同时清扫段间淋巴结，术中冰冻切除提示未见转移。最后通过膨胀-萎陷法识别肺段边界，用endo-GIA（绿色钉仓）切除肺组织。将标本装入手套中取出。

接着进行系统性淋巴结（包括5、7、8站淋巴）清扫。这个患者的第4站淋巴结不可见。最后，松解下肺韧带。

应小心解剖以保护神经，避免损伤喉返神经。同时，需要保护迷走神经。在淋巴结清扫中，可灵活使用电钩和超声刀。吸引器在手术视野的显露中也发挥重要作用。

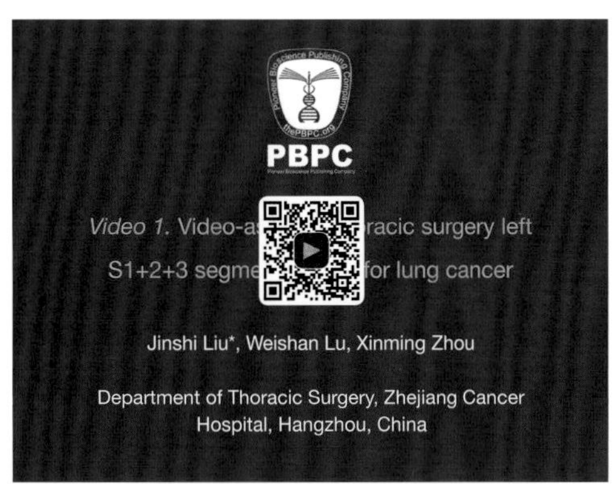

图1　电视胸腔镜下左肺癌S1+2+3肺段切除术[5]

视频观看网址：http://www.asvide.com/articles/401

3　结论

随着影像学设备的进步，CT和低剂量螺旋CT扫描被广泛应用，越来越多的早期NSCLC[6]被发现，尤其对于一些高危患者来说，原发癌发现率越来越高。因此肺段切除处于越来越重要的地位。一些复杂的手术如双侧肺段切除也被应用于临床[7]。

由于辅助切口只有0.5 cm长，endo-GIA通常经过主操作孔进入胸腔，因此应首先切断胸腔镜下左上肺叶切除以及S1+S2+S3段切除术中动脉分支，使静脉支气管容易被解剖游离。

为避免损坏更多的肋间神经，观察孔和辅助操作孔通常位于同一肋间隙。0.5 cm长的辅助操作孔也可以减少术后胸部的疼痛。联合应用电钩和超声刀，配合吸引器可使手术更为流畅。

声明

作者已获视频中患者资料的发布权。作者宣称没有利益冲突。

参考文献

[1] Soukiasian HJ, Hong E, McKenna RJ Jr. Video-assisted thoracoscopic trisegmentectomy and left upper lobectomy provide equivalent survivals for stage IA and IB lung cancer. J Thorac Cardiovasc Surg, 2012, 144: S23-S26.

[2] Zhao X, Qian L, Luo Q, et al. Segmentectomy as a safe and equally effective surgical option under complete video-assisted thoracic surgery for patients of stage I non-small cell lung cancer. J Cardiothorac Surg, 2013, 8: 116.

[3] Tsutani Y, Miyata Y, Nakayama H, et al. Oncologic outcomes of segmentectomy compared with lobectomy for clinical stage IA lung adenocarcinoma: propensity score-matched analysis in a multicenter study. J Thorac Cardiovasc Surg, 2013, 146: 358-364.

[4] Tsutani Y, Miyata Y, Nakayama H, et al. Segmentectomy for clinical stage IA lung adenocarcinoma showing solid dominance on radiology. Eur J Cardiothorac Surg, 2014, 46: 637-642.

[5] Liu J, Lu W, Zhou X. Video-assisted thoracic surgery left S1+2+3 segmentectomy for lung cancer. Asvide, 2014, 1: 367. Available online: http: //www.asvide.com/articles/401

[6] National Lung Screening Trial Research Team. Reduced lung-cancer mortality with low-dose computed tomographic screening. N Engl J Med, 2011, 365: 395-409.

[7] Witte B, Wolf M, Hillebrand H, et al. Complete video-assisted thoracoscopic surgery anatomic segmentectomy for clinical stage I lung carcinoma - technique and feasibility. Interact Cardiovasc Thorac Surg, 2011, 13: 148-152.

译者：莫靓，南华大学附属第一医院胸外科
审校：陈周苗，浙江大学医学院附属邵逸夫医院胸外科

Cite this article as: Liu J, Lu W, Zhou X. Video-assisted thoracic surgery left S1+2+3 segmentectomy for lung cancer. J Thorac Dis, 2014, 6(12):1837-1839. doi: 10.3978/j.issn.2072-1439.2014.12.39

第十九章　非插管胸腔镜肺段切除术——左肺上叶固有段切除术

Ming-Hui Hung[1,2], Hsao-Hsun Hsu[3], Ya-Jung Cheng[1], Jin-Shing Chen[3,4]

[1]Department of Anesthesiology, Taiwan University Hospital and Taiwan University College of Medicine, Taipei, China; [2]Graduate Institute of Clinical Medicine, Taiwan University College of Medicine, Taipei, China; [3]Division of Thoracic Surgery, [4]Division of Experimental Surgery, Department of Surgery, Taiwan University Hospital and Taiwan University College of Medicine, Taipei, Taiwan, China

Correspondence to: Jin-Shing Chen, MD, PhD. Department of Surgery, Taiwan University Hospital and Taiwan University College of Medicine, 7, Chung-Shan South Road, Taipei 10002, Taiwan, China. Email: chenjs@ntu.edu.tw.

View this article at: http://www.annalscts.com/article/view/3452/4463

1　引言

近来随着CT筛查的增强，越来越多在高手术风险的患者中发现肺部小肿瘤[1]。因此，微创手术方法越来越被关注，包括处理肺肿瘤的胸腔镜方法、保留肺实质的切除和低侵袭性的麻醉[2]。胸腔镜肺段切除术的作用逐渐被重新评估和认识，不仅作为传统的保留肺实质的妥协性医疗措施用于高危患者，也可以用于肿瘤直径<2.0 cm的非小细胞肺癌患者[1]。

我们从2009年开始在胸科手术中给不愿或不适合传统气管插管单肺通气的患者进行非插管胸腔镜手术[3]。结合靶控镇静和区域麻醉——硬膜外麻醉或肋间神经阻滞和胸内迷走神经阻滞——非插管胸腔镜手术的结果令人振奋[2-5]。在这个视频里，我们演示了非插管技术如何用于胸腔镜肺段切除和纵隔淋巴结清扫术治疗早期肺癌患者（视频观看网址：http://www.annalscts.com/article/view/3452/4463）。

2　临床情况

患者，男，74岁，曾于2003年在外院接受了胃癌全胃切除术，转入我院治疗偶然发现左肺上叶结节。CT引导下肿物穿刺活检显示原发性肺腺癌。术前肺功能检查结果显示患者有轻度阻塞性通气障碍，第1秒用力呼气量占预计值的84.9%。考虑患者年龄和肺功能减退情况，计划进行保留舌段的左肺上叶切除（左肺上叶固有段切除）替代左肺上叶切除，以在术后保留更多的肺实质。

3　手术方法

3.1　准备

在标准的监护下，对患者靶控输入异丙酚进行麻醉诱导，患者通过面罩自主吸氧，镇静深度和呼吸频率分别通过脑电双频指数和呼气末二氧化碳监测。然后使患者取右侧卧位。

3.2　显露

使用三孔法进行胸腔镜肺段切除，形成医源性气胸后，术侧胸肺在大气压力下逐渐萎陷。

3.3　手术

在胸腔镜引导下，我们先进行肋间神经阻滞，用

0.5%的布比卡因局部浸润壁层胸膜下第3~8肋间神经的交感神经链旁2 cm处。同样在主肺动脉窗进行迷走神经阻滞以预防触发咳嗽反射。确定肿瘤位置后，切开受累肺段发育不全的叶间裂。接着游离肺门并用腔镜缝切器切断尖后段动脉、上肺静脉的上支和上叶支气管的上支，使用标本袋经操作孔取出所切除肺段。最后进行纵隔淋巴结清扫术。

3.4 完成

手术结束时，通过面罩手动膨胀术侧肺检查是否漏气，在最低的切口留置28F胸腔引流管1根。

4 评论

我们使用区域麻醉——胸段硬膜外麻醉或肋间神经阻滞——结合胸内迷走神经阻滞和靶控镇静，完成了51例非插管胸腔镜肺段切除术，包括右肺上叶前段和尖后段切除，左肺上叶舌段和固有段切除，两侧下肺的背段切除。

4.1 临床结果

44例患者为原发或转移性恶性肿瘤，7例患者为良性肿瘤。没有患者需中转开胸或肺叶切除。但有1例患者由于纵隔和膈肌的运动活跃转为气管插管单肺通气。平均术后胸管引流时间和平均住院日分别为2.2 d和4.8 d。只有1例患者出现手术并发症，术后漏气超过5 d。没有发生死亡或严重并发症。

4.2 优势

将非插管技术用于肺段切除的目的主要是为了避免全身麻醉和气管插管单肺通气的不良反应。在我们的研究队列中，与插管患者相比，非插管患者术后恶心、呕吐发生率低，可早期恢复经口进食和清醒意识，术后镇痛效果更好[2-4]。对高风险的患者如老年人，这种技术的总并发症发生率低于全身麻醉插管。

4.3 注意事项

尽管在我们的队列研究中非插管胸腔镜解剖性肺段切除安全可行[2]，仍需要进一步研究以确定不同组患者的疗效和真正获益，如妥协性治疗的患者或早期肺癌患者。对希望使用该技术的医者，建议有一个合作和沟通良好的胸外科手术团队，包括胸外科医生和麻醉医生。在初期学习阶段须严格挑选患者。肥胖患者在呼吸时经常需要明显的腹式呼吸运动，在制造医源性气胸后引起膈肌运动活跃，导致肺门解剖操作困难。虽然胸内迷走神经阻断可有效抑制咳嗽反射，手术医生仍要记住轻柔地牵拉肺组织和处理肺门。清扫隆凸下淋巴结时，可能会刺激对侧主支气管，诱发暂时性的咳嗽。在气胸单肺通气时经过给氧，患者通常可获满意的氧合，但由于重复吸入二氧化碳，可能会发生轻中度的高碳酸血症。虽然转为全身麻醉气管插管或开胸手术可能性较低，但也应提前做好非插管方法失败情况下中转的预案。

声明

本文作者宣称无任何利益冲突。

参考文献

[1] Yang CF, D'Amico TA. Thoracoscopic segmentectomy for lung cancer. Ann Thorac Surg, 2012, 94: 668-681.

[2] Hung MH, Hsu HH, Chen KC, et al. Nonintubated thoracoscopic anatomical segmentectomy for lung tumors. Ann Thorac Surg, 2013, 96: 1209-1215.

[3] Chen KC, Cheng YJ, Hung MH, et al. Nonintubated thoracoscopic lung resection: a 3-year experience with 285 cases in a single institution. J Thorac Dis, 2012, 4: 347-351.

[4] Chen JS, Cheng YJ, Hung MH, et al. Nonintubated thoracoscopic lobectomy for lung cancer. Ann Surg, 2011, 254: 1038-1043.

[5] Wu CY, Chen JS, Lin YS, et al. Feasibility and safety of nonintubated thoracoscopic lobectomy for geriatric lung cancer patients. Ann Thorac Surg, 2013, 95: 405-411.

译者：强光亮，中日友好医院胸外科
审校：陈亮，江苏省人民医院胸外科

Cite this article as: Hung MH, Hsu HH, Cheng YJ, Chen JS. Nonintubated thoracoscopic segmentectomy—left upper lobe trisegmentectomy. Ann Cardiothorac Surg, 2014, 3(2):208-210. doi: 10.3978/j.issn.2225-319X.2014.02.04

第二十章　经哥本哈根路径行电视胸腔镜肺段切除术

René Horsleben Petersen, Henrik Jessen Hansen

Department of Cardiothoracic Surgery, Copenhagen University Hospital, Rigshospitalet, Denmark

Correspondence to: René Horsleben Petersen. Department of Cardio-thoracic Surgery, Copenhagen University Hospital, Rigshospitalet, Blegdamsvej 9, DK-2100 Copenhagen, Denmark. Email: rene.petersen@rh.regionh.dk.

View this article at: http://www.annalscts.com/article/view/3589/4464

1　病案概述

患者，女，68岁，因ⅠB期（4.9 cm）腺癌（T2aN0M0）于2011年行胸腔镜右肺下叶切除术。术后未接受辅助化疗，嗜酒，有高血压病史。在随访中，CT显示左肺上叶有一个进行性增大的肿物。肺功能测试显示其FEV_1占预计值的69%，肺一氧化碳弥散量占预计值的59%。我们对其施行胸腔镜左肺上叶三段切除术。本文及随附的手术视频（视频观看网址：http://www.annalscts.com/article/view/3589/4464）将讨论本病例中使用的微创肺段切除术方法。

2　手术方法

2.1　术前准备

VATS肺段切除术的基本配备与相关文献[1-2]所描述的VATS肺叶切除术相同。患者取侧卧位，于剑突水平折起床板，使肋间隙增宽便于进胸。主刀医生和助手站在患者的前侧（腹侧），且主刀医生位于患者头侧。所有VATS肺段切除使用10 mm，30°高清电视胸腔镜。应用气管双腔插管使术侧肺萎陷。

2.2　术中操作

于前侧胸做1个4 cm操作孔切口，无须组织牵开器或肋骨撑开器，用一个塑料软组织牵开护套保护该操作孔，同时也有利于暴露。这个切口位于第4肋间、乳房和肩胛下角之间、背阔肌的前方，以后可用于切除标本的移除，当需要转开胸时，又很容易延长至1个10~15 cm的保留肌肉的进胸切口。通过这个切口用摄像头评估整个胸腔，查找有无其他病变、粘连以及膈肌的位置水平。摄像头放置孔为1 cm长的低位前侧切口，位于膈肌顶部水平、肺门及膈神经水平的前方。第3个切口为1.5 cm长，与第1个切口基本同一水平但更靠后靠下，在肩胛骨的下方、背阔肌的前方。为了感触、游离及显露各种解剖结构，我们使用了一系列剥离子或海绵探条以及带常规电刀柄的电钩，这样电钩端就能牵起和分离组织。我们还用一种橡皮圈套牵引血管，以显现游离后的血管及其周围组织结构。

探查并明确肿瘤的位置，打开肺门处的胸膜，显露上叶各肺段的静脉分支。打通动脉与上叶静脉之间的空隙，用橡皮圈套牵引并暴露上叶三段的静脉。从后方操作孔放入褐色的三排缝合切割钉，断开静脉分支。接着用同样的方法断开肺动脉上叶支，并打通动脉与支气管之间的空隙。探查左上叶支气管和下叶支气管的分叉，沿左上叶支气管解剖至下一级分叉水平，显露上叶三段支气管。从后方操作孔放入紫色的三排缝合切割钉，使用牵引线引导切割钉闭合上叶三段支气管。让麻醉医生鼓肺张开上叶，看清上叶三段的边界，切断上叶三段支气管，摘除肺门淋巴结，用紫色或黑色三排缝合切割钉沿边界将上叶三段切除。拿出操作孔保护套，用标本袋将肺段装入后取出胸腔。

完整摘除第5、6、7、8组淋巴结，用水灌洗后鼓肺，确认余肺复张良好并检测有无漏气。最后，经摄像头孔放置肋间引流管一根。术后患者转入观察病房，一天后回普通病房。

3 讨论

3.1 临床结果

患者术后恢复过程顺利，住院4 d出院。最终病理报告显示为另一原发性肺癌（腺癌11 mm，T1aN0M0，ⅠA期）。已安排患者5年CT随访计划。

3.2 术式优点

经哥本哈根前侧路径行胸腔镜肺段切除相当于一种标准化的胸腔镜肺叶切除的有效路径，能安全地处理肺门处的主要血管。当需要转开胸时，前侧操作孔切口能在数分钟内延长为一个保留肌肉的进胸切口。经该操作孔可伸入两个手指来触摸肺实质深层的小肿瘤，能方便地保证肺段切除时有足够安全的切缘距离。

Cite this article as: Petersen RH, Hansen HJ. VATS segmentectomy utilizing the Copenhagen approach. Ann Cardiothorac Surg, 2014, 3(2):211-212. doi: 10.3978/j.issn.2225-319X.2014.03.06

3.3 注意事项

由于进胸路径在前侧，在施行下叶背段切除术需要暴露后侧区域时会遇到困难，此时摄像头偶尔也可以经后侧孔置入。和其他操作一样，这需要一个学习过程，但对于已经有胸腔镜肺叶切除经验的外科医生来说，这个熟练过程比从开胸转学胸腔镜更快[3]。

声明

两位作者均为Covidien公司的讲师，他们表示没有其他方面的利益冲突。

参考文献

[1] Hansen HJ, Petersen RH. Video-assisted thoracoscopic lobectomy using a standardized three-port anterior approach - The Copenhagen experience. Ann Cardiothorac Surg, 2012, 1: 70-76.

[2] Hansen HJ, Petersen RH. A video-atlas of video-assisted thoracoscopic lobectomy using a standardized three-port anterior approach. Ann Cardiothorac Surg, 2012, 1: 104.

[3] Petersen RH, Hansen HJ. Learning curve associated with VATS lobectomy. Ann Cardiothorac Surg, 2012, 1: 47-50.

译者：周翔，上海交通大学医学院附属瑞金医院胸外科
审校：李鹤成，上海交通大学医学院附属瑞金医院胸外科

第二十一章　胸腔镜下左肺上叶后段切除术

Meiqing Xu, Changqing Liu, Jing Luo, Mingfa Guo

Department of Thoracic Surgery, the Affiliated Provincial Hospital of Anhui Medical University, Hefei 230001, China
Correspondence to: Meiqing Xu, Professor, Master Supervisor. Department of Clinical Medicine, Anhui Medical University; Associate Executive Director, Chief Physician. Department of Thoracic Surgery, the Affiliated Provincial Hospital of Anhui Medical University, Hefei 230001, China. Email: xmqahslyy@yahoo.cn.

摘要：1例56岁男性患者，因"发现左肺上叶后段小结节"而入院，术前检查显示无远处转移，肺通气功能和小气道功能受损严重，无法耐受肺叶切除。胸部CT显示左肺上叶后段小结节，早期癌变可能性大，纵隔处未见肿大淋巴结。故对左肺上叶后段行电视辅助胸腔镜手术（video-assisted thoracic surgery，VATS），术中病理诊断证实为肺泡上皮腺瘤样不典型增生。手术中应用顺序解剖（或单向）方法可避免肺叶发生翻转及手术过程中视野角度发生变化。术中电钩的应用有助于仔细解剖和分离相关组织，同时具有手术视野清晰、出血量少等特点。

关键词：电视辅助胸腔镜手术；肺段切除术；电钩；顺序解剖

View this article at: http://dx.doi.org/10.3978/j.issn.2072-1439.2013.08.54

1　病例资料

患者，男，56岁，因"发现左肺上叶后段小结节"为主诉入院，术前检查显示无远处转移，肺通气功能和小气道功能受损严重，无法耐受肺叶切除。胸部CT显示左肺上叶后段小结节，早期癌变可能性大，纵隔处未见肿大淋巴结。故对左肺上叶后段行VATS（图1），术中病理诊断证实为肺泡上皮腺瘤样增生。

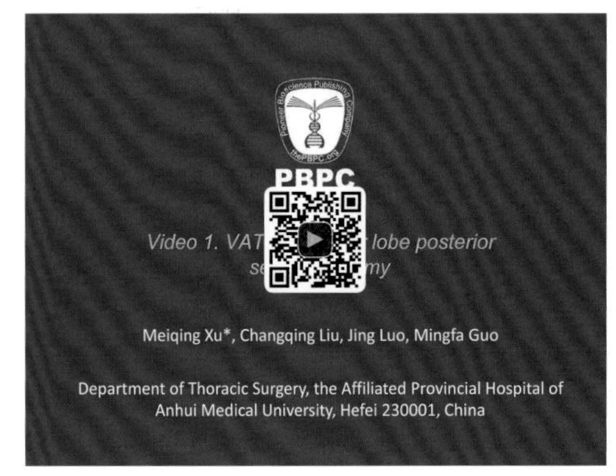

图1　应用VATS行左肺上叶后段切除术
视频观看网址：http://www.asvide.com/articles/159

2　手术方法

应用三孔法：观察孔位于腋中线第7肋间隙处；主操作孔位于腋前线第4肋间隙处；副操作孔位于腋后线

第8肋间隙处。

顺序解剖主要应用于左肺后段静脉、左肺段支气管、左肺后段动脉分支等，术中使用的主要装置是电钩。首先，利用胸腔镜肺叶钳提起左肺上叶，暴露肺门。而后应用电钩打开覆盖在肺静脉表面的胸膜，继续向下探查，以确定下肺静脉位置。同时，分离上肺静脉和其支气管深支的空隙，解剖出肺门淋巴结（第10组，近左肺动脉根部处）。暴露左肺动脉干后，分离左肺上叶后段静脉，应用外科内镜切割闭合器和白色钉匣进行处理。

分离左肺后段支气管，解剖肺门后的第7组淋巴结（隆凸下）。当左支气管被完全暴露时，充分分离左肺上叶后段支气管（位于肺上叶前后段支气管分叉处），应用外科内镜闭合器和蓝色钉匣进行处理。

将左肺上叶后段的远侧端夹持至左肺上叶后方，应用电钩解剖肺动脉主干的叶间淋巴结，并游离左肺上叶后段的肺动脉段分支，第一分支应用外科内镜闭合器和白色钉匣进行处理，其余分支是前段和舌段动脉。

应用外科内镜和蓝色钉匣进行左肺上叶后段的分离，再将左肺上叶后段置于一个内镜手术用取物袋中后取出。

Cite this article as: Xu M, Liu C, Luo J, Guo M. VATS left upper lobe posterior segmentectomy. J Thorac Dis, 2013, 5(S3):S317-S318. doi: 10.3978/j.issn.2072-1439.2013.08.54

3 总结

手术中应用顺序解剖（或单向）方法可避免肺叶发生翻转及术中视野角度发生变化。术中电钩的应用有助于术者仔细解剖和分离相关组织，同时具有手术视野清晰、出血量少等特点。

声明

本文作者宣称无任何利益冲突。

译者：范博，大连医科大学附属第二医院泌尿外科
审校：范军强，浙江大学医学院附属第二医院胸外科

第二十二章　双肺段切除在肺功能不全的T4肺癌患者中的应用

Cagatay Tezel[1], Mustafa Vayvada[1], Serkan Bayram[1], Irfan Yalçınkaya[1], Yelda Tezel[2]

[1]Department of Thoracic Surgery, [2]Department of Chest Diseases, Sureyyapasa Chest Disease and Thoracic Surgery Training and Research Hospital, Istanbul, Turkey

Correspondence to: Med. Dr. Mustafa Vayvada, MD. Department of Thoracic Surgery, Sureyyapasa Chest Disease and Thoracic Surgery Teaching Hospital, Istanbul, Turkey. Email: mustafavayvada@gmail.com.

摘要：完全切除是原发性肺癌的最佳治疗方法。手术方法的选择取决于肿瘤的大小、肿瘤部位及患者的呼吸功能储备。目前，肺叶切除术加淋巴结清扫术是肺癌外科治疗的金标准。然而，许多胸外科手术患者合并有慢性阻塞性肺病或肺气肿，因此肺功能储备较低。在过去的几年中，已发表许多关于肺癌患者行解剖性肺段切除的疗效研究。在此，我们报道1例呼吸功能储备有限的肺癌患者接受双肺段切除手术的病案。

关键词：肺段切除/楔形切除；肺癌手术；肺叶切除术；全肺切除术；术前护理

View this article at: http://atm.amegroups.com/article/view/8668/9337

1　引言

1933年Graham博士首次成功进行了全肺切除术，肺癌的外科治疗技术随后逐步发展[1]。在1973年，Jensik医生认为肺段切除可能是不能耐受常规肺切除术的早期肺癌患者的适当手术方式[2]。这一建议招致长期而广泛的争论，目前仍存在争议。

2006年，Okada等[3]发表了一些关于解剖性肺段切除术后肺癌患者临床效果的研究。对于直径<2 cm的肿瘤，肺段切除被认为是可以替代肺叶切除的手术方式。该方法被证实尤其适用于合并症较多及心肺储备较差患者且符合肿瘤学原则。然而，该手术方式的安全性、并发症的发生率、并发症的死亡率和复发率尚不明确。我们因此对那些不适合传统肺叶切除术的患者进行了解剖性肺段切除术加系统淋巴结清扫。在本研究中，我们报道1例行双肺段切除术的呼吸功能储备有限的病例。

2　病例资料

患者，男，69岁，因呼吸困难和慢性咳嗽就诊于肺病门诊。既往有吸烟史，50包/年。体格检查发现左侧呼吸音减弱。血液检查结果均在正常范围。胸部X线显示左肺有两个孤立的阴影。胸部CT发现左肺尖后段一个2 cm×2 cm病灶及背段一个3 cm×3 cm病灶（图1）。但是，术前支气管镜检查并未明确诊断。经胸细针穿刺活检显示左肺下叶病灶为鳞状细胞癌。

PET-CT显示两个病灶^{18}F-氟代脱氧葡萄糖（^{18}F-fluorodeoxyglucose，^{18}F-FDG）高信号：一个位于左上肺叶尖后段22 mm×18 mm [最大标准摄取值（SUV_{max}值=13.6）]；另一个位于左下叶背段36 cm×21 mm（SUV_{max}值=11.9）（图1A~B）。未发现FDG高摄取的可疑转移灶。骨骼系统和颅内也未发现任何FDG高摄取区域。呼吸功能测试结果如下：用力肺活

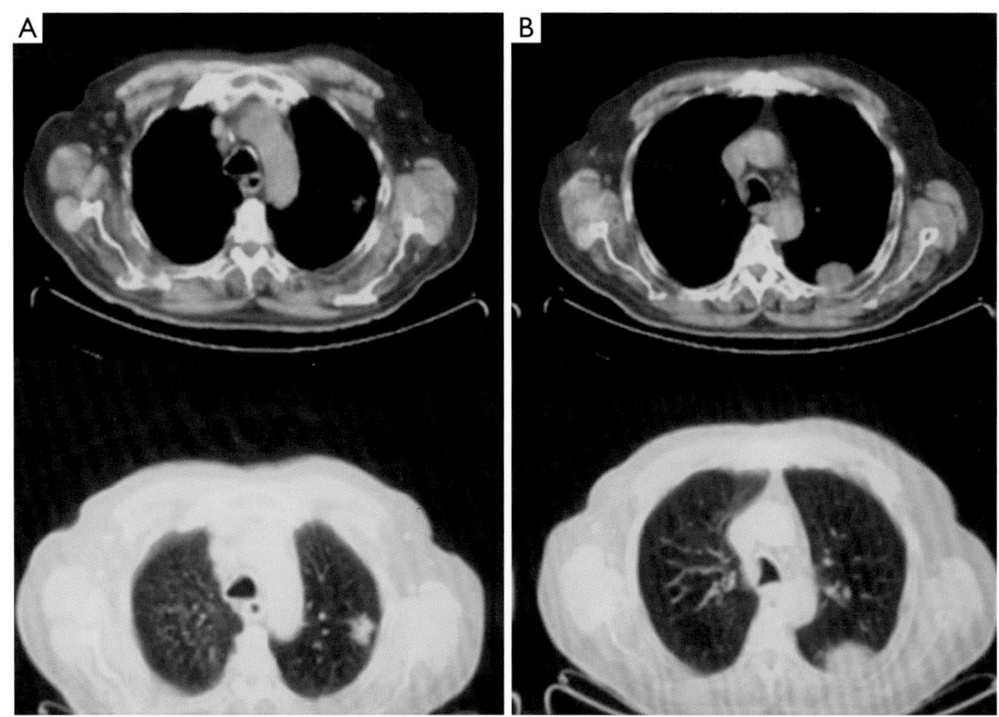

图1　胸部CT

（A）病变位于左肺上叶尖后段；（B）左下肺叶上段。

量（forced vital capacity，FVC）70%，第1秒用力肺活量（FEV_1）44%。动脉血气分析显示氧分压为76 mmHg，二氧化碳分压为37.6 mmHg，氧饱和度为95%。为评估手术风险，进行了术前心肺运动试验。运动中最大摄氧量为12.3 mL/（kg・min），6 min行走试验420 m，氧饱和度未下降。

采用左侧肌肉保留开胸切口。探查见左上叶一个2 cm×3 cm病灶和下肺叶一个3 cm×3 cm病灶。对术前未明确的病灶进行楔形切除冰冻切片组织学活检，提示鳞状细胞癌，并进行了纵隔淋巴结清扫。纵隔淋巴结的组织学活检未发现肿瘤转移，因此计划行不同肺叶的多肺段切除术。解剖肺裂后进行左上肺叶和下叶背段（B6段）解剖性肺段切除（图2）。手术顺利，术后第5天出院。最终病理结果证实为鳞状细胞癌，无淋巴结转移，依据第7次修订版国际肺癌协会TNM分期分为ⅢB（T4N0M0）期。

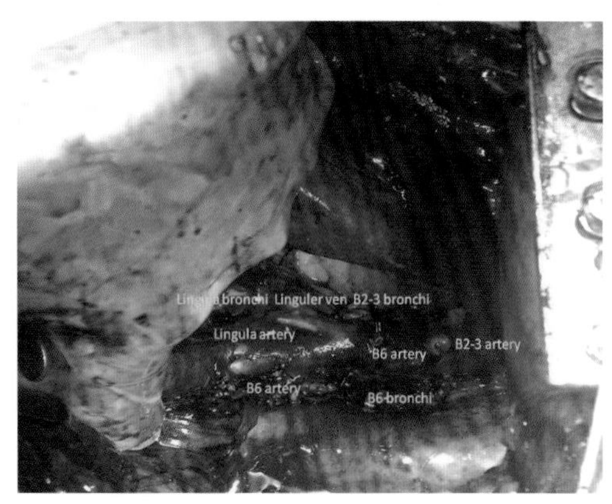

图2　术野中尖后段及B6段切除术后可以看到舌段支气管及血管

3　讨论

本研究表明：术前肺功能评估应根据每个患者的具体特征和计划的手术类型进行。目前指南建议：当呼吸量测定法提示术后FEV_1和肺一氧化碳弥散量值<40%时，则应进行运动试验测定最大摄氧量[4]。

最大摄氧量在10~15 mL/（kg·min）或术后预测最大摄氧量<10 mL/（kg·min）通常认为是手术禁忌。尽管如此，不应采用单一的标准将一个患者排除在根治性手术

之外。相反，需要使用多个术前检查来评估哪些患者可以耐受并且可以从肺切除术中获益。因此，标准的肺叶切除或全肺切除以外的手术干预可以作为特定高危患者的治疗方式。肺减容术的经验表明那些被认为不能手术的部分患者可安全接受肺癌切除术[5]。

Harada等[6]对术前肺功能相似的Ⅰ期NSCLC患者，比较了肺段切除和肺叶切除后肺功能情况。肺段切除术后FVC和FEV_1减少值明显小于肺叶切除组。

为了保护肺功能，解剖性肺段切除术可以作为肺叶切除术的一种替代方式。最大限度保留肺实质的解剖性彻底切除可以适用于呼吸功能储备有限的患者。虽然切除大量的健康肺组织可以降低肿瘤复发率，但可能导致患者术后生活质量较差及手术并发症发生率较高。

这个话题的讨论一直存在争议，而且目前关于肺叶切除术和亚肺叶切除的研究结果存在矛盾。许多研究将肺段切除和楔形切除分为一组。亚肺叶切除常用于肺功能储备不足且不能耐受肺叶切除术的患者。根据近年来的研究[4-6]，部分肺段切除的患者表现出与肺叶切除术相似的临床效果。患者的选择标准为：肿瘤<2 cm，周围性病变和手术切缘距离病灶1 cm。然而，关于这种方法的安全性、并发症的发生率、并发症的死亡率及复发率的问题仍待研究。

Kilic等[7]在78例Ⅰ期老年NSCLC患者（年龄>75岁）中，比较了肺段切除和肺叶切除术的结果。肺段切除和肺叶切除术并发症的死亡率分别为1.3%和4.7%，术后严重并发症率分别为11.5%和25.5%。这些肺组织保留的方法同时也提高了肿瘤治疗的成功率。肺癌切除手术本身有局限性，但是在充分切除肿瘤后，局部复发仍是最不愿意看到和最糟的结果。

多因素分析证实亚叶切除相关的肿瘤复发率和预后并不逊色于肺叶切除术，两组在总生存率方面相似。如果能够适当治疗，局部复发并不会导致癌症相关死亡[3]。

癌症和白血病B组（CALGB 140503）已启动一项Ⅲ期随机试验研究，在<2 cm的周围性淋巴结阴性的NSCLC中比较肺段切除和亚肺叶切除术。一个由日本临床肿瘤学组（JCOG0802）牵头的多中心临床试验也在规划阶段。该试验将<2 cm的周围性NSCLC患者随机分配到肺叶切除或肺段切除组。CALGB的Ⅲ期随机试验研究和JCOG0802对于<2 cm的周围性NSCLC的研究有望澄清亚肺叶切除替代肺叶切除术的效果[8]。标准的肺癌切除手术在不断发展，肺段切除术将是入选患者的合理治疗选择。

声明

本文作者宣称无任何利益冲突。

参考文献

[1] Graham EA, Singer JJ. Successful removal of the entire lung for carcinoma of the bronchus. JAMA, 1933, 101: 1371.

[2] Jensik RJ, Faber LP, Milloy FJ, et al. Segmental resection for lung cancer a fifteen year experience. J Thorac Cardiovasc Surg, 1973, 66: 563-572.

[3] Okada M, Koike T, Higashiyama M, et al. Radical sublobar resection for small-sized non-small cell lung cancer: a multicenter study. J Thorac Cardiovasc Surg, 2006, 132: 769-775.

[4] Colice GL, Shafazand S, Griffin JP, et al. Physiologic evaluation of the patient with lung cancer being considered for resectional surgery: ACCP evidenced-based clinical practice guidelines (2nd edition). Chest, 2007, 132: 161-77.

[5] Zahid I, Sharif S, Routledge T, et al. Is lung volume reduction surgery effective in the treatment of advanced emphysema? Interact Cardiovasc Thorac Surg, 2011, 12: 480-486.

[6] Harada H, Okada M, Sakamoto T, et al. Functional advantage after radical segmentectomy versus lobectomy for lung cancer. Ann Thorac Surg, 2005, 80: 2041-2045.

[7] Kilic A, Schuchert MJ, Pettiford BL, et al. Anatomic segmentectomy for stage I non-small cell lung cancer in the elderly. Ann Thorac Surg, 2009, 87: 1662-6; discussion 1667-8.

[8] Stiles BM, Altorki NK. Segmentectomy Versus Lobectomy for Stage I Lung Cancer in Patients with Good Pulmonary Function. In: Ferguson MK, editor. Difficult Decisions in Thoracic Surgery[M]. New York, NY: Springer, 2007: 125-33.

译者：帖红涛，重庆医科大学附属第一医院胸外科
审校：蒋雷，同济大学附属上海市肺科医院胸外科

Cite this article as: Tezel C, Vayvada M, Bayram S, Yalçınkaya I, Tezel Y. Double segmentectomy for T4 lung cancer in a pulmonary-compromised patient. Ann Transl Med, 2015, 3(22):361. doi: 10.3978/j.issn.2305-5839.2015.12.29

点评

解剖性肺段切除术在临床上已经成为早期原发性肺癌（ⅠA期）的常用手术方案，尤其是对肺部磨玻璃样病灶（GGO）的治疗，可以达到根治的效果，无须术后放射或化学药物治疗。越来越多的文献证明解剖性肺段切除术对于早期肺癌的疗效与肺叶切除术相同，而且并发症更低，术后患者的生活质量更高。

该文报道了1例T4的肺癌患者，因为肺功能较差，作者对于两个病灶采用了肺段切除术，取得满意效果。但是，文中有几点值得商榷。其一，两个病症都是鳞癌并不能说明肿瘤就是转移灶，也可能是双原发肺癌；这样的话，该例患者就是早期肺癌，采用肺段切除术既可以保留肺功能，又能彻底切除病灶。其二，两个病灶，一个位于下叶背段，行背段切除术；另一个位于上叶尖段，靠近前后段交界，作者所说的“left upper division”，应该是固有段切除术（trisegmentectomy）。可是，在图2中，作者解释为尖后段加背段切除术，容易让读者产生困惑，不清楚前段是否做了部分切除，故应当简要描述手术过程。其三，既然肺功能不佳，应当尽量采用微创手术，作者的肌肉保留切口显得美中不足。

——蒋雷

第二十三章　单孔胸腔镜下左肺基底段肺段切除术

Lei Jiang, Yi Bao, Ming Liu, Lei Lin, Lei Zhang, Gening Jiang

Department of Thoracic Surgery, Shanghai Pulmonary Hospital, Tongji University of Medicine, Shanghai 200433, China
Correspondence to: Lei Jiang, MD. Department of Thoracic Surgery, Shanghai Pulmonary Hospital, Tongji University of Medicine, No. 507 Zhengming Road, Shanghai 200433, China. Email: jiangleiem@aliyun.com.

摘要：近年来电视辅助胸腔镜手术（video-assisted thoracic surgery，VATS）被引入作为传统三孔VATS的替代选择。事实上单孔VATS肺叶切除术及肺段切除术日益普及。迄今为止，鲜有关于单孔VATS基底段肺段切除术的报道，由此，我们报道了对于一个反复出现咯血，在肺左下叶基底段有一个1 cm结节，随后接受了单孔VATS左下叶基底段肺段切除术患者的经验。手术时间为90 min，术后未出现并发症。病理结果提示隐球菌病。术后6个月随访，胸部CT检查无异常，患者完全康复未出现并发症。

关键词：肺叶切除；肺段切除；楔形切除；术后并发症；手术/切口/暴露/技术；胸腔镜；电视胸腔镜手术

View this article at: http://dx.doi.org/10.3978/j.issn.2072-1439.2014.12.18

1　引言

近年来电视辅助胸腔镜手术（video-assisted thoracic surgery，VATS）被引入作为传统三孔VATS的替代选择。事实上单孔VATS肺叶切除术及肺段切除术日益普及[1-4]。迄今为止，鲜有关于单孔VATS基底段肺段切除术的报道，由此，我们报道了对于一个反复出现咯血、在肺左下叶基底段有一个1 cm结节，随后接受了单孔VATS左下叶基底段肺段切除术患者的经验。

2　临床资料

患者，男，48岁，因反复咯血3月且对药物治疗不敏感收治入院。既往病史和体格检查无明显异常。胸部CT示一边界模糊直径为1 cm的结节（图1）；低度恶性不能除外。支气管镜检查未能显示病灶。肺功能检查和其他系统检查未发现异常。患者接受了单孔左肺基底段肺段切除术。术后病理检查提示隐球菌病。患者术后6个月随访情况可，胸部CT显示康复情况好，未出现任何并发症。

3　手术方法（图2）

2013年12月，在对患者全身麻醉及双腔支气管插管后，于腋前线第4肋间取4 cm切口。在放置切口保护套后，通过一个30°视角镜头提供视野。在左侧胸腔内未见胸膜粘连以及胸膜转移的迹象。通过触摸将结节定位于肺左下叶基底段并通过电凝予以标记。首先打开斜裂以分离下叶血管的上支和基底支，然后用3 cm的Endo GIA白色直线型切割缝合器离断基底支。再游离左下叶基底支气管，清扫几枚11组淋巴结。在分离下肺韧带

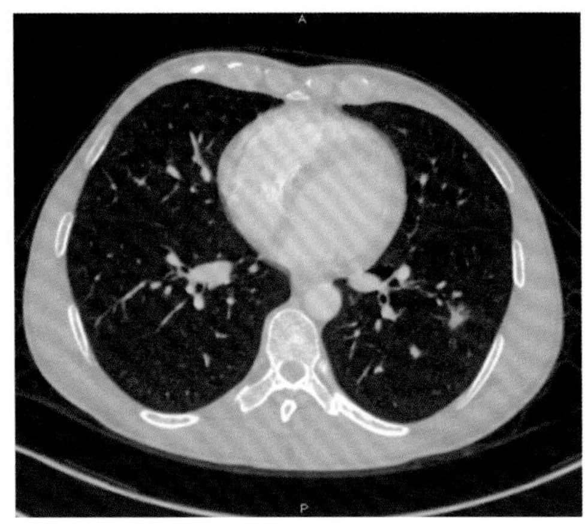

图1 胸部CT示左下叶基底段一1 cm毛刺结节

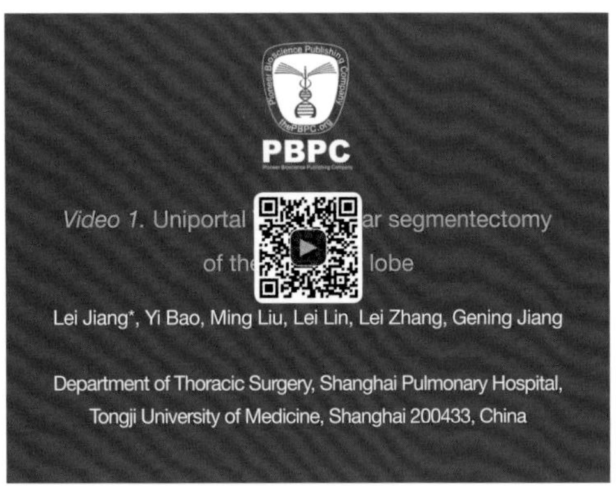

图2 单孔VATS左下叶基底段肺段切除术[5]

视频观看网址：http://www.asvide.com/articles/400

后，分离下肺静脉的基底支并用3 cm白色切割缝合器分离，保留上支血管。随后，用4.5 cm绿色切割缝合器分离基底支气管。在对肺下叶剩余的上段充气张肺以区分段间间隙后，沿间隙将基底段分离，并将之放在标本袋中取出后送冰冻切片。冰冻病理结果证实为良性病灶。胸腔内常规留置两根胸管（图3）。手术时间90 min，术中出血50 mL。患者术后恢复，未出现并发症，于术后3 d出院（图4）。

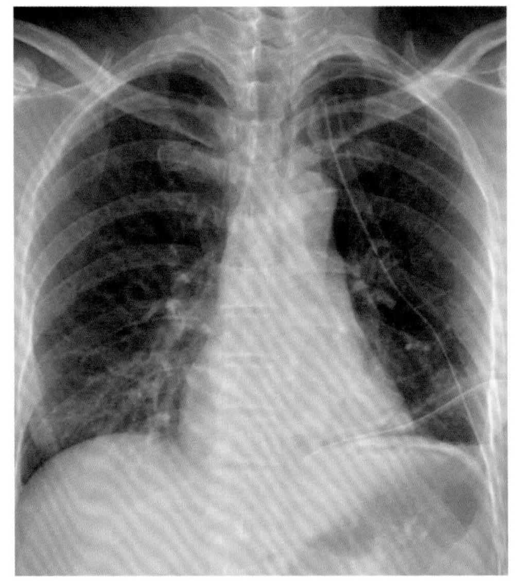

图3 胸部X线图像示左肺完全张开，两胸管位置无异常

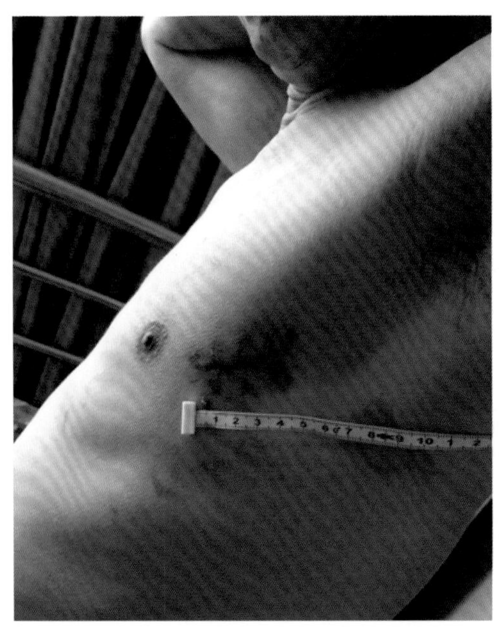

图4 术后检查示胸部切口愈合情况

4 讨论

对于肺部恶性及良性疾病，特别是在心肺功能处于临界状态或老年患者中，UVATS是一个令人感兴趣的方法，既可以诊断，也可以起到诊疗的目的。根据我们的临床经验，经UVATS治疗的患者相比传统VATS手术，住院时间更短，术后花费更低且更美观，并且适用于可由传统VATS治疗的大部分情况。本例患者即为通过UVATS行左下叶左基底段肺段切除术者。

单孔胸腔镜肺段切除术对技术要求较高，即使是单孔，VATS的固有缺点仍带来了多种多样的困难，包括操纵性有限、器械的人体工程学特点不尽如人意、视野不佳以及器械与腔镜间的干扰等。腋前线第4肋间切口的定位取决于胸腔内结节的位置，应在单孔与目标区域间保证足够的距离。在手术过程中，首先分离基底动静脉分支更容易，这可以提供足够的空间使内镜切割缝合器的钉钻通过，以便分离支气管。最后，因有时胸管中的一根会发生堵塞，故如视频中所示，我们常规在同一切口放置两根胸管以提供最佳的胸腔引流效果，其中一根胸管朝上以排出空气，另一根朝下以排空液体。

声明

本文作者宣称无任何利益冲突。

参考文献

[1] Gonzalez-Rivas D, Fernandez R, Fieira E, et al. Uniportal video-assisted thoracoscopic bronchial sleeve lobectomy: first report. J Thorac Cardiovasc Surg, 2013, 145: 1676-1677.

[2] Gonzalez-Rivas D, Paradela M, Fernandez R, et al. Uniportal video-assisted thoracoscopic lobectomy: two years of experience. Ann Thorac Surg, 2013, 95: 426-432.

[3] Gonzalez-Rivas D, Fieira E, Mendez L, et al. Single-port video-assisted thoracoscopic anatomic segmentectomy and right upper lobectomy. Eur J Cardiothorac Surg, 2012, 42: e169-e171.

[4] Gonzalez-Rivas D, Fieira E, Delgado M, et al. Uniportal video-assisted thoracoscopic lobectomy. J Thorac Dis, 2013, 5: S234-S245.

[5] Jiang L, Bao Y, Liu M, et al. Uniportal VATS basilar segmentectomy of the left lower lobe. Asvide, 2014, 1: 366. Available online: http://www.asvide.com/articles/400

Cite this article as: Jiang L, Bao Y, Liu M, Lin L, Zhang L, Jiang G. Uniportal video-assisted thoracoscopic left basilar segmentectomy. J Thorac Dis, 2014, 6(12):1834-1836. doi: 10.3978/j.issn.2072-1439.2014.12.18

译者：陈晓桑，复旦大学附属中山医院胸外科
审校：李鹤成，上海交通大学医学院附属瑞金医院胸外科

点评

单孔胸腔镜操作空间有限，因此采用该技术施行肺段切除术存在一定难度。目前单孔胸腔镜左肺基底段切除的报道较少，主要由于基底段切除实际属于多肺段联合切除。一方面，由于保留下叶上段，对肺功能的保留是否有意义还有待进一步临床研究；另一方面，目前也在进行更为精细的肺段切除的探索，如联合肺亚段、肺段或单肺段切除。该文简明扼要地叙述了单孔胸腔镜左肺基底段切除的手术过程和技术要点，再结合手术视频，可以使读者深入理解并掌握这一术式。

——李鹤成

第二十四章　胸腔镜下右肺下叶背段切除术

Junqiang Fan, Zhibo Chang, Chenyang Ye, Baiqin Zhao, Gang Shen, Ying Chai

Department of Thoracic Surgery, The Second Affiliated Hospital Zhejiang University School of Medicine, Hangzhou 310009, China

Correspondence to: Dr. Junqiang Fan, M.D, PhD. Department of Thoracic Surgery, The Second Affiliated Hospital Zhejiang University School of Medicine, No.88, Jiefang Road, Hangzhou 310009, P. R. China. Email: fanfun@126.com.

摘要：亚肺叶切除治疗肺癌仍存争议，如患者为老年人或者患有心肺疾病，不能耐受肺叶切除，亚肺叶切除是较好的选择。对于肿瘤≤2 cm的患者，亚肺叶切除术与肺叶切除术有相似的手术效果。本文报告1例64岁的术前评估合并患有慢性阻塞性肺疾病（COPD）且肺功能差的患者，予以行胸腔镜下叶背段切除术与系统性纵隔淋巴结清扫。手术采用三孔法，主操作孔是一个在腋前线第4肋间3 cm长的小切口。患者术后恢复良好。

关键词：电视辅助胸腔镜手术；亚肺叶切除术；肺段切除术；慢性阻塞性肺疾病；视频；病例

View this article at: http://dx.doi.org/10.3978/j.issn.2072-1439.2013.07.18

1　引言

肺叶切除和全肺切除术加系统性纵隔淋巴结清扫术是肺癌外科治疗的标准术式，但对于不能耐受肺叶切除术的患者（如心肺疾病和老年患者），包括肺段切除术和肺楔形切除术在内的亚肺叶切除是更好的选择。在对肺癌的外科治疗技术中，亚肺叶切除术仍有争议。根据相关文献报道，亚肺叶切除术后的复发率高于肺叶切除术，但5年生存率相似。对于肿瘤≤2 cm的患者行肺叶切除术和亚肺叶切除术有相似的手术效果。对于肺癌的外科治疗胸腔镜手术是一种损伤小的技术，而肺段切除术与肺叶切除术相比，创伤更小，术后恢复更快。对于≤2 cm原位腺癌，肺段切除术目前是一种合适的外科治疗术式。

1例64岁合并患有慢性阻塞性肺疾病（chronic obstructive pulmonary disease，COPD）的患者，术前评估肺功能差[FEV_1 1.14 L，占预测值的45.6%，最大通气量（maximal voluntary ventilation，MVV）54.57 L，占预测值的54.8%]；根据胸部CT，肿块病变位于右肺下叶背段，无肺门和纵隔淋巴结转移。术前CT引导下经皮肺穿刺活检术提示有疑似腺癌的恶性细胞。患者接受了胸腔镜下叶背段切除术与系统性纵隔淋巴结清扫（图1），术后恢复良好。

2　操作技巧

采用三孔法：主操作孔是一个在腋前线第4肋间3 cm长的小切口，于腋中线第7肋间做一个1.5 cm的小切口，置入10 mm的套管作为胸腔镜观察孔。此外，在肩胛线第7肋间做一个0.5 cm的小切口作为辅助操作孔。

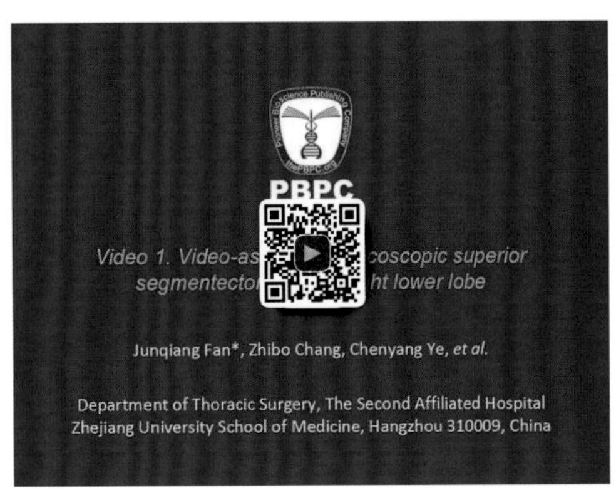

图1 胸腔镜下右肺下叶背段切除术

视频观看网址：http://www.asvide.com/articles/146

根据个人习惯外科医生站在患者的腹侧或背侧。在手术中，外科医生探查肿瘤的具体位置，并根据术前胸部CT确定目标肺段，然后解剖目标肺段。在分离切开叶间裂后，用Hemolock结扎闭合肺动脉的背段分支，然后将之切断。之后切断下肺韧带，解剖肺门周围纵隔胸膜。切断支气管动脉，切除隆凸下淋巴结。沿肺下静脉解剖肺背段静脉，同样用Hemolock闭合切断。分离出段支气管并切除段间的淋巴结。通过膨肺确认目标段支气管后用切割吻合器（蓝色或绿色的钉仓）将其切断。通过膨肺确定肺段边界后，用切割吻合器处理肺段边界。然后将标本切除，完成剩下的纵隔和肺门淋巴结清扫术。

在术中，通过0.5 cm的辅助操作孔放置吸引器和手术器械，这有助于减少胸壁损伤，尤其是肋间神经损伤。同时，为了及时消除出血和烟雾，保持术野清晰，外科医生须将吸引器与电凝及超声刀配合使用。

3 评论

目前，对肺癌患者行肺段切除术因其较高的复发率而仍存在争议，这项技术主要用于老年人和患有心肺疾病的患者。因此，对心肺功能良好的患者来说，肺叶切除术是首选。此手术视频符合以上所提到的原则。此外，视频提供了清晰的手术视野、合适的手术操作，以及肺门和纵隔淋巴结清扫术。但如果在一些时点胸腔镜视野能进行及时调整，这个视频可能会更好。此外，为了避免阳性淋巴结的种植转移风险，清扫纵隔淋巴结时应保证淋巴结完整。

声明

本文作者宣称无任何利益冲突。

译者：冼磊，广西医科大学第二附属医院胸心外科
审校：张春芳，中南大学湘雅医院胸外科

Cite this article as: Fan J, Chang Z, Ye C, Zhao B, Shen G, Chai Y. Video-assisted thoracoscopic superior segmentectomy of the right lower lobe. J Thorac Dis, 2013, 5(S3):S287-S288. doi: 10.3978/j.issn.2072-1439.2013.07.18

第二十五章　胸腔镜下肺段切除术后胸壁切口远处的胸内纤维瘤1例

Tetsuya Endo, Shunsuke Endo, Shinichi Yamamoto, Kenji Tetsuka

Department of General Thoracic Surgery, Jichi Medical University, Shimotsuke, Tochigi 329-0498, Japan
Correspondence to: Kenji Tetsuka, MD, PhD. Department of General Thoracic Surgery, Jichi Medical University, 3311-1 Yakushiji, Shimotsuke, Tochigi 329-0498, Japan. Email: tcvtzk@jichi.ac.jp.

摘要：患者，女，68岁，纤维瘤，在1年前因为肺癌接受了电视胸腔镜下右肺基底段切除术。纤维瘤瘤边缘整齐，大小为9 cm × 6 cm × 6 cm，位于右侧胸腔尖后部且已侵袭至胸壁。由于肿瘤体积迅速增大导致患者肩部钝痛。患者接受了肿瘤及第1肋至第4肋尖后部胸壁切除术。患者在第2次手术后5年内没有肿瘤复发。本病例表明即使在胸腔镜手术后的胸壁切口和引流管口远处，也可能发生胸内纤维瘤。

关键词：术后纤维瘤；胸壁；胸腔镜手术

View this article at: http://dx.doi.org/10.3978/j.issn.2072-1439.2015.03.09

1　引言

纤维瘤由起源于深部软组织增生的成纤维细胞构成，是一种相对罕见的肿瘤。虽然肿瘤几乎不发生远处转移，但其特点是侵袭性生长并且可能需要手术扩大切除[1]。纤维瘤的发生原因有多种，并且在受伤或手术后会进一步发展。最近有病例报道由于胸廓切开甚至胸腔镜手术而导致胸内纤维瘤[2-3]。由此，我们报告1例患有胸内纤维瘤的68岁女性患者，该患者在1年前因肺腺癌曾接受胸腔镜右肺基底段切除术。这个纤维瘤产生于胸腔镜创口的远处部位。病因有待进一步讨论。

2　病例报告

患者，女，68岁，由于肺腺癌而接受了电视辅助胸腔镜右肺基底段切除术加淋巴结清扫术。按照第7版国际抗癌联盟（Union for International Cancer Control，UICC）分类标准，肿瘤的TNM分期为T1aN0M0，病理分期为ⅠA。在第5肋间隙做一个7 cm长的切口，在第7肋间隙做两个切口。在胸腔顶部和膈上分别植入24 Fr的胸腔引流管。两个引流管一直留至术后第4天。患者于术后第8天平安出院。在术后第9个月进行胸部X线检查时显示为右肺尖部肿块，术后1年时进行胸部X线检查显示肿瘤迅速增大（图1）。患者并无创伤或其他胸部手术的既往史。随着肿瘤的不断增大，患者开始出现右肩部钝痛。CT扫描显示在第1次手术后右肺尖部的软组织肿瘤有新的进展（图2A~B）。磁共振成像在T1加权信号上显示为类似肌肉的中密度信号的异质性肿瘤并且已经侵袭肋间肌。在T2加权信号上显示为高密度信号（图2C）。含有FDG的正电子发射断层扫描显示FDG聚集于肿瘤处。最大标准的吸收值为4.05。

为进一步确诊而进行胸腔镜探查，结果显示肿瘤不是肺癌复发而是产生于胸壁的边缘整齐的软组织肿瘤。于是在右侧第5肋间后外侧切开胸壁进行肿瘤全切。手术显示肿瘤呈现黄白色，边界清楚，且已累及

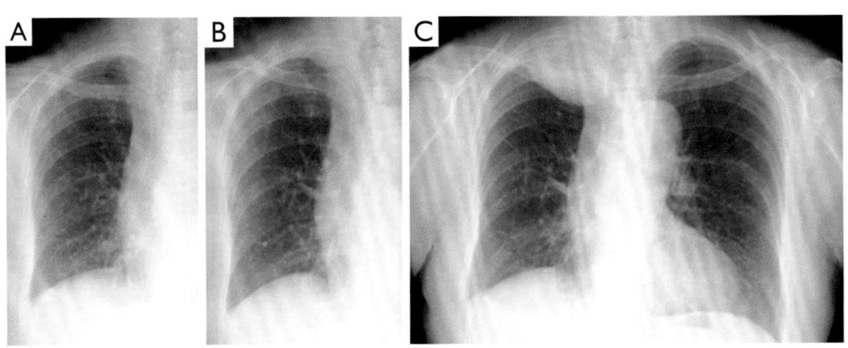

图1　术后第9个月胸部X线示右肺尖部肿块；术后1年时胸部X线示肿瘤迅速增大

（A）术后第3个月；（B）术后第9个月；（C）术后1年时。

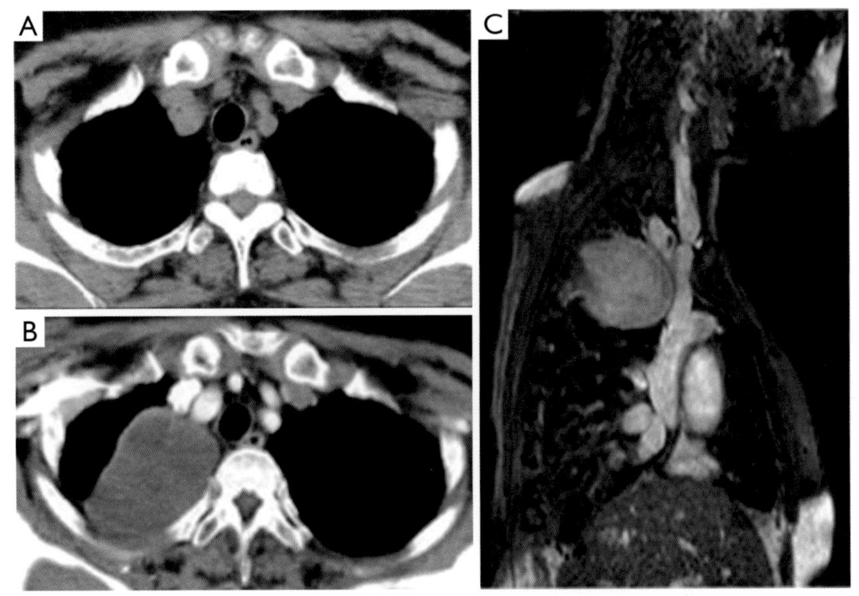

图2　（A）在进行肺癌手术时行术前胸部CT，显示并无胸壁肿瘤；（B）在第1次手术后1年胸部CT显示在右侧胸腔尖部有软组织肿瘤；（C）胸部磁共振成像显示为正在侵袭胸壁尖后部的异质性肿瘤

1~4肋的胸壁，但肿瘤与肺无粘连。在距肿瘤2 cm以上足够大的范围内进行胸壁切除，包括肿瘤周围的软组织。经测量，手术造成胸壁14 cm × 10 cm范围的缺陷且未行胸壁重建。

肿瘤大小为9 cm × 6 cm × 6 cm，横切面呈黄白色（图3A）。组织病理学结果表明纤维瘤由增生的成纤维细胞构成，其分化良好且含有胶原纤维（图3B）。细胞有丝分裂活动稀少且单克隆抗体MIB-1<5%。肿瘤细胞没有恶性细胞的特点和坏死。肿瘤已累及骨膜和肋间肌。手术切缘显示并没有肿瘤性病变。最后的诊断为胸壁内纤维瘤，患者于术后13 d平安出院。在第2次手术后5年内，患者身体健康，既没有肺癌的复发也没有纤维瘤产生。

3　讨论

纤维瘤在临床病理学上分为3种类型：腹外型、产生于腹壁肌腱膜的腹型、产生于盆腔或肠系膜的腹内型。胸内纤维瘤属于腹外型纤维瘤，呈侵袭性和隐匿性生长，引起微痛甚或无痛[4]。纤维瘤通常不发生转移，

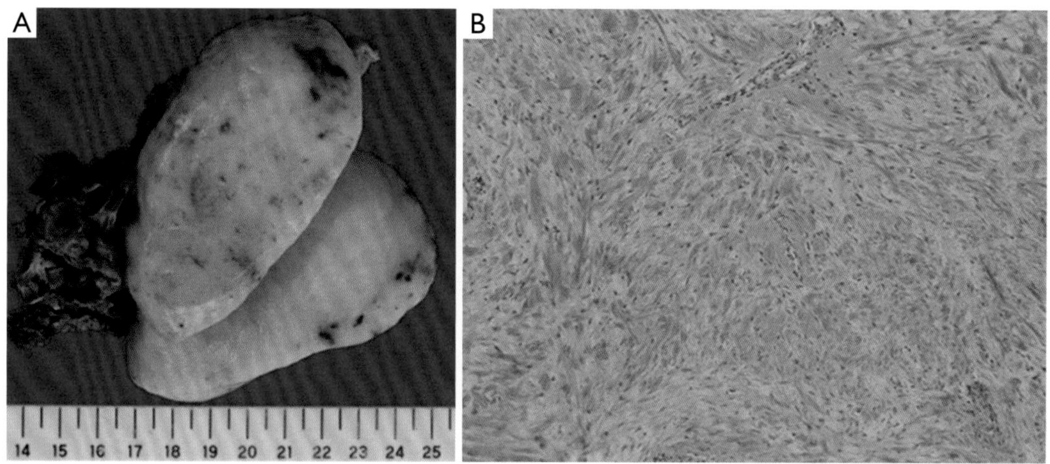

图3　（A）肿瘤边缘整齐，黄白色，大小为9 cm × 6 cm × 6 cm；（B）组织病理学结果显示肿瘤由增生的成纤维细胞构成，细胞分化良好且含有胶原纤维束

但是却会缓慢地局限性生长。手术完全切除为其主要治疗方法。然而，经手术切除后纤维瘤的复发率很高且与切缘状况直接相关。Abbas等[1]认为89%的切缘阳性的患者会复发，18%的阴性的患者也会复发。冰冻切片无法确定手术切缘是否安全 。因此，建议行肿瘤彻底清除术，并扩展切除至肿瘤边缘以外2~4 cm[1,4]。

家族性多发性腺瘤息肉病与Gardner综合征有密切联系，这表明了内在的基因缺陷是纤维瘤发展过程中的影响因素。由于纤维瘤多发于女性更年期，因此雌激素也被认为是导致其发生的诸多因素之一，并且一些肿瘤的确能够表达雌激素和孕酮受体。创伤和手术可能也是相关病因。据报道[5]，在患纤维瘤的患者中有1/4受过创伤。最近，在一些胸壁切开和胸腔镜手术后患者中发现胸内纤维瘤[2-3]。纤维瘤不仅会出现在伤口部位，也会出现在远离引流口或胸壁切除的部位，推测下列情况所引发的术后慢性炎症是手术切除部位远处胸内纤维瘤产生的重要原因：由于胸腔镜操作所刺激；由于置留于胸腔尖部的引流管尖端所刺激；在拔出引流管时由于肋间隙的牵张所造成的压力所致[2]。总之，患者出现胸壁纤维瘤时应考虑其是否接受过胸腔镜手术，即使肿瘤位于远离引流口和胸腔切除的部位。

声明

本文作者宣称无任何利益冲突。

参考文献

[1] Abbas AE, Deschamps C, Cassivi SD, et al. Chest-wall desmoid tumors: results of surgical intervention. Ann Thorac Surg, 2004, 78: 1219-1223.

[2] Mori T, Yamada T, Ohba Y, et al. A case of desmoid-type fibromatosis arising after thoracotomy for lung cancer with a review of the English and Japanese literature. Ann Thorac Cardiovasc Surg, 2014, 20 Suppl: 465-469.

[3] Miwa K, Kubouchi Y, Wakahara M, et al. Desmoid tumor requiring differentiation from port-site relapse after surgery for lung cancer. Asian J Endosc Surg, 2014, 7: 182-184.

[4] Allen PJ, Shriver CD. Desmoid tumors of the chest wall. Semin Thorac Cardiovasc Surg, 1999, 11: 264-269.

[5] Enzinger FM, Shiraki M. Musculo-aponeurotic fibromatosis of the shoulder girdle (extra-abdominal desmoid). Analysis of thirty cases followed up for ten or more years. Cancer, 1967, 20: 1131-1140.

译者：娄景冰，北京大学医学部
审校：车国卫，四川大学华西医院胸外科

Cite this article as: Endo T, Endo S, Yamamoto S, Tetsuka K. Intrathoracic desmoid tumor arising at a distance from thoracotomy sites after thoracoscopic segmentectomy: report of a case. J Thorac Dis, 2015, 7(4):E81-E84. doi: 10.3978/j.issn.2072-1439.2015.03.09

点评

手术切口因癌细胞种植导致切口肿瘤生长偶有报道，发生率极低，目前预防措施是术中应用切口保护套。本文描述了一位1年前行胸腔镜肺段切除术后，又出现胸内纤维瘤的病案，我认为首先应诊断为两个独立疾病。作者分析了纤维瘤发生与肺手术操作的可能相关性，据我个人的临床经验，二者应该没有关系。但是也要学习作者严谨的工作作风。

——车国卫

第二十六章　单孔胸腔镜手术术前双重定位下肺段切除术：右上肺叶楔形切除及左肺上叶固有段切除

Kook Nam Han, Hyun Koo Kim, Young Ho Choi

Departments of Thoracic and Cardiovascular Surgery, Korea University Guro Hospital, Korea University College of Medicine, Seoul, Korea

Correspondence to: Hyun Koo Kim, MD, PhD. Departments of Thoracic and Cardiovascular Surgery, Korea University Guro Hospital, Korea University College of Medicine, 97 Guro-donggil, Guro-gu, Seoul 152-703, Korea. Email: kimhyunkoo@korea.ac.kr.

View this article at: http://dx.doi.org/10.21037/acs.2016.03.06

1　临床资料

患者，男，75岁，在常规体检时胸部CT检查发现异常。在右上肺后段有一1.7 cm大小的肺部磨玻璃影（ground glass opacity，GGO），在左上肺有一1.2 cm大小的半实性成分的肺结节。为了鉴别是否为转移瘤，相继对右上肺的后段和左上肺的后段的GGO病变进行了CT引导下穿刺活检。这两个病灶均被怀疑为腺瘤样增生或非小细胞肺癌，病理检查结果最终提示为腺癌。正电子发射断层成像（positron emission tomogfaphy，PET）显示没有淋巴结转移或胸外远处转移。左上肺半实性病变轻度高代谢，而右上肺纯GGO病变显示PET没有明确的摄取增高。肺功能检查结果如下：FVC 3.07 L（75%）；1s用力呼气容积（FEV_1）2.34 L（88%）；肺一氧化碳弥散量20.7 mL/（mmHg·min）（116%）。拟对患者行双侧肺病变的手术切除。在这种情况下，我们采用双重定位技术（hook-wire定位针和碘化油）进行了单孔胸腔镜下双侧肺叶切除术。对右上肺的后段GGO病变进行楔形切除术，左上肺后段半实性病变进行固有段切除（视频观看网址：http://dx.doi.org/10.21037/acs.2016.03.06）。

2　手术方法

2.1　准备及说明

手术前2 h行CT引导下hook-wire定位针和碘化油双重定位双侧肺部病变。手术在全身麻醉双腔气管内插管下完成。患者2次手术过程均采用侧卧位并抬高手臂。在对肺部病变实时X线定位时，手术室所有参与者穿着铅围裙。我们使用5 mm直径30°胸腔镜和带有关节可弯曲的内镜器械。切口置入一个切口保护器，以保护切口免受肺恶性肿瘤的污染，同时能更好地使用器械（图1）。无论需要手术的病灶在哪边，外科医生总是站在患者的右侧。手术助手则站在患者的左侧。

3　手术

3.1　实时C型臂X线透视引导下单孔VATS楔形切除GGO病灶

单孔右上肺叶楔形切除术：在右侧第5肋间腋前线做一个1.5 cm长的切口，胸腔镜探查发现hook-wire定位针从胸膜定位到肺病变部位。hook-wire定位针移位是在

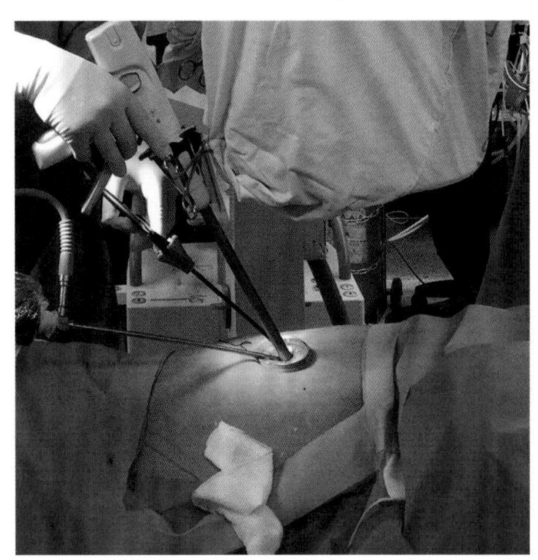

图1　在C型臂实时透视下单孔VATS肺段切除术使用的设备和器械

术前定位中的常见事件，因此，肺部病变双重定位的优势在于当hook-wire定位针移位时，使用不透射线的对比剂如钡或碘化油可以获得较高的肺病变检出率。双重定位技术也有利于在胸腔镜下用hook-wire定位针通过胸膜表面准确定位肺部病变，并且保证切缘距离病变超过2 cm。在切口部位置入一个胸壁持续镇痛泵和16号胸腔引流管后，缝合伤口。然后使患者翻身以行右侧卧位，开始左上肺固有段切除术。

3.2　单孔VATS LUL固有段切除术

在第5肋间腋前线做一个2 cm长的切口（图2）。hook-wire定位针很容易在左上肺病变处识别出。首先，解剖叶间裂，分离肺动脉的后段和舌段分支。然后，把

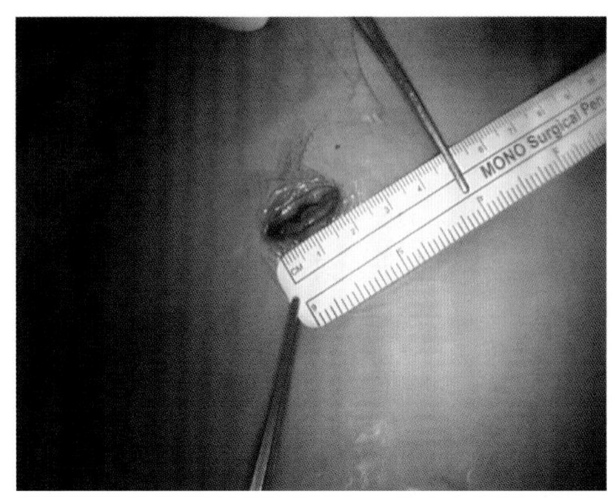

图2　VATS肺段切除术的手术切口

肺向后方牵引进一步解剖纵隔胸膜，通过LUL动脉和静脉之间的空间解剖肺动脉主干上固有段的分支。小心细致解剖叶间和肺段淋巴结。肺静脉固有段分支在肺动脉固有段分支分离后更容易被分离。为了明确肺段的边缘，在使用切割缝合器闭合段支气管之前使用术中支气管镜检查，舌段及固有段段间平面可以通过给予段支气管一定压力喷射通气（2 kg/cm^2）使其膨胀和萎陷来区分。另外，闭合靶段支气管后给予呼吸可以肉眼观察没有膨胀的肺段。

段间平面使用实时C型臂X线透视和上述方法组合所确定的平面来进行切割。因PET显示没有淋巴结肿大或高摄取，故进行肺叶特定的淋巴结采样。

3.3　手术结束

切口放置胸腔引流管及胸壁持续镇痛泵并缝合伤口。右胸切口的长度为1.5 cm，左胸的为2 cm（图3）。在手术室拔除气管插管后，患者被转移到外科重症监护病房进行术后护理。

4　讨论

4.1　临床结果

2012年3月—2015年6月，我们进行了300多例单孔胸腔镜肺切除术，其中有30例单孔胸腔镜肺段切除术。单孔肺段切除术指征为早期肺癌（周围型cT1N0），直径<2 cm的肿瘤和<50%实性成分的局灶性磨玻璃样病变（GGL）[1]。在不适合进行楔形切除术和炎症性肺部疾病需要保存储备肺功能的患者也包含在我们肺段切除术的适应证范围中。在30例单孔肺段切除术中，21例（70%）为恶性，肿瘤大小0.9~2.7（1.6±0.5） cm。手术时间为30~236（147.2±59.3）min。14例（73.7%）患者术前定位成功。有1例患者因未进行术前定位，在进行肺段切除术中没找到病灶，而改为肺叶切除术。所有患者病理检查结果显示无淋巴结转移。1例患者术后长时间漏气（>5 d），2例术后肺炎；通过保守治疗均恢复。1例早期死亡（30 d），死因为全身性动脉栓塞基础病引起的感染性休克。胸腔置管时间为（4.6±1.6）d。

4.2　优势

除了一个较小的切口伤痕之外，相比于多切口的VATS，UVATS的潜在好处是通过减少切口的数目而减

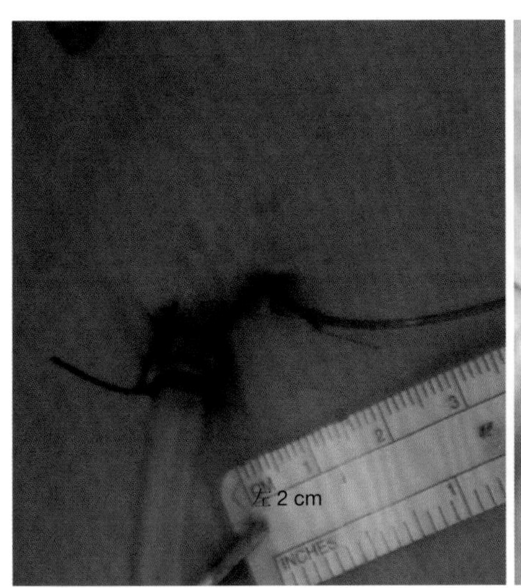

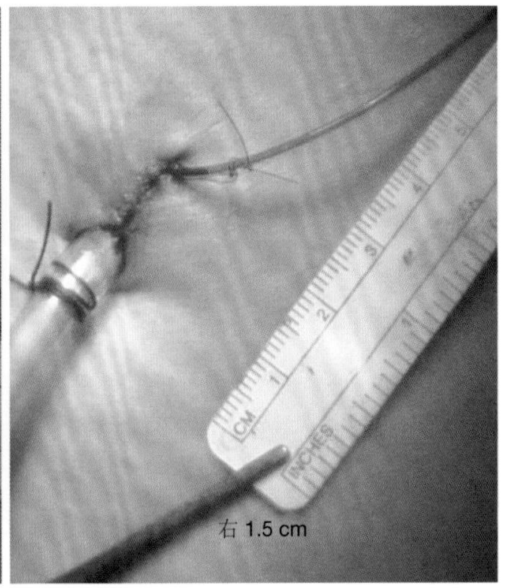

图3　术后伤口

轻患者术后肋间神经痛，具有更好的术后康复过程，较早的胸部引流管移除时间和较短的住院时间[2]。胸壁感觉异常可以通过减少切口数得到减轻，减少穿刺器的使用也可减少肋间神经痛。UVATS可能是肺功能差老年患者的一个较好选择[3]。此外，该方法可用于早期肺癌、老年手术患者以及需要尽可能保留肺组织（如行其他恶性肿瘤肺转移灶切除术）的患者。双侧肺病变患者同期行双侧手术是安全的。

具体地说，与其他案例的单孔胸腔镜肺叶切除术（其中切口的大小通常是3~5 cm）相比，我们专注于减少切口长度2~3 cm。然而，根据我们的经验，较小体积的肺段切除标本可通过2~3 cm切口取出。这个问题需要将来更多研究进行评估。

适当的术前定位技术，如hook-wire定位针的使用[4]，造影剂，放射性同位素，或电磁导航支气管镜技术行基准定位可以预防中转为肺叶切除术。

4.3　注意事项

尽管这种手术方法有上述的潜在优点，但是即使是在传统的多孔VATS肺切除术中有丰富经验的外科医生仍然需要一个学习曲线。有计划地减少切口数，逐渐从三孔到两孔再到单孔能帮助胸外科医生掌握单孔VATS的手术过程[5]。随着内镜设备的改进，VATS下一步的发展可能是过渡到一个更加微小的切口。行UVATS时选择适当的内镜设备和外科切割缝合器很重要。通过带关节的内镜器械、可弯曲器械、血管夹、能量平台和一个3.3 mm直径内窥镜高清摄像系统可以使手术获得便利。

最近，在经过筛选的早期肺癌人群中通过单孔VATS肺段切除术可实现令人满意的长期效果。研究结果表明UVATS不亚于传统的多孔VATS（迪亚哥・冈萨雷斯-里瓦斯在2015欧洲肺癌会议上提出，未发表的数据），要使我们的小UVATS成为胸外科手术一种首选术式需要大样本和临床随机对照试验进一步研究。

5　结论

本研究结果表明：单孔胸腔镜肺段切除手术在经过筛选的患者中是安全的，而且适应人群广。准确的术前肺部病灶定位有助于这种方法获得成功，但需要进一步与常规多孔VATS进行对比研究，以展示这项技术的长期结果和优势。

致谢

这项工作获得韩国教育、科学和技术部的韩国国家研究基金（NRF-2015R1A2A2A04005760）和韩国卫生和福利部韩国健康产业发展研究所（KHIDI）的韩国健康技术研发项目（HR14C0007）资助。

声明

本文作者宣称无任何利益冲突。

参考文献

[1] Tsutani Y, Miyata Y, Nakayama H, et al. Oncologic outcomes of segmentectomy compared with lobectomy for clinical stage IA lung adenocarcinoma: propensity score-matched analysis in a multicenter study. J Thorac Cardiovasc Surg, 2013, 146: 358-364.

[2] Gonzalez-Rivas D, Mendez L, Delgado M, et al. Uniportal video-assisted thoracoscopic anatomic segmentectomy. J Thorac Dis, 2013, 5 Suppl 3: S226-S233.

[3] Liu CY, Lin CS, Shih CH, et al. Single-port video-assisted thoracoscopic surgery for lung cancer. J Thorac Dis, 2014, 6: 14-21.

[4] Doo KW, Yong HS, Kim HK, et al. Needlescopic resection of small and superficial pulmonary nodule after computed tomographic fluoroscopy-guided dual localization with radiotracer and hookwire. Ann Surg Oncol, 2015, 22: 331-337.

[5] Kim HK, Choi YH. The feasibility of single-incision video-assisted thoracoscopic major pulmonary resection performed by surgeons experienced with a two-incision technique. Interact Cardiovasc Thorac Surg, 2015, 20: 310-315.

Cite this article as: Han KN, Kim HK, Choi YH. Uniportal video-assisted thoracoscopic surgical (VATS) segmentectomy with preoperative dual localization: right upper lobe wedge resection and left upper lobe upper division segmentectomy. Ann Cardiothorac Surg, 2016, 5(2):147-150. doi: 10.21037/acs.2016.03.06

译者：冼磊，广西医科大学第二附属医院胸心外科
审校：廖永德，武汉协和医院胸外科

点评

本文对当前肺外科热点问题——单孔同期双侧胸腔镜手术和小结节定位进行了有益尝试。对于双侧肺部病变采用同期双侧小单孔VATS较传统多孔VATS无疑更有微创优势，已得到广泛认同，有望成为常规术式；肺小结节定位仍是一个难题，多种定位方法各有优缺点，但双定位较单定位更有优势，值得推广使用。

——廖永德